U0746234

| 深圳市"医疗卫生三名工程"项目（SZZYSM202311002）资助 |

循证肿瘤针灸学

中国抗癌协会针灸专业委员会　组织编写

陈　波　郭　义　于海波　主　编

中国健康传媒集团
中国医药科技出版社 ·北京

内容提要

　　本书是基于现代循证医学理念的肿瘤针灸治疗编写而成，内容注重科学性，引用大量随机对照试验及Meta分析数据，系统整合了针灸在肿瘤治疗中应用的临床研究证据及实践经验，同时兼顾实用性，详细列举了针灸在肿瘤辅助治疗中的应用规范及操作要求，为临床提供治疗方案。该书适用于肿瘤医师、针灸医师、中西医结合临床工作者、科研人员以及对整合医学感兴趣的医学生。

图书在版编目（CIP）数据

　　循证肿瘤针灸学 / 陈波，郭义，于海波主编 .
北京：中国医药科技出版社，2025.6. -- ISBN 978-7
-5214-5290-7

　　　Ⅰ. R246.5

　　中国国家版本馆 CIP 数据核字第 2025DA5039 号

美术编辑　陈君杞
版式设计　南博文化

出版　**中国健康传媒集团**│中国医药科技出版社
地址　北京市海淀区文慧园北路甲 22 号
邮编　100082
电话　发行：010-62227427　邮购：010-62236938
网址　www.cmstp.com
规格　710 × 1000mm $^1/_{16}$
印张　17
字数　243 千字
版次　2025 年 6 月第 1 版
印次　2025 年 6 月第 1 次印刷
印刷　北京印刷集团有限责任公司
经销　全国各地新华书店
书号　ISBN 978-7-5214-5290-7
定价　**59.00 元**

获取新书信息、投稿、
为图书纠错，请扫码
联系我们。

编 委 会

刘序

在全球健康领域中，肿瘤已成为威胁人类生命健康的重大挑战之一。随着科学技术的持续进步以及肿瘤治疗手段的不断革新，肿瘤患者的生存率显著提高，生存期得以有效延长。然而，治疗过程中伴随的不良反应以及患者生活质量相关问题日益突出，成为现代医学亟待解决的关键课题。针灸作为中医药学的重要组成部分，在缓解肿瘤患者症状、改善生活质量方面，展现出独特的优势和显著的临床疗效。

《循证肿瘤针灸学》由中国抗癌协会针灸专业委员会精心组织编纂，是深圳市"医疗卫生三名工程"项目的重要成果。本书以循证医学理念和临床流行病学技术方法为基础，系统地梳理与总结了国内外前沿的研究成果，旨在为临床医生提供全面、严谨且实用的针灸治疗指南。书中不仅深入探讨了针灸在缓解癌痛、减轻放化疗不良反应、改善术后症状等方面的有效性，还对针灸作用机制的基础研究进展，特别是其对肿瘤免疫功能的调节作用进行了深入剖析。

在编写过程中，编者严格遵循既定的纳入标准与排除标准，对引用文献进行了细致筛选与严格审核，确保所引用的研究具备较高的科学性和临床实用性。通过广泛的文献检索与深入的分析，本书全面总结了针灸在不同肿瘤类型、不同治疗阶段的应用，并提供了明确的操作方法与注意事项，为临床实践提供了有力的理论支持与实践指导。

作为世界针灸学会联合会主席，我深感荣幸能够见证这本重要著作的问世。《循证肿瘤针灸学》不仅是对针灸治疗肿瘤相关症状的系统性梳理与深度剖析，更是推动针灸与现代医学融合发展的重要里程碑。它为广大肿瘤临床医师、针灸师、研究学者以及患者和家属提供了科学、权威的知识平台，有助于促进针灸在肿瘤治疗，尤其是康复领域的规范化应用，进而提高肿瘤患者的生活质量与治疗满意度。

在此，我向所有参与本书编写的专家学者表示衷心的感谢。希望本书能够成为肿瘤治疗与研究领域的重要参考，为推动针灸医学的发展、增进人类健康福祉发挥积极作用。让我们携手共进，不断探索与创新，推动针灸在现代医学领域中绽放更加璀璨的光芒。

刘保延

世界针灸学会联合会主席

2025 年 2 月 2 日

赵序

肿瘤作为全球公共卫生的重大挑战，其发病率逐年攀升，已成为威胁人类健康的重要因素。面对这一严峻形势，尽管现代医学在肿瘤的诊断与治疗方面取得了长足的进步，但伴随而来的不良反应以及对患者生活质量的影响却日益受到关注。在此背景下，针灸以其独特的疗效和较少的不良反应，在缓解肿瘤患者的症状、改善其生活质量方面展现出了巨大的潜力。

《循证肿瘤针灸学》由中国抗癌协会针灸专业委员会组织编写，旨在为肿瘤领域提供一份全面、严谨、实用的针灸循证医学指南。它不仅综合了国内外最新的研究成果，更是倾注了众多专家、学者的心血，力求为读者呈现一部高质量的专业书籍。

作为中国抗癌协会秘书长，我深知这本书的意义非凡。《循证肿瘤针灸学》从循证医学的角度出发，详细探讨了针灸在缓解癌症疼痛、减轻化疗引起的不良反应、改善术后症状等方面的应用，并深入研究了针灸的作用机制及其对免疫功能的调节作用。书中不仅包含了丰富的临床实践指导，还特别强调了针灸的安全性和标准化操作流程，这对于推动针灸在肿瘤治疗中的规范化应用具有重要意义。

本书的出版，标志着针灸疗法在肿瘤治疗领域的应用进入了一个新的阶段。它为广大临床医师、针灸师及研究人员提供了一本科学、权威且易于理解的参考书，促进中医针灸与现代医学的融合与发展。

同时，也为进一步探索针灸在肿瘤治疗中的潜力奠定了坚实的基础。

在此，我谨代表中国抗癌协会向所有参与本书编写的专家学者表示衷心的感谢。希望《循证肿瘤针灸学》能够成为广大医务工作者和科研人员的重要参考资料，共同推动针灸技术在肿瘤治疗领域的广泛应用和发展，为提升肿瘤患者的生存质量和治疗效果贡献智慧和力量。

赵勇

中国抗癌协会秘书长

2025年2月2日

本书由深圳市"医疗卫生三名工程"项目（SZZYSM202311002）资助，中国抗癌协会针灸专业委员会精心组织编纂，旨在为肿瘤治疗领域提供一份全面、严谨、实用的针灸循证医学指南，综合国内外最新研究成果，倾力打造了这一肿瘤针灸治疗的权威参考书籍。

随着肿瘤发病率的逐年上升，其治疗手段虽不断进步，但伴随的副作用及生活质量问题亦日益凸显。针灸作为传统医学的瑰宝，其在肿瘤治疗中的辅助角色日益受到重视。本书以循证医学为基础，从大量的临床研究与基础研究中筛选出高质量证据，对针灸在缓解肿瘤相关症状中的应用进行了系统梳理与深度剖析。

本书内容丰富，结构清晰。绪论部分概述了肿瘤与针灸治疗的全球背景；第一章详述了针灸防治肿瘤相关症状的系统评价证据图谱；第二章则具体阐述了针灸在治疗癌症疼痛、化疗不良反应、术后症状、生活质量等方面的有效性及具体治疗处方；第三章深入探讨了针灸作用机制的基础研究进展，尤其是针灸对肿瘤免疫功能的调节作用。我们不仅关注针灸的直接治疗效果，也重视其对患者生活质量的整体改善。

在编写过程中，我们遵循严格的纳入标准与排除标准，确保所引用的每项研究均具备较高的科学性与实用性。通过广泛的文献检索与细致的分析，我们总结了针灸在不同肿瘤类型、不同治疗阶段的适应证、操作方法与注意事项，旨在为临床医生提供明确的治疗指引，同时也为患者及家属提供关于针灸治疗肿瘤的科学信息。

本书的出版，期望能为肿瘤临床医生、针灸师、研究学者及广大患者提供一个科学、权威且易于理解的知识平台，推动针灸在肿瘤治疗领域的规范化应用，进而提高肿瘤患者的生活质量和治疗满意度，促进中医针灸与现代医学的融合与发展。

在此，我们衷心感谢所有参与本书编写的专家、学者，以及为本书提供宝贵资料的研究团队。希望本书能成为您在肿瘤治疗和研究道路上的有力助手，共同推动肿瘤治疗迈向更加人文、高效的新阶段。编者对待本书虽如切如磋、如琢如磨，然限于知识水平，仍待千锤百炼、精益求精，文中不当或错谬欠妥之处在所难免，恳请同道赐正！

编　者

2025年5月

CONTENTS **目录**

第三章　针灸治疗肿瘤相关临床症状的基础研究进展 /240

绪论

肿瘤已成为全人类健康的主要威胁之一，是公认的世界性公共卫生问题，2020年国际癌症研究机构（IARC）发布数据显示全球新发癌症病例1930万例，预计2040年全球将新增2840万癌症病例，比2020年增长47%。随着科学技术的进步，肿瘤诊断技术和治疗方法不断更新，肿瘤患者的存活率大幅提高，生存期延长。当前肿瘤已成为慢性病，肿瘤患者较过去接受更多的治疗并且生存时间延长，除肿瘤本身引发的疼痛、疲乏等症状外，化疗、放疗和手术等治疗手段同样可以引起恶心、呕吐、骨髓抑制、免疫抑制、焦虑抑郁、失眠等诸多不良反应，这会大大降低患者的生活质量，严重则会影响患者生存期。

针灸，是针法和灸法的合称。针法是将毫针刺入患者体内的穴位，运用捻、提等针刺手法来治疗疾病。灸法是把燃烧着的艾绒利用温热刺激经络穴位来治疗疾病。针灸已经实践了数千年，临床疗效显著，能够治疗内、外、妇、儿、五官科等500多种疾病。在2010年被正式列入"人类非物质文化遗产代表作名录"，目前已经在全球196个国家和地区广泛应用，得到了包括世界卫生组织在内的国际医学界的认可和重视。针灸作为中医学的重要组成部分，在肿瘤治疗中发挥着独特的作用，其疗效和安全性已得到越来越多的关注和认可。随着循证医学理念的快速发展，越来越多的研究者使用循证医学手段开展针灸在肿瘤领域的临床研究，许多高质量的临床循证证据不断涌现。

1997年11月美国国立卫生研究院（NIH）举行了针刺疗法听证会，此次听证会以评估针刺的安全性及疗效为目的，结论表明针刺疗法对于许多疾病具有显著疗效，作用确切，不良反应小，同时专家小组明确指出"有明确的证据表明针灸对术后和化疗后的恶心、呕吐有效"。随后大量高质量的临床研究在国际权威期刊杂志如《美国医学会杂志》（JAMA）、《英国医学杂志》（BMJ）、《内科学年鉴》（AIM）等陆续发表，进一步提高了国际影响力。随着研究的深入和证据的积累，美国整合肿瘤学会（SIO）、美国癌症学会（ACS）和美国临床肿瘤学会（ASCO）分别于2014年、2017年和2018年在其临床实践指南中推荐使用针灸治疗放化疗后的副作用。这些权威机构的认可进一步推动了针灸在肿瘤治疗领域的广泛应用，既证实了针灸的疗效和安全性，又说明了针灸在国际上得到认可和重视。

目前针灸抗肿瘤的现代临床实践过程中，最常用治疗的症状是癌痛、化疗引起的恶心和呕吐及其他影响患者生活质量的症状：包括芳香化酶抑制剂引起的相关关节疼痛、焦虑、抑郁、失眠、食欲不振、体重减轻、疲劳、口干、潮热、淋巴水肿，化疗引起的周围神经病变、胃肠道症状（便秘和腹泻），术后引起的肠梗阻、疼痛，骨髓抑制，呼吸困难等。国内外的临床实践指南和专家共识中虽然有很多推荐了针灸疗法，但大多数未描述针灸的具体选穴、疗程、操作等。本书从循证医学的角度出发，立足临床研究的证据来源，系统全面地检索和严格规范地评价证据，以当前可得的最佳研究证据为治疗依据。通过对大量临床文献的梳理和分析，总结出针灸在肿瘤治疗中的适应证、禁忌证、操作方法和注意事项等，制订肿瘤针灸循证处方，指导临床实践。

通过动物实验和临床试验探讨针灸治疗肿瘤的免疫调节机制，分析其对疾病发生、发展和预后的影响，研究表明针灸能够激活免疫功能并调节自主神经系统，无论是积极刺激免疫活性还是抑制免疫活性，针灸对免疫功能的影响是整体的。对大部分免疫细胞、免疫分子均有双向调控作用，使免疫功能朝着良性方向改变，对于炎症、肿瘤、感染、自身免疫相关疾病均有可靠的治疗效果。而针灸操作本身也会刺激周围的结缔组织和感觉神经，并影响腺苷介导的外周神经调节。借助现代医学中常用的检测技术，如分子生物学技术、电生理学技术、神经示踪技术、影像学技术、生物信息学、光遗传学等，通过多学科交叉，解释针灸在肿瘤领域发挥作用的机制。

根据国内外研究进展及科学证据，本书提出了循证肿瘤针灸学的概念。循证肿瘤针灸学是一种结合现代循证医学方法和传统医学针灸技术的学科，旨在通过科学验证评估针灸在肿瘤治疗中的效果并指导临床实践。该学科不仅关注针灸对肿瘤患者常见症状的缓解作用，如疼痛、恶心、呕吐、疲劳等，还探索其在抑制肿瘤生长、调节肿瘤免疫微环境、改善生活质量以及减少传统抗肿瘤治疗副作用方面的潜力。

根据现有的研究和临床实践，循证肿瘤针灸学强调以下几点：

（1）疗效验证：通过随机对照试验（RCTs）和其他高质量的临床研究，验证针灸在缓解癌症相关症状和抗肿瘤治疗副作用方面的有效性。例如，针灸已被证明在缓解化疗引起的恶心和呕吐、疼痛、口干、疲劳等方面具有显著效果。

（2）安全性评估：确保针灸治疗的安全性，特别是在肿瘤患者中，需要考虑患者的整体健康状况和潜在的禁忌证。例如，对于血小板计数低的患者，针灸可能需要特别谨慎。

（3）机制研究：深入研究针灸的作用机制，包括其对神经系统、免疫系统和内分泌系统的影响。针灸通过刺激特定穴位，可能影响神经递质和激素水平，从而发挥镇痛、抗炎和免疫调节的作用。

（4）综合治疗：将针灸作为辅助治疗手段，与传统的手术、放疗、化疗等方法相结合，以提高整体治疗效果。针灸不仅可以改善患者的生理症状，还可以通过调节气血、扶正祛邪来增强机体的整体抗病能力。

（5）标准化和规范化：建立针灸在肿瘤治疗中的标准化操作流程

和指南，以确保治疗的一致性和可重复性，包括明确针灸的适应证、禁忌证、操作方法和疗效评价标准。

循证肿瘤针灸学通过科学的方法和严谨的研究，致力于将针灸这一传统疗法转化为现代医学中的一种有效辅助治疗手段，为肿瘤患者提供更全面和个性化的治疗方案。针灸依靠机体的自我调节功能起效，在治疗中不能脱离常规西医治疗，但大多数肿瘤学家对针灸了解很少，甚至许多针灸医师也对针灸在肿瘤领域能治疗哪些疾病或者改善哪些症状存在疑问。本书旨在通过严谨的循证医学方法，系统梳理现有针灸防治肿瘤的现代循证证据和相关基础研究，总结形成针灸治疗肿瘤相关症状的临床处方，为针灸临床医师提供全面、科学、实用的参考，并向广大肿瘤相关科室医师宣传针灸的作用，拓展针灸在临床的应用，同时给肿瘤针灸学的创建打下坚实基础，为针灸的科研、教学等提供新的方向，让古老的针灸技术在新时代焕发出更强的生命力。

第一章

针灸防治肿瘤相关症状系统评价的证据图谱

一、概述

现代医学发展迅速，传统的手术治疗、放疗、化疗以及新兴的免疫治疗、靶向治疗等在治疗和控制某些肿瘤方面取得一定的成效，但现代抗肿瘤疗法仍面临许多难题。虽然肿瘤患者生存期延长，但是在治疗期间和康复阶段受到不同症状困扰，如疼痛、恶心呕吐、疲乏、潮热、口干、失眠、焦虑抑郁等，严重影响患者生活质量和预后。

针灸在肿瘤领域应用较广，美国癌症协会（ACS）、综合肿瘤协会（SIO）、美国临床肿瘤学会（ASCO）和美国胸科医师协会（ACCP）等国际权威机构发布的多部指南中，针灸被推荐用来改善癌痛、芳香酶抑制剂造成的骨骼关节症状、术后疼痛、呼吸困难、焦虑、抑郁等情绪障碍、周围神经病变、疲劳、潮热、生活质量、恶心呕吐等，因为在循证医学体系评价之下的证据质量较差，所以指南中大多推荐强度不一（总体较低），限制了临床应用。循证医学证据质量体系中系统评价和Meta分析的层级最高，而证据图谱作为一种新型的证据综合研究方法，与系统评价针对具体问题进行研究不同，它覆盖了一个广泛的主题领域，能够更加方便快捷地发现某个领域的整体研究和实践问题。在2022年，一项纳入了120个系统评价的针刺疗法证据图谱，确定了针刺疗法的优势病种及有治疗潜力的疾病，系统总结了国内外针刺领域的临床证据。

目前针灸在肿瘤领域的应用情况还没有系统的证据总结与评价。因此，本研究通过系统检索针灸防治肿瘤相关的系统评价，对现有研究证据进行广泛的归纳总结和评价，利用表格、证据图等形式展示，初步构建针灸在肿瘤领域的证据图谱，呈现针灸在肿瘤领域的疗效和安全性，以期为未来的研究和临床实践指南的制定提供参考。

二、文献研究

1 研究方法

1.1 纳入及排除标准

患者：确诊肿瘤的患者，接受手术、化疗、放疗、免疫治疗、靶向治疗和姑息治疗的患者，肿瘤类型不限。

干预措施：治疗组为针灸治疗，包括针刺和艾灸，针刺包括电针、毫针、体针、头针、耳针、耳穴、皮内针、揿针、经皮穴位电刺激等，同时包括针刺和艾灸相结合的方式，如温针灸等；排除其他中医疗法（如推拿、中药）的干预方式。

对照措施：对照组干预措施为无治疗、常规治疗、等待治疗、西药治疗等，排除其他中医疗法。

结局指标：结局指标不限。

研究类型：纳入系统评价和Meta分析，要符合以下条件：①纳入的原始研究类型为随机对照试验；②至少检索一个数据库；③发表语言为中文或英文。排除网状Meta分析、叙述性综述、系统评价再评价、系统评价的研究方案等。

1.2 检索策略

计算机检索数据库包括 PubMed、Embase、The Cochrane Library、Web of Science、中国期刊全文数据库（CNKI）、中国生物医学文献数据库（Sino Med）、维普数据库（VIP）、万方数据库等。检索时间为建库至2023年8月1日，检索采取主题词和自由词相结合的方式，英文检索词包括"neoplasms""tumor""cancer""chemotherapy""radiotherapy""immunotherapy""acupuncture""electroacupuncture""transcutaneous electric nerve stimulation""transcutaneous electrical acupoint stimulation""auricular needle""thumbtack needle""warm acupuncture""moxibustion""acupressure""meta-analysis""systematic review"等；中文检索词包括"肿瘤""化学疗法""放射疗法""免疫疗法""靶向治疗""针灸""针刺""电针""毫针""体针""头针""耳针""耳穴""皮内针""揿针""经皮穴位电刺激""温针灸""艾灸""穴位按压""系统评价""荟萃分析"等。

1.3 数据提取

设计数据提取表，使用 Microsoft Excel 2021 软件进行数据提取，提取的信息包括研究的 ID、第一作者、第一作者所在国家、发表年份、检索的数据库及时间、纳入的原始研究数量、纳入研究的总样本量、研究的具体疾病或相关症状、治疗组干预措施、对照组干预措施、结局指标、结局指标效应量及95%置信区间、原始研究质量评价工具、不良反应、针刺疗效等。

数据由两名研究人员独立筛选、提取并交叉核对，分歧经讨论解决，出现不同意见时与第三位研究人员协商解决。为了确保信息提取的准确性，在正式开始提取前，随机抽取2篇文献由两名研究人员独立提取，不一致的地方讨论解决后开始正式的数据提取。

1.4 质量评价

由两名研究者独立使用 AMSTAR 2（a measurement tool to assess

systematic reviews 2）评价工具对纳入的系统评价/Meta分析进行方法学质量评价。AMSTAR 2量表由16个条目组成，从研究注册、文献筛选、数据提取、统计分析、结果和讨论等方面对系统评价的制作质量进行评价，评价结果用"是""部分是""否"进行评估，其中条目2、条目4、条目7、条目9、条目11、条目13、条目15为关键条目。根据结果来评价该文献的整体质量，包括高、中、低、极低4个等级。其中，无或者仅有1个非关键条目不满足为高级；多于1个非关键条目不满足为中级；1个关键条目不满足，有或者没有非关键条目不满足为低级；多于1个关键条目不满足，有或没有非关键条目不满足为极低级。

1.5 数据综合和分析

气泡图可展现研究的关键特征，每个气泡代表1个疾病领域；气泡大小代表该疾病领域纳入的系统评价的数量，X轴为纳入原始研究的总数，Y轴为原始研究中样本量的总数。

2 结果

2.1 文献检索与筛选结果

中英文数据库共检索出相关文献2890篇，其中英文数据库检索出2482篇，中文数据库检索出408篇，将全部文献导入NoteExpress文献管理软件后，查找重复文献共920篇，去除重复后剩下1970篇。通过阅读标题和摘要筛出1764篇不符合纳入标准，剩下206篇，阅读全文后有69篇文献因没有进行Meta分析、原始研究包含非随机对照试验、中英文内容重复、无法获取全文、已经撤稿等原因被排除，最终纳入137篇文献。具体文献筛选流程见图1。

2.2 纳入文献的基本特征

共纳入137篇文献，纳入文献的第一作者主要来自中国，为117篇（85.40%），其次是韩国11篇（8.03%），澳大利亚4篇（2.92%），美国、巴西、瑞士、德国、伊朗各1篇（0.73%）。相关文献最早在2010年发表，因检索时间截止到2023年8月，目前2022年发表数量最多，为32篇（23.36%），大部分文献集中在2016—2023年，共发表124篇（90.51%），整体数量呈上升趋势。纳入的原始研究数量为4~65个不等，总样本量为102~4943例不等。针灸干预方式包括单一的毫针、体针、头针、电针、揿针、腕踝针、火针、耳针、耳穴贴压、穴位按压、艾灸、温针灸、穴位注射、激光针等，除此之外还有联合治疗，如针刺联合穴位按压、针刺联合艾灸、电针联合耳针等。129篇（94.16%）系统评价使用Cochrane偏倚风险评价工具对纳入的原始研究进行质量评价，6篇（4.38%）使用其他工具，如改良Jadad量表，2篇（1.46%）未对原始研究进行质量评价。

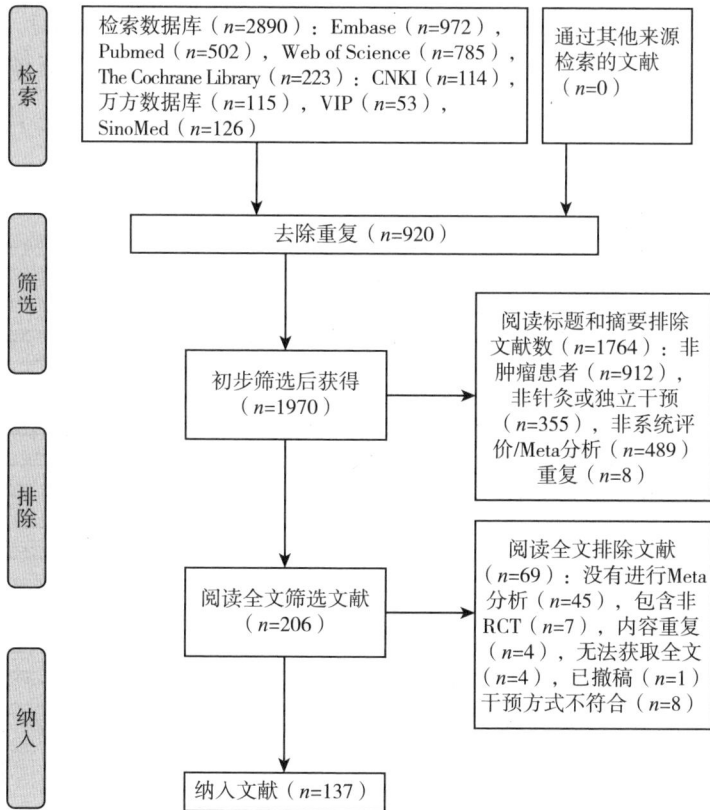

图1　文献筛选流程图

2.3 方法学质量评价

采用AMSTAR 2量表对纳入的137篇文献进行方法学质量评价。仅1篇（0.73%）系统评价被评估为"高质量"，没有系统评价被评估为"中等质量"，8篇（5.84%）系统评价被评估为"低质量"，128篇（93.43%）系统评价被评估为"极低质量"。其中关键条目的报告情况对系统评价制作及其结果效度影响较大，98个系统评价没有在研究开始前进行方案注册和撰写计划书（条目2），107个系统评价没有采用全面的检索策略（条目4），仅有3个系统评价报告了排除文献清单并说明排除的原因，113个系统评价虽然以流程图形式展示了文献的筛选流程，但是仅描述进入全文筛选后排除研究的汇总性理由及数量，没有给出每个排除研究的具体清单（条目7），2个系统评价未采用合理工具对纳入研究进行偏倚风险的评估（条目9），137个系统评价的研究者采用合适的统计方法合并研究结果（条目11），15个系统评价进行解释和讨论结果时没有考虑纳入研究的偏倚风险（条目13），51个系统评价没有对发表偏倚进行调查以及没有讨论其对结果可能产生的影响（条目15），各个条目评价见图2。

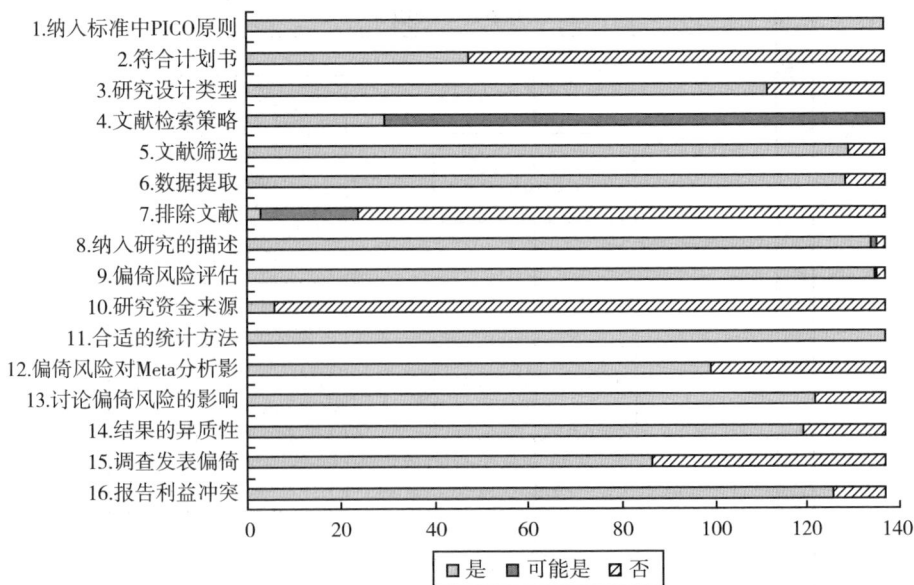

图2　AMSTAR 2量表

2.4　证据图谱

气泡图（图3）展示了与肿瘤相关的针灸治疗系统评价概况，纳入的研究涉及的疾病或相关症状有21种，分别是癌因性疲乏（$n=25$）、放化疗后恶心呕吐（$n=20$）、癌痛（$n=19$）、睡眠障碍（$n=13$）、骨髓抑制（$n=12$）、潮热（$n=12$）、芳香化酶抑制剂相关的关节痛（$n=10$）、术后胃肠功能（$n=9$）、淋巴水肿（$n=8$）、生活质量（$n=7$）、免疫功能（$n=6$）、焦虑抑郁（$n=6$）、便秘（$n=6$）、周围神经病变（$n=5$）、认知障碍（$n=3$）、术后痛（$n=2$）、呃逆（$n=2$）、术后尿潴留（$n=2$）、厌食（$n=1$）、放射性口干（$n=1$）、吞咽障碍（$n=1$），此外还有安全性（$n=1$）和生存率（$n=1$）。

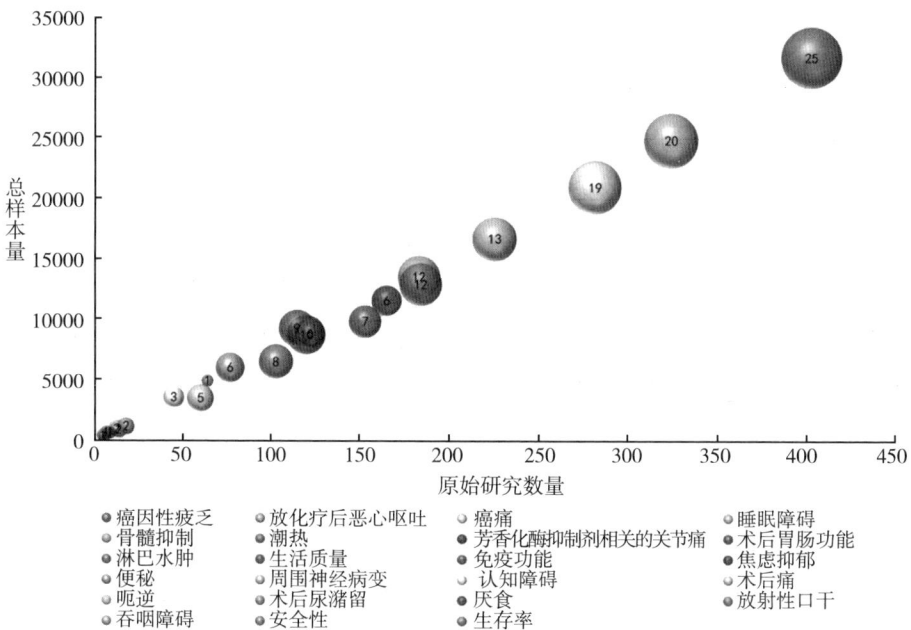

● 癌因性疲乏	● 放化疗后恶心呕吐	● 癌痛	● 睡眠障碍
● 骨髓抑制	● 潮热	● 芳香化酶抑制剂相关的关节痛	● 术后胃肠功能
● 淋巴水肿	● 生活质量	● 免疫功能	● 焦虑抑郁
● 便秘	● 周围神经病变	● 认知障碍	● 术后痛
● 呃逆	● 术后尿潴留	● 厌食	● 放射性口干
● 吞咽障碍	● 安全性	● 生存率	

图3　证据图谱

2.5　疾病或症状

2.5.1　癌因性疲乏

纳入的研究中有25篇对癌因性疲乏进行了系统评价，肿瘤类型包括乳腺癌、结直肠癌、胃癌、食管癌、肺癌、肝癌、卵巢癌、宫颈癌等，干预方式包括手针、电针、经皮穴位电刺激、艾灸、耳穴贴压、温针灸，常用穴位有足三里、三阴交、合谷、气海、关元等，对照组为常规治疗、假针、空白对照或等待治疗。主要结局指标有简易疲乏量表（BFI）、Piper疲乏自评量表（PFS）、癌症患者生活质量测定量表（EORTC QLQ-C30）、多维疲乏量表（MFI）、疲乏程度量表（FFS）。仅一篇文献的结论因纳入的研究偏倚风险较高，且报告质量较低，难以得出艾灸是癌因性疲乏患者有效且安全的治疗方法，其余文献发现针灸治疗可以缓解患者疲乏症状，提高生活质量。

2.5.2 放化疗后恶心呕吐

纳入的研究中有20篇对放化疗后恶心呕吐进行了系统评价，肿瘤类型包括乳腺癌、结直肠癌、胃癌、食管癌、鼻咽癌、肺癌、肝癌、卵巢癌、子宫内膜癌、宫颈癌、睾丸癌、膀胱癌、血液肿瘤、非霍奇金淋巴瘤、肉瘤等，干预方式包括手针、电针、火针、经皮穴位电刺激、皮内针、艾灸、耳穴贴压、穴位按压、穴位注射，常用穴位有内关、足三里、中脘等，对照组为常规治疗、止吐药、假针、空白对照或等待治疗。主要结局指标有恶心和呕吐的症状经历时间、发生频率和严重程度。系统评价发现针灸治疗能够有效减少症状经历时间，降低发生频率和严重程度，并且能减少患者止吐药物的使用量。

2.5.3 癌痛

纳入的研究中有19篇对癌痛进行了系统评价，患者包括乳腺癌、结直肠癌、胰腺癌、胃癌、食管癌、肺癌、肝癌、头颈癌、宫颈癌、恶性肿瘤骨转移等，干预方式包括手针、电针、火针、腕踝针、经皮穴位电刺激、艾灸、耳穴贴压、穴位按压、穴位注射，常用穴位有阿是穴、足三里、三阴交、合谷、太冲、内关、背俞穴等，对照组为常规治疗（镇痛药）、假针、空白对照或等待治疗。主要结局指标有简明疼痛量表（BPI）、数字评定量表（NRS）、视觉模拟量表（VAS）、镇痛起效时间和持续时间、疼痛缓解率。2012年的一篇系统评价因纳入分析的RCT总数（9项）和方法学质量均较低，无法得出针灸治疗癌痛有效性的确切结论。另一篇纳入20项RCT的系统评价指出针刺联合药物治疗较单纯药物治疗疼痛缓解率高，疼痛缓解起效时间短，镇痛持续时间长，生活质量好，且无严重不良反应，但由于纳入研究的方法学限制，证据不足以支持常规使用针灸治疗癌痛。其余系统评价发现针灸疗法可以作为癌痛管理的有效且安全的辅助疗法。

2.5.4　睡眠障碍

纳入的研究中有13篇对睡眠障碍进行了系统评价，患者包括乳腺癌、结直肠癌、胃癌、胆囊癌、肺癌、肝癌、卵巢癌、子宫内膜癌、前列腺癌、甲状腺癌、血液肿瘤、淋巴瘤等，干预方式包括手针、电针、皮内针、经皮穴位电刺激、穴位注射、穴位按压、艾灸、耳穴贴压、温针灸，常用穴位有百会、四神聪、神庭、印堂、内关、神门、足三里、三阴交、合谷、太冲、太溪等，对照组为常规护理、假针、空白对照、药物治疗、认知行为疗法和等待治疗。主要结局指标有匹兹堡睡眠质量指数（PSQI）、失眠严重指数（ISI）、阿森斯失眠量表（AIS）、自我报告睡眠问卷。2022年的一篇系统评价没有发现针刺或耳穴贴压与假针、等待对照或药物治疗相比在改善癌症幸存者睡眠障碍方面的短期或长期效果的证据。其余系统评价发现针灸可以改善肿瘤患者失眠，但仍需开展大样本、高质量的RCT来验证。

2.2.5　骨髓抑制

纳入的研究中有12篇对患者骨髓抑制进行了系统评价，患者包括乳腺癌、结直肠癌、胃癌、肺癌、肝癌、鼻咽癌、宫颈癌、子宫内膜癌、淋巴瘤等，干预方式包括手针、电针、火针、经皮穴位电刺激、艾灸、穴位注射、温针灸，常用穴位有足三里、三阴交、关元、大椎、膈俞、血海、脾俞等，对照组为常规治疗、假针、空白对照或等待治疗。主要结局指标有白细胞计数、血小板计数、血红蛋白计数、红细胞计数。系统评价发现针灸能够改善肿瘤患者化疗期间的骨髓抑制情况。

2.5.6　乳腺癌患者相关症状

①潮热：纳入的研究中有12篇对潮热进行了系统评价，干预方

式包括手针、电针，常用穴位有内关、合谷、太冲、足三里、三阴交、太溪等，对照组为常规健康教育、假针、空白对照、药物治疗、运动放松和等待治疗。主要结局指标有潮热症状发生频率和严重程度、Kupperman评分（围绝经期评定量表）。2009年一篇纳入6项RCT的系统评价表示现有证据表明针灸治疗乳腺癌患者潮热的效果受到原始数据的缺乏和质量差的限制，需要进一步的研究来探讨针灸治疗乳腺癌患者潮热是否有具体的益处。另外一项系统评价显示针刺可明显缓解更年期症状，但对潮热无影响。其余系统评价发现针灸能改善乳腺癌患者潮热症状。

②芳香化酶抑制剂相关的关节痛：纳入的研究中有10篇对芳香化酶抑制剂相关的关节痛进行了系统评价，干预方式包括手针、电针、耳针，常用穴位有外关、足临泣、阳陵泉、合谷、解溪、太溪、阿是穴等，对照组为常规护理、假针、空白对照、药物治疗、运动放松和等待治疗。主要结局指标有简明疼痛评估量表（BPI）、西安大略和麦克马斯特大学骨关节炎指数（WOMAC）。2015年的一篇纳入5项RCT的系统评价得出结论，针刺是一种安全的治疗方法，尽管与假针对照没有统计学上的显著差异。其余系统评价表明针刺对芳香化酶抑制剂引起的疼痛具有缓解作用。

③淋巴水肿：纳入的研究中有8篇对淋巴水肿进行了系统评价，干预方式包括手针、电针、穴位按压、艾灸、温针灸、拔罐，常用穴位有外关、肩髃、曲池、臂臑、阴陵泉、肩髎、合谷、足三里等，对照组为常规护理、假针、药物治疗、功能锻炼、空气波压力治疗和等待治疗。主要结局指标为总有效率、臂围、淋巴水肿分期。2019年的一篇系统评价指出针灸有改善乳腺癌相关淋巴水肿的趋势，但对臂围无明显改变。其余系统评价则表明针灸可以减轻上肢淋巴水肿，减小臂围，改善肩关节活动度。

2.5.7　术后相关症状

①术后胃肠功能：纳入的研究中有9篇对手术后患者胃肠功能进行了系统评价，患者包括结直肠癌、胃癌、食管癌等，干预方式包括

手针、电针、经皮穴位电刺激、穴位按压、艾灸、耳穴贴压、温针灸，常用穴位有天枢、足三里、三阴交、上巨虚、下巨虚、内关、中脘等，对照组为常规护理、假针、加速康复外科。主要结局指标有首次排气时间（TFF）、首次排便时间（TFD）、肠鸣音恢复时间（TBSR）、住院时间（LOS）。系统评价表明针灸能促进肿瘤患者术后胃肠道功能恢复。

②术后痛：纳入的研究中有2篇对手术后疼痛进行了系统评价，患者包括乳腺癌、结直肠癌等，干预方式包括手针、电针、经皮穴位电刺激、温针灸，常用穴位有合谷、内关、外关、内劳宫、足三里、梁丘、支沟、阳陵泉等，对照组为常规护理、假针和快速康复治疗。主要结局指标为视觉模拟量表（VAS）。系统评价表明针灸能够减轻结直肠癌和乳腺癌手术后疼痛。

③术后尿潴留：纳入的研究中有2篇对宫颈癌根治术后尿潴留进行了系统评价，均为宫颈癌患者，干预方式包括手针、电针、穴位注射、艾灸，常用穴位有足三里、三阴交、阴陵泉、太冲、合谷、血海、关元、八髎等，对照组为常规护理、膀胱功能锻炼、留置导尿管。主要结局指标为有效率和尿动力学指标（残余尿、最大尿流率、排尿量等）。系统评价表明针灸能促进宫颈癌根治术后尿潴留的康复。

2.5.8 生活质量

纳入的研究中有7篇对生活质量进行了系统评价，患者包括乳腺癌、胃癌、肺癌、鼻咽癌、肝癌、宫颈癌等，干预方式包括手针、电针、火针、经皮穴位电刺激、穴位注射、穴位按压、艾灸、耳穴贴压、温针灸，常用穴位有足三里、内关、膈俞、肺俞、关元、肾俞、天枢等，对照组为常规护理、假针、空白对照和药物治疗。主要结局指标有Karnofsky功能状态量表评分（KPS）、癌症患者生命质量测定量表（EORTC QLQ-C30）、肺癌患者生活质量测定量表（FACT-L）、健康调查简表（SF36）。2019年的一篇系统评价提出针灸改善乳腺癌患者生活质量的疗效与其他标准治疗无显著差异。其余系统评价表示针灸作为一种辅助疗法可以提高患者生活质量。

2.5.9 免疫功能

纳入的研究中有6篇对免疫功能进行了系统评价，患者包括乳腺癌、结直肠癌、胃癌、肺癌、肝癌、鼻咽癌、食管癌、宫颈癌、恶性淋巴瘤等，干预方式包括手针、电针、火针、经皮穴位电刺激、穴位注射、穴位按压、艾灸、耳穴贴压、温针灸，常用穴位有足三里、内关、神阙、气海、关元、膈俞、胆俞、肺俞、肾俞、大椎等，对照组为常规护理、假针、空白对照和药物治疗。主要结局指标有体液免疫指标：免疫球蛋白G（IgG）、免疫球蛋白A（IgA）、免疫球蛋白M（IgM）；免疫细胞指标：T细胞亚群（CD3、CD4、CD8）和自然杀伤细胞（NK细胞）等。系统评价表明针灸可以改善恶性肿瘤患者的免疫功能。

2.5.10 焦虑抑郁

纳入的研究中有6篇对焦虑抑郁进行了系统评价，患者包括乳腺癌、结直肠癌、胃癌、胰腺癌、食管癌、鼻咽癌、肺癌、肝癌、肾癌、卵巢癌、宫颈癌、子宫内膜癌、睾丸癌、前列腺癌、甲状腺癌、淋巴瘤等，干预方式包括手针、电针、火针、皮内针、经皮穴位电刺激、穴位注射、穴位按压、艾灸、耳穴贴压、温针灸，常用穴位有太冲、丰隆、阴陵泉、血海、三阴交、印堂、百会、四神聪、风池、内关、神门等，对照组为常规护理、假针、空白对照、药物治疗和等待治疗。主要结局指标有汉密尔顿焦虑量表（HAMD）、抑郁自评量表（SDS）、焦虑自评量表（SAS）、医院焦虑抑郁量表（HADS）、贝克抑郁自评量表（BDI）。系统评价表明针灸可以有效减轻患者焦虑和抑郁。

2.5.11 便秘

纳入的研究中有6篇对肿瘤患者便秘进行了系统评价，其中2篇为阿片类药物所致的便秘，2篇为化疗患者的便秘，患者包括乳腺癌、结直肠癌、胃癌、食管癌、肺癌、肝癌、胰腺癌、血液肿瘤、骨髓瘤等，干预方式包括手针、电针、火针、经皮穴位电刺激、穴位注射、穴位按压、艾灸、耳穴贴压，常用穴位有天枢、中脘、足三里、关元、气海、上巨虚等，对照组为常规护理、假针和药物治疗。主要结局指标有总有效率、排便时间、便秘症状评分、便秘评估量表（CAS）、Bristol粪便性状评分（BSF）。系统评价表明针灸可以作为一种辅助手段用于治疗患者因阿片类药物、化疗和肿瘤本身引起的便秘。

2.5.12　周围神经病变

纳入的研究中有5篇对周围神经病变进行了系统评价，患者包括乳腺癌、结直肠癌、胃癌、多发性骨髓瘤等，干预方式包括手针、电针，常用穴位有合谷、曲池、内关、外关、手三里、足三里、丰隆、三阴交、太冲、八风、八邪等，对照组为常规护理、假针、空白对照、药物治疗和等待治疗。主要结局指标有神经传导速度（NCV）、疼痛数字评分量表（NRS）。2020年一篇纳入了13项RCT的系统评价认为虽然就临床有效率而言，针灸比维生素B治疗更有效，但考虑到纳入研究的方法学缺陷，无法确定针灸疗效。其余系统评价表明针刺能有效改善神经传导速度，并缓解疼痛症状。

2.5.13　认知障碍

纳入的研究中有3篇对认知障碍进行了系统评价，患者包括乳腺癌、结直肠癌、胃癌、胆囊癌、肝癌、妇科肿瘤、多发转移性脑恶性肿瘤等，干预方式包括手针、电针、经皮穴位电刺激，常用穴位有百会、四神聪、内关、曲池、手三里、合谷、足三里、三阴交、上巨虚等，对照组为常规护理、假针、空白对照、运动放松、药物治疗和等待治疗。主要结局指标有发生率、简易智力状态检查量表（MMSE）、蒙特利尔认知评估量表（MoCA）。系统评价表明针灸可以降低认知功能障碍发生率，改善肿瘤患者认知功能。

2.5.14　呃逆

纳入的研究中有2篇对呃逆进行了系统评价，患者包括结直肠癌、胃癌、肺癌、肝癌、食管癌等，干预方式包括手针、电针、耳穴贴压，常用穴位有攒竹、太冲、公孙、合谷、足三里、中脘、天突、膻中、内关等，对照组为常规护理、药物治疗、按摩膈神经、饮用温开水、屏气深呼吸。主要结局指标有应答率、呃逆停止时间、总有效率、治愈率、显效率、呃逆症状评分、不良反应发生率、生效时间。2012年一篇纳入5项RCT的系统评价表明针灸在癌症患者呃逆管理中有效性的证据十分有限，而另一篇系统评价表明穴位刺激疗法对肝癌患者呃逆是有效的。

2.5.15　厌食

纳入的研究中有1篇对厌食进行了系统评价，患者包括乳腺癌、结直肠癌、胃癌、胆囊癌、肺癌、肝癌、卵巢癌、子宫内膜癌、前列腺癌、甲状腺癌、血液肿瘤、淋巴瘤等，干预方式包括手针、穴位注射、耳针、穴位埋线，常用穴位有百会、四神聪、神庭、印堂、内关、神门、足三里、三阴交、合谷、太冲、太溪等，对照组为假针、空白对照和药物治疗。主要结局指标有食欲改善率、食欲评分、Karnofsky功能状态量表评分（KPS）、厌食/恶液质治疗功能评估量表（FAACT）、体重。系统评价显示针灸对厌食以及长期、慢性食欲不振也有较好的疗效和安全性。

2.5.16　放射性口干症

纳入的研究中有1篇对头颈部肿瘤患者放射性口干症进行了系统评价，干预方式包括手针和耳针，常用穴位有巨髎、颊车、大迎、下关、听宫、三阴交、足三里、合谷、后溪等，对照组为常规护理、假针、空白对照和标准口腔护理。主要结局指标有口干问卷（XQ）、刺激唾液流率（SSFR）、非刺激唾液流率（USSFR）。系统评价显示缺乏针刺治疗口干的客观指标唾液流量的证据，但针刺改善了患者口干的症状，由于纳入的RCT数量有限，证据质量不高，目前不能推荐针灸作为放射性口干的治疗措施。

2.5.17　吞咽障碍

纳入的研究中有1篇对鼻咽癌放疗后吞咽障碍进行了系统评价，

干预方式包括手针、电针、穴位注射，常用穴位有风池、翳风、下关、廉泉、金津、玉液、足三里等，对照组为常规护理、假针、空白对照、药物治疗、认知行为疗法和等待治疗。主要结局指标有洼田饮水试验、标准吞咽功能评价量表（SSA）、吞咽障碍特异性生活质量量表（SWAL-QOL）、安德森吞咽困难量表（MDADI）。系统评价表明针灸疗法可改善鼻咽癌患者放疗后的吞咽功能障碍，但需扩大研究来确定具体针刺时间和最佳刺激量。

2.6 安全性

纳入的研究中有1篇对肿瘤患者针刺的安全性进行了系统评价，患者包括直肠癌、乳腺癌、子宫内膜癌、胃癌、胰腺癌、肺癌、多发性骨髓瘤、甲状腺癌、鼻咽癌、前列腺癌、星形细胞瘤、肝癌等，干预方式包括手针、电针、耳针，纳入了65项RCT的4943例患者。系统评价表明针刺与非严重不良事件风险增加有关，但与干预相关或严重不良事件或因不良事件而退出的风险增加无关，研究者应遵循CONSORT报告研究的不良事件，以确保能够更充分地获得干预措施的安全性等信息。

2.7 生存率

纳入的研究中有1篇对恶性肿瘤患者生存率进行了系统评价，患者包括鼻咽癌、肺癌、肝癌，干预方式包括手针、艾灸，对照组为常规护理、假针、空白对照、药物治疗、认知行为疗法和等待治疗，主要结局指标为生存分析资料。系统评价表明针灸联合放化疗能提高恶性肿瘤患者生存率，但由于生存分析的困难性，相关随机对照试验的数量和质量太低，无法得出有意义的结论。

3 讨论

3.1 主要发现

通过对137篇针灸治疗肿瘤相关症状的系统评价进行综述和评价，并制作证据图谱，经过整理发现研究者大多来自中国，针灸干预肿瘤的系统评价研究起步较晚，但近年来发展速度较快，并且针灸的干预方式较以往丰富。使用AMSTAR 2工具进行质量评价结果显示，超过90%的系统评价被评估为"极低质量"，该工具2017年更新后，细化了条目的评价标准，完善了评价选项，使得部分系统评价在制作方面的缺陷更加凸显，本研究纳入文献普遍质量低的主要原因是缺乏方案注册和计划书，以及排除文章列表，其次是没有调查发表偏倚，另外尽管所有研究都进行了系统的检索，但许多研究并没有检索专业的试验注册库；会议论文、学位论文等灰色文献以及未对纳入研究的参考文献进行补充，仅6篇报告纳入了研究的资助来源或描述纳入研究没有报告资助来源的情况，系统评价作者应当关注并描述纳入研究的资金赞助情况，以便于读者判断是否会对系统评价产生偏倚，同时作者应该详细描述研究涉及的偏倚情况并给出自己的见解，建议所有系统评价作者在研究开始之前，学习了解AMSTAR 2工具，更规范化地制作系统评价。

研究发现针灸能改善肿瘤患者的癌因性疲乏、放化疗后恶心呕吐、癌痛、睡眠障碍、骨髓抑制、乳腺癌患者潮热和淋巴水肿以及芳香化酶抑制剂相关的关节痛、术后胃肠功能、术后痛、术后尿潴留、生活质量、免疫功能、焦虑抑郁、便秘、周围神经病变、认知障碍、厌食、吞咽功能障碍，此外针灸在治疗肿瘤患者呃逆和放射性口干，以及提高肿瘤患者生存率方面显示出潜力，需要进一步研究以明确其疗效。针灸是一类安全的治疗手段，在治疗期间发生的轻度不良反应，多为针刺部位的疼痛、轻微肿胀、出血、瘀斑、瘙痒、恶心、头痛、头晕，大多症状可自行缓解，或者通过提高针灸师的经验来避免，没有与针灸治疗相关的严重不良反应。

3.2 不足和展望

对文献的梳理和证据图谱提示针灸可以缓解肿瘤患者治疗各阶段出现的多种症状，大部分结论清晰有效，但仍需要多中心大样本量的试验来提高证据质量，各研究机构间可以加强联系与合作，开展高质量的临床试验研究。同时也发现纳入的系统评价对纳入患者的肿瘤类型、干预措施和不良反应等报告不全面，大部分是因为纳入的原始研究中的描述不清，导致研究者对研究结果的判断不够谨慎，考虑到针灸是一种复杂干预，在今后的研究中，研究者可遵循CONSORT声明和针刺临床试验干预措施报告标准（standards for reporting interventions in clinical trials of acupuncture，STRICTA）对针灸临床试验进行设计和报告。

未来有关针灸防治肿瘤相关症状的临床研究可以从预防到康复，全流程干预，减轻肿瘤患者负担；由于针灸干预方式多样，需要寻找每种疾病或症状最适合的干预手段，以及进行干预的时机和治疗的最优参数；结合实际临床中现有治疗手段无法完全解决的症状，可以考虑使用针灸，减轻患者的痛苦。

4 研究的局限性

本研究存在一定的局限性，首先，随着近年来关于肿瘤领域新的高质量的针灸研究RCT出现，现有的系统评价需要更新，并且考虑到各系统评价纳入的针灸干预手段不同，未进行合并和删除，纳入系统评价的原始研究会有重叠；其次，本研究主要目的是对现有研究证据进行归纳、总结和评价，使用AMSTAR 2评价研究的方法学质量，未对证据体的质量进行评价；最后，证据图谱是一种新兴的证据综合方法，目前尚无统一的方法学和报告规范，但本研究尽量遵循PRISMA声明进行，以保证研究报告的质量。

本研究聚焦肿瘤，系统全面地检索了针灸在肿瘤领域的研究证据，并且利用循证的方法进行梳理归纳，纳入了该领域所有的系统评价，较为全面地展示了针灸治疗肿瘤相关症状的研究证据。综上，针灸在防治肿瘤相关症状治疗和管理方面安全有效，但部分症状的有效性仍需严谨科学的研究来证明，同时需要提高证据质量，促进研究证据的推广和应用。

──────── 参考文献 ────────

［1］Sung H, Ferlay J, Siegel R L, et al. Global Cancer Statistics 2020: GLOBOCAN Estimates of Incidence and Mortality Worldwide for 36 Cancers in 185 Countries ［J］. CA: A Cancer Journal for Clinicians, 2021, 71（3）: 209–249.

［2］黄焕均，麦嘉恒，张云惠，等. 613例抗肿瘤药物不良反应分析［J］. 中国药物警戒，2024，21（3）：324–328，334.

［3］韩蕾，郭义，陈泽林，等. 针灸干预肿瘤相关症状国际临床实践指南推荐情况分析［J］. 中国中西医结合杂志，2022，42（2）：251–255.

［4］李艳飞，李秀霞，李睿，等. 证据图谱的制作与报告［J］. 中国循证医学杂志，2020，20（9）：1098–1103.

［5］Lu L, Zhang Y, Ge S, et al. Evidence mapping and overview of systematic reviews of the effects of acupuncture therapies ［J］. BMJ open, 2022, 12（6）: e056803.

［6］Bj S, Bc R, G W, et al. AMSTAR 2: A critical appraisal tool for systematic reviews that include randomised or non–randomised studies of healthcare interventions, or both ［J］. The BMJ, 2017, 358: j4008.

［7］张方圆，沈傲梅，曾宪涛，等. 系统评价方法学质量评价工具AMSTAR 2解读［J］. 中国循证心血管医学杂志，2018，10（1）：14–18.

［8］韩金钱，张宜佳，蒋恩社. 艾灸对癌症病人癌因性疲乏干预效果的Meta分析［J］. 循证护理，2021，7（6）：719–726.

［9］刘芯言，云洁，陈倩，等. 耳穴贴压治疗癌因性疲乏的有效性与安全性的Meta分析［J］. 中国民间疗法，2022，30（1）：60–66.

［10］黄双燕，杨柳，韩琼，等. 灸法对癌因性疲乏患者疗效及安全性的Meta分析［J］. 中国当代医药，2021，28（1）：4–9，15.

［11］宋嘉婷，黄绮华，文希. 灸法改善癌因性疲乏效果的Meta分析［J］. 宁夏医科大学学报，2022，44（11）：1148–1155.

［12］胡月，蒋运兰，李征，等. 灸法治疗癌因性疲乏的临床有效性和安全性的系统评价［J］. 成都中医药大学学报，2020，43（3）：65–72.

［13］余婷，刘杰，杨兵，等. 灸法治疗癌因性疲乏临床疗效的荟萃分析［J］. 世界科学技术－中医药现代化，2020，22（12）：4175–4184.

［14］赵玢，黄仙保，李巧林，等. 灸法治疗中晚期癌症患者癌因性疲乏的系统评

价和Meta分析［J］.实用中西医结合临床, 2022, 22（10）: 92–97.

［15］袁超, 肖江, 秦玮珣, 等. 针灸治疗癌因性疲乏Meta分析［J］. 云南中医学院学报, 2020, 43（4）: 61–70.

［16］Tan J Y（Benjamin）, Wang T, Kirshbaum M N, et al. Acupoint stimulation for cancer–related fatigue: A quantitative synthesis of randomised controlled trials ［J］. Complementary Therapies in Clinical Practice, 2021, 45: 101490.

［17］He X R, Wang Q, Li P P. Acupuncture and moxibustion for cancer–related Fatigue: A systematic review and meta–analysis ［J］. Asian Pacific Journal of Cancer Prevention, 2013, 14（5）: 3067–3074.

［18］Xi Z, Wei X, Ye Z, et al. Acupuncture for adult lung cancer of patient–reported outcomes: A systematic review and meta–analysis ［J］. Frontiers in Oncology, 2022, 12: 921151.

［19］Zhang Y, Sun Y, Li D, et al. Acupuncture for breast cancer: A systematic review and meta–analysis of patient–reported outcomes ［J］. Frontiers in Oncology, 2021, 11: 646315.

［20］Yuanqing P, Yong T, Haiqian L, et al. Acupuncture for hormone therapy–related side effects in breast cancer patients: A GRADE–Assessed systematic review and updated meta–analysis ［J］. Integrative Cancer Therapies, 2020, 19: 1–17.

［21］Choi T Y, Ang L, Jun J H, et al. Acupuncture for managing cancer–related fatigue in breast cancer patients: A systematic review and meta–analysis ［J］. Cancers, 2022, 14（18）: 4419.

［22］Li H, Schlaeger J M, Jang M K, et al. Acupuncture improves multiple treatment–related symptoms in breast cancer survivors: A systematic review and meta–analysis ［J］. The Journal of Alternative and Complementary Medicine, 2021, 27（12）: 1084–1097.

［23］Pan Y, Yang K, Shi X, et al. Clinical benefits of acupuncture for the reduction of hormone therapy–related side effects in breast cancer patients: A systematic review ［J］. Integrative Cancer Therapies, 2018, 17（3）: 602–618.

［24］Han Q, Yang L, Huang S, et al. Effectiveness of auricular point therapy for cancer–related fatigue: A systematic review and meta–analysis ［J］. Journal of Advanced Nursing, 2020, 76（8）: 1924–1935.

［25］Zhang Y, Lin L, Li H, et al. Effects of acupuncture on cancer–related fatigue: A meta-analysis [J]. Supportive Care in Cancer, 2018, 26 (2): 415-425.

[26] Wang X Q, Qiao Y, Duan P B, et al. Efficacy and safety of moxibustion on cancer-related fatigue: A systematic review and meta-analysis of randomized controlled trials [J]. Supportive Care in Cancer, 2023, 31 (9): 508.

[27] Zeng Y, Luo T, Finnegan-John J, et al. Meta-analysis of randomized controlled trials of acupuncture for cancer-related fatigue [J]. Integrative Cancer Therapies, 2014, 13 (3): 193-200.

[28] Hsieh S H, Wu C R, Romadlon D S, et al. The effect of acupressure on relieving cancer-related fatigue: A systematic review and meta-analysis of randomized controlled trials [J]. Cancer Nursing, 2021, 44 (6): E578-E588.

[29] Lee S, Jerng U M, Liu Y, et al. The effectiveness and safety of moxibustion for treating cancer-related fatigue: A systematic review and meta-analyses [J]. Supportive Care in Cancer, 2014, 22 (5): 1429-1440.

[30] Ma H L, Lou L F, Sun Z H, et al. The effectiveness of moxibustion for cancer-related fatigue: An updated systematic review and meta-analysis [J]. European Journal of Integrative Medicine, 2019, 30: 100960.

[31] Jang A, Brown C, Lamoury G, et al. The effects of acupuncture on cancer-related fatigue: Updated systematic review and meta-analysis [J]. Integrative Cancer Therapies, 2020, 19: 1-10.

[32] He Y, Yuan M, He C, et al. The effects of transcutaneous acupoint electrical stimulation on cancer-related fatigue and negative emotions in cancer patients: A systematic review and meta-analysis of randomized controlled trials [J]. Contrast Media & Molecular Imaging, 2022, 2022 (1): 1225253.

[33] 张韵, 裴丽霞, 陈昊, 等. 电针治疗化疗所致恶心呕吐Meta分析 [J]. 按摩与康复医学, 2022, 13 (7): 31-36.

[34] 马紫妍, 陈芳芳, 程茜茜, 等. 灸法防治肿瘤放化疗后恶心呕吐的Meta分析 [J]. 中国中医药现代远程教育, 2021, 19 (17): 58-62.

[35] 陈凤, 杨雪, 刘丽, 等. 内关穴按压改善癌症病人化疗相关性恶心、呕吐效果的Meta分析 [J]. 护理研究, 2020, 34 (9): 1535-1541.

[36] 张敬, 徐京巾, 郭红, 等. 皮内针对缓解肿瘤患者化疗相关性恶心呕吐症状的Meta分析 [J]. 中西医结合护理, 2023, 9 (5): 17-24.

[37] 冯吉焕, 杨桂华, 焦琳琳, 等. 穴位按压对恶性肿瘤化疗患者消化道反应影

响的Meta分析［J］.中国实用护理杂志,2014,30（27）:51-55.

［38］颜美玉,陈素玲.穴位按压对乳腺癌患者化疗所致胃肠道反应影响的Meta分析［J］.解放军护理杂志,2018,35（5）:8-13.

［39］朴慧花,于涛,高翔,等.针刺对照西药治疗恶性肿瘤化疗后胃肠反应临床疗效的系统评价［J］.时珍国医国药,2010,21（6）:1476-1478,1480.

［40］张贵霖,李俊杰,徐韬,等.针刺治疗癌症化疗后恶心呕吐疗效的Meta分析［J］.世界科学技术-中医药现代化,2022,24（7）:2867-2876.

［41］李全耀,施俊,陆颖,等.针灸对胃癌化疗期间不良反应随机对照试验的Meta分析［J］.中医肿瘤学杂志,2021,3（6）:77-87.

［42］Yang Y, Su H, Wen J, et al. Acupoint injection for alleviating side effects of chemotherapy in people with cancer: A systematic review and meta-analysis［J］. Evidence-Based Complementary and Alternative Medicine, 2021, 2021（1）: 9974315.

［43］Jang S, Ko Y, Sasaki Y, et al. Acupuncture as an adjuvant therapy for management of treatment-related symptoms in breast cancer patients: Systematic review and meta-analysis（PRISMA-compliant）［J］. Medicine, 2020, 99（50）: e21820.

［44］Yan Y, López-Alcalde J, Zhang L, et al. Acupuncture for the prevention of chemotherapy-induced nausea and vomiting in cancer patients: A systematic review and meta-analysis.［J］. Cancer medicine, 2023, 12（11）: 12504-12517.

［45］Miao J, Liu X, Wu C, et al. Effects of acupressure on chemotherapy-induced nausea and vomiting-a systematic review with meta-analyses and trial sequential analysis of randomized controlled trials.［J］. International journal of nursing studies, 2017, 70: 27-37.

［46］Xiao C, Qin M, Xia H, et al. Effects of PC6 acupressure on acute and delayed nausea and vomiting induced by chemotherapy in patients with malignant neoplasm: A meta-analysis［J］. Supportive Care in Cancer, 2023, 31（9）: 510.

［47］Chen L, Wu X, Chen X, et al. Efficacy of auricular acupressure in prevention and treatment of chemotherapy-induced nausea and vomiting in patients with cancer: A systematic review and meta-analysis.［J］. Evidence-based complementary and alternative medicine, 2021, 2021（1）: 8868720.

［48］ Garcia G T, Ribeiro R F, Faria Santos I B, et al. Electrical stimulation of PC 6 to control chemotherapy–induced nausea and vomiting in patients with cancer: A systematic review and meta–analysis［J］. medical acupuncture, 2021, 33（1）: 22–44.

［49］ Yao Z, Xu Z, Xu T, et al. Moxibustion for alleviating chemotherapy–induced gastrointestinal adverse effects: A systematic review of randomized controlled trials［J］. Complementary Therapies in Clinical Practice, 2022, 46: 101527.

［50］ Huang Z, Qin Z, Yao Q, et al. Moxibustion for chemotherapy–induced nausea and vomiting: A systematic review and meta–analysis.［J］. Evidence–based complementary and alternative medicine, 2017, 2017（1）: 9854893.

［51］ Chen H Y, Li S G, Cho W C, et al. The role of acupoint stimulation as an adjunct therapy for lung cancer: A systematic review and meta–analysis［J］. BMC Complementary and Alternative Medicine, 2013, 13（1）: 362.

［52］ 李武芬, 孙善斌, 丁盼盼, 等. 耳穴贴压治疗癌痛疗效的 Meta 分析［J］. 循证护理, 2021, 7（15）: 2007–2012.

［53］ 周杰, 梁宜, 陈勤, 等. 耳针治疗癌痛随机对照研究的 Meta 分析［J］. 中华中医药学刊, 2014, 32（10）: 2326–2330.

［54］ 巩文花, 邹宇, 王婧, 等. 基于 GRADE 系统的耳穴疗法治疗癌性疼痛的 Meta 分析［J］. 中国临床护理, 2018, 10（1）: 5–11.

［55］ 张超月, 孙鲁源, 刘鑫, 等. 体针治疗癌性疼痛疗效及安全性 Meta 分析［J］. 世界科学技术 – 中医药现代化, 2023, 25（5）: 1538–1547.

［56］ 郑毅, 于永慧, 方凡夫. 腕踝针治疗癌性疼痛 Meta 分析［J］. 辽宁中医药大学学报, 2014, 16（1）: 152–155.

［57］ Lau C H Y, Wu X, Chung V C H, et al. Acupuncture and related therapies for symptom management in palliative cancer care: Systematic review and meta–analysis［J］. Medicine, 2016, 95（9）: e2901.

［58］ Yan Z, MuRong Z, Huo B, et al. Acupuncture as a complementary therapy for cancer–induced bone pain: A systematic review and meta–analysis［J］. Frontiers in Pain Research, 2022, 3: 925013.

［59］ Hu C, Zhang H, Wu W, et al. Acupuncture for pain management in cancer: A systematic review and meta–analysis［J］. Evidence–Based Complementary and Alternative Medicine, 2016, 2016（1）: 1720239.

［60］Choi T Y, Lee M S, Kim T H, et al. Acupuncture for the treatment of cancer pain: A systematic review of randomised clinical trials［J］. Supportive Care in Cancer, 2012, 20（6）: 1147–1158.

［61］He Y, Guo X, May B H, et al. Clinical evidence for association of acupuncture and acupressure with improved cancer pain: A systematic review and meta–analysis［J］. JAMA Oncology, 2020, 6（2）: 271.

［62］Zhang J, Wu W, Ren Y, et al. Electroacupuncture for the treatment of cancer pain: A systematic review and meta–analysis of randomized clinical trials［J］. Frontiers in Pain Research, 2023, 4: 1186506.

［63］Li Y, Hong E, Ye W, et al. Moxibustion as an adjuvant therapy for cancer pain: A systematic review and meta–analysis［J］. Journal of Pain Research, 2023, 16: 515–525.

［64］Lee M S, Choi T Y, Park J E, et al. Moxibustion for cancer care: A systematic review and meta–analysis［J］. BMC Cancer, 2010, 10（1）: 130.

［65］Zhang X W, Gu Y J, Wu H G, et al. Systematic review and meta–analysis of acupuncture for pain caused by liver cancer［J］. World Journal of Traditional Chinese Medicine, 2022, 8（3）: 402.

［66］Chiu H Y, Hsieh Y J, Tsai P S. Systematic review and meta–analysis of acupuncture to reduce cancer–related pain［J］. European Journal of Cancer Care, 2017, 26（2）: e12457.

［67］Yang Y, Wen J, Hong J. The effects of auricular therapy for cancer pain: A systematic review and meta–analysis［J］. Evidence–Based Complementary and Alternative Medicine, 2020, 2020（1）: 1618767.

［68］Dong B, Lin L, Chen Q, et al. Wrist–ankle acupuncture has a positive effect on cancer pain: A meta–analysis［J］. BMC Complementary Medicine and Therapies, 2021, 21（1）: 24.

［69］王迪, 吴霜, 王倩, 等. 耳穴压豆改善恶性肿瘤伴失眠患者睡眠效果的Meta分析［J］. 山东第一医科大学（山东省医学科学院）学报, 2022, 43（7）: 493–500.

［70］王田田, 程俊, 王娟, 等. 针灸治疗肿瘤相关性失眠的系统评价［J］. 辽宁中医杂志, 2023, 50（10）: 196–201, 257.

［71］Fangfang M, Hewei Z, Bingxue L, et al. Acupuncture and moxibustion for malignant tumor patients with psychological symptoms of insomnia, anxiety and depression: A systematic review and Meta-analysis［J］. Journal of Traditional Chinese Medicine, 2023, 43（3）: 441-456.

［72］Zhang J, Zhang Z, Huang S, et al. Acupuncture for cancer-related insomnia: A systematic review and meta-analysis［J］. Phytomedicine, 2022, 102: 154160.

［73］Choi T Y, Kim J I, Lim H J, et al. Acupuncture for managing cancer-related insomnia: A systematic review of randomized clinical trials［J］. Integrative Cancer Therapies, 2017, 16（2）: 135-146.

［74］Kim K H, Kim D H, Kim H Y, et al. Acupuncture for recovery after surgery in patients undergoing colorectal cancer resection: A systematic review and meta-analysis［J］. Acupuncture in Medicine, 2016, 34（4）: 248-256.

［75］Wan Q, Luo S, Wang X, et al. Association of acupuncture and auricular acupressure with the improvement of sleep disturbances in cancer survivors: A systematic review and meta-analysis［J］. Frontiers in Oncology, 2022, 12: 856093.

［76］Wang Y, Zhang J, Jin Y, et al. Auricular acupressure therapy for patients with cancer with sleep disturbance: A systematic review and meta-analysis［J］. Evidence-Based Complementary and Alternative Medicine, 2021, 2021（1）: 3996101.

［77］Yu H, Liu C, Chen B, et al. The clinical efficacy and safety of acupuncture intervention on cancer-related insomnia: A systematic review and meta-analysis［J］. Frontiers in Neuroscience, 2022, 16: 1026759.

［78］Wang C C, Han E Y, Jenkins M, et al. The safety and efficacy of using moxibustion and or acupuncture for cancer-related insomnia: A systematic review and meta-analysis of randomised controlled trials［J］. Palliative Care and Social Practice, 2022, 16: 1-16.

［79］陶巍巍, 王跃, 宋春利. 针刺干预乳腺癌患者潮热症状的系统评价与Meta分析［J］. 中国实用护理杂志, 2019, 35（23）: 1836-1841.

［80］卢静, 高岑, 陈欢, 等. 针刺疗法治疗乳腺癌术后潮热短期和中期有效性的Meta分析［J］. 南京医科大学学报（自然科学版）, 2018, 38（11）: 1533-1539.

［81］Chen Y P, Liu T, Peng Y Y, et al. Acupuncture for hot flashes in women with breast cancer: A systematic review［J］. Journal of Cancer Research and Therapeutics, 2016, 12（2）: 535.

［82］Lee M S, Kim K H, Choi S M, et al. Acupuncture for treating hot flashes in breast cancer patients: A systematic review［J］. Breast Cancer Research and Treatment, 2009, 115（3）: 497–503.

［83］Salehi A, Marzban M, Zadeh A R. Acupuncture for treating hot flashes in breast cancer patients: An updated meta–analysis［J］. Supportive Care in Cancer, 2016, 24（12）: 4895–4899.

［84］Chien T J, Hsu C H, Liu C Y, et al. Effect of acupuncture on hot flush and menopause symptoms in breast cancer–a systematic review and meta–analysis ［J］. PLOS ONE, 2017, 12（8）: e0180918.

［85］Chien T J, Liu C Y, Fang C J, et al. The maintenance effect of acupuncture on breast cancer–related menopause symptoms: A systematic review［J］. Climacteric, 2020, 23（2）: 130–139.

［86］黄雨泷, 彭博, 陈佩云, 等. 针灸对芳香化酶抑制剂诱导乳腺癌病人关节症状干预的有效性［J］. 西南医科大学学报, 2022, 45（4）: 344–350.

［87］陆宇云, 陶宇瑄, 张悦瑶, 等. 针灸治疗乳腺癌芳香化酶抑制剂所致肌肉关节疼痛疗效的Meta分析［J］. 广州中医药大学学报, 2022, 39（10）: 2442–2449.

［88］Liu X, Lu J, Wang G, et al. Acupuncture for arthralgia induced by aromatase inhibitors in patients with breast cancer: A systematic review and meta–analysis ［J］. Integrative Cancer Therapies, 2021, 20: 1–14.

［89］Chien T J, Liu C Y, Chang Y F, et al. Acupuncture for treating aromatase inhibitor–related arthralgia in breast cancer: A systematic review and meta–analysis［J］. The Journal of Alternative and Complementary Medicine, 2015, 21（5）: 251–260.

［90］Chen L, Lin C C, Huang T W, et al. Effect of acupuncture on aromatase inhibitor–induced arthralgia in patients with breast cancer: A meta–analysis of randomized controlled trials［J］. The Breast, 2017, 33: 132–138.

［91］Qi Q ling, Han X, Tang C. Effects of acupuncture on breast cancer patients taking aromatase inhibitors［J］. BioMed Research International, 2022, 2022（1）: 1164355.

［92］刘美玲，杨丽梅，杨蓉，等.艾灸改善胃癌术后患者胃肠功能障碍疗效的系统评价［J］.世界最新医学信息文摘，2020，20（58）：12-14，21.

［93］张睿，国丽群，唐云跃，等.耳穴贴压对胃癌病人术后胃肠功能恢复影响的Meta分析［J］.循证护理，2021，7（3）：293-301.

［94］陈佳萍，李鹤，卞丽芳，等.围手术期经皮穴位电刺激对结直肠肿瘤患者术后胃肠功能影响的Meta分析［J］.中华急危重症护理杂志，2023，4（3）：213-221.

［95］黄芸，罗泳诗，谢日华，等.穴位刺激促进胃癌患者术后胃肠功能恢复效果的Meta分析［J］.现代临床护理，2022，21（6）：70-79.

［96］陈森煜，魏明全.针刺对胃癌术后胃肠道功能恢复的影响——随机对照试验的系统评价与Meta分析［J］.中国中医药现代远程教育，2022，20（2）：59-61.

［97］Liu Y, May B H, Zhang A L, et al. Acupuncture and related therapies for treatment of postoperative ileus in colorectal cancer: A systematic review and meta-analysis of randomized controlled trials［J］. Evidence-Based Complementary and Alternative Medicine, 2018, 2018（1）:3178472.

［98］Lin D, Ou Y, Li L, et al. Acupuncture for postoperative gastrointestinal dysfunction in cancer: A systematic review and meta-analysis［J］. Frontiers in Oncology, 2023, 13: 1184228.

［99］Liu Y H, Dong G T, Ye Y, et al. Effectiveness of acupuncture for early recovery of bowel function in cancer: A systematic review and meta-analysis［J］. Evidence-Based Complementary and Alternative Medicine, 2017, 2017（1）2504021.

［100］Hou W, Pei L, Song Y, et al. Acupuncture therapy for breast cancer-related lymphedema: A systematic review and meta-analysis［J］. Journal of Obstetrics and Gynaecology Research, 2019, 45（12）: 2307-2317.

［101］Jin H, Xiang Y, Feng Y, et al. Effectiveness and safety of acupuncture moxibustion therapy used in breast cancer-related lymphedema: A systematic review and meta-analysis［J］. Evidence-Based Complementary and Alternative Medicine, 2020, 2020（1）: 3237451.

［102］Gao Y, Ma T, Han M, et al. Effects of acupuncture and moxibustion on breast cancer-related lymphedema: A systematic review and meta-analysis of randomized controlled trials［J］. Integrative Cancer Therapies, 2021, 20: 1-13.

［103］Yu S, Zhu L, Xie P, et al. Effects of acupuncture on breast cancer-related lymphoedema: A systematic review and meta-analysis［J］. Explore（New York, N.Y.）, 2020, 16（2）: 97-102.

［104］Chien T J, Liu C Y, Fang C J. The effect of acupuncture in breast cancer-related lymphoedema（BCRL）: A systematic review and meta-analysis［J］. Integrative Cancer Therapies, 2019, 18: 1-9.

［105］Zhang X, Wang X, Zhang B, et al. Effects of acupuncture on breast cancer-related lymphoedema: A systematic review and meta-analysis of randomised controlled trials［J］. Acupuncture in Medicine, 2019, 37（1）: 16-24.

［106］卢璐, 符文彬, 刘月, 等. 艾灸对恶性肿瘤患者化疗前后生存质量影响的Meta分析［J］. 医学研究生学报, 2016, 29（1）: 75-82.

［107］裴丽霞, 赵婷婷, 陈昊, 等. 针灸改善乳腺癌患者生活质量的Meta分析［J］. 辽宁中医杂志, 2019, 46（12）: 2465-2469.

［108］Zhang H W, Lin Z X, Cheung F, et al. Moxibustion for alleviating side effects of chemotherapy or radiotherapy in people with cancer［J］. Cochrane Database of Systematic Reviews, 2018, 11: 1-91.

［109］陶宋词, 李金虎, 徐媛媛. 艾灸对恶性肿瘤患者免疫功能影响的Meta分析［J］. 中国临床保健杂志, 2018, 21（4）: 509-513.

［110］邱晓伟, 来保勇, 牛文全, 等. 艾灸对放、化疗患者淋巴细胞及其亚群影响的Meta分析［J］. 辽宁中医杂志, 2021, 48（10）: 162-167.

［111］Chen T, Kong F, Song Y, et al. The effect of acupoint stimulation on T lymphocyte subsets and NK cells in cancer patients: A systematic review and meta-analysis［J］. European Journal of Integrative Medicine, 2021, 43: 101309.

［112］Li Q, Wang L, Wang Y, et al. Transcutaneous electrical acupoint stimulation for immunologic function after surgery in patients with gastrointestinal tumor: A meta-analysis［J］. Biotechnology and Genetic Engineering Reviews, 2024, 40（2）: 1001-1023.

［113］Wang F, Zhao J, Li Y, et al. Acupuncture and acupressure with improved cancer-related depression of retrospective studies［J］. Frontiers in Oncology, 2022, 12: 1036634.

［114］Wang T, Tan J B, Yao L Q, et al. Effects of somatic acupoint stimulation on anxiety and depression in cancer patients: An updated systematic review of randomized controlled trials〔J〕. Complementary Therapies in Clinical Practice, 2023, 51: 101735.

［115］李儒婷, 陈丽霞, 郭苗苗, 等. 耳穴贴压对防治癌症相关性便秘临床疗效和生活质量影响的Meta分析〔J〕. 牡丹江医学院学报, 2023, 44（2）: 102-107, 120.

［116］丁伟滨, 范群, 赵冉. 耳穴贴压防治阿片类药物所致便秘的系统评价〔J〕. 全科护理, 2020, 18（12）: 1413-1418.

［117］Han C, Liu Y, Fan H, et al. Acupuncture relieves opioid-induced constipation in clinical cancer therapy – a meta-analysis and systematic review〔J〕. Clinical Epidemiology, 2021, 13: 907-919.

［118］Jing X, Liu J, Wang C, et al. Auricular acupressure is an alternative in treating constipation in leukemia patients undergoing chemotherapy: A systematic review and meta-analysis〔J〕. Complementary Therapies in Clinical Practice, 2018, 31: 282-289.

［119］Chen C Y, Lin X X, Wang X. Efficacy of non-invasive auricular acupressure for treating constipation in leukemia patients undergoing chemotherapy: A systematic review〔J〕. Complementary Medicine Research, 2018, 25（6）: 406-412.

［120］刘宇飞, 来保勇, 安甜, 等. 针刺治疗化疗相关周围神经病变的系统评价和Meta分析〔J〕. 上海针灸杂志, 2021, 40（4）: 511-520.

［121］Hwang M S, Lee H Y, Choi T Y, et al. A systematic review and meta-analysis of the efficacy of acupuncture and electroacupuncture against chemotherapy-induced peripheral neuropathy〔J〕. Medicine, 2020, 99（17）: e19837.

［122］Jin Y, Wang Y, Zhang J, et al. Efficacy and safety of acupuncture against chemotherapy-induced peripheral neuropathy: A systematic review and meta-analysis〔J〕. Evidence-Based Complementary and Alternative Medicine, 2020, 2020（1）: 8875433.

［123］Xu Z, Wang X, Wu Y, et al. The effectiveness and safety of acupuncture for chemotherapy-induced peripheral neuropathy: A systematic review and meta-analysis〔J〕. Frontiers in Neurology, 2022, 13: 963358.

［124］Chien T J, Liu C Y, Fang C J, et al. The efficacy of acupuncture in chemotherapy-induced peripheral neuropathy: Systematic review and meta-analysis［J］. Integrative Cancer Therapies, 2019, 18: 1-10.

［125］秦晓宇, 逯晓婷, 段蓉蓉, 等. 电针复合全身麻醉对胃肠道肿瘤切除术后认知功能障碍影响的 Meta 分析［J］. 湖南中医杂志, 2022, 38（10）: 122-128.

［126］陈道鸿, 倪夕秀, 周子扬, 等. 针刺治疗肿瘤患者相关认知功能障碍的 Meta 分析［J］. 中国循证医学杂志, 2022, 22（11）: 1265-1271.

［127］付思思, 岳增辉. 经皮穴位电刺激在乳腺癌手术中应用的 Meta 分析［J］. 中医药临床杂志, 2020, 32（1）: 98-103.

［128］邵国梁, 黄绍磊, 韩晶, 等. 穴位刺激疗法治疗肝癌患者呃逆疗效的 Meta 分析［J］. 世界科学技术 – 中医药现代化, 2023, 25（1）: 413-421.

［129］Choi T Y, Lee M S, Ernst E. Acupuncture for cancer patients suffering from hiccups: A systematic review and meta-analysis［J］. Complementary Therapies in Medicine, 2012, 20（6）: 447-455.

［130］黄厚强, 郑思琳, 陈琪. 针灸促进宫颈癌根治术后尿潴留康复的系统评价［J］. 护理学杂志, 2016, 31（16）: 90-94.

［131］余冬青, 欧阳文伟. 针灸防治宫颈癌根治术后尿潴留 Meta 分析［J］. 新中医, 2014, 46（2）: 203-206.

［132］Weipeng Z, Jing L, Yushuang Z, et al. Efficacy of acupuncture therapy for improving anorexia in tumor patients: A meta-analysis［J］. 2021, 41（4）: 507-514.

［133］Ni X, Tian T, Chen D, et al. Acupuncture for radiation-induced xerostomia in cancer patients: A systematic review and meta-analysis［J］. Integrative Cancer Therapies, 2020, 19: 1-14.

［134］刘梦婷, 丁金旺, 金厅, 等. 针灸对鼻咽癌放疗后吞咽障碍临床疗效的 Meta 分析［J］. 中国医学创新, 2020, 17（34）: 159-163.

［135］Höxtermann M D, Haller H, Aboudamaah S, et al. Safety of acupuncture in oncology: A systematic review and meta-analysis of randomized controlled trials［J］. Cancer, 2022, 128（11）: 2159-2173.

［136］姜珊多娇, 陈勇超, 张旭, 等. 针灸结合放化疗对恶性肿瘤患者生存率影响的 Meta 分析［J］. 中国中医药现代远程教育, 2022, 20（17）: 48-51.

［137］Moher D, Hopewell S, Schulz K F, et al. CONSORT 2010 Explanation and Elaboration: Updated guidelines for reporting parallel group randomised trials

[J]. BMJ, 2010, 340: c869.

[138] MacPherson H, Altman D G, Hammerschlag R, et al. Revised STandards for Reporting Interventions in Clinical Trials of Acupuncture (STRICTA): Extending the CONSORT statement [J]. Acupuncture in Medicine: Journal of the British Medical Acupuncture Society, 2010, 28 (2): 83–93.

[139] 张巧丽, 姜欣, 万宇翔, 等. 艾灸治疗恶性肿瘤化疗后白细胞减少症的 Meta 分析 [J]. 中医肿瘤学杂志, 2021, 3 (4): 70–76.

[140] 黄睿, 李童, 李美霞, 等. 针刺治疗化疗后骨髓抑制的系统评价与 Meta 分析 [J]. 中国针灸, 2021, 41 (5): 557–562.

[141] Lee J H, Jang E, Jung M H, et al. Clinical effectiveness of acupuncture in the treatment of chemotherapy–induced leukopenia: A systematic review [J]. European Journal of Integrative Medicine, 2016, 8 (5): 802–808.

[142] Shih Y W, Wang M H, Monsen K A, et al. Effectiveness of acupuncture for relieving chemotherapy–induced bone marrow suppression: A systematic review with a meta–analysis and trial sequential analysis [J]. Journal of Integrative and Complementary Medicine, 2023, 29 (10): 621–636.

[143] Shih Y W, Su J Y, Kung Y S, et al. Effectiveness of acupuncture in relieving chemotherapy–induced leukopenia in patients with breast cancer: A systematic review with a meta–analysis and trial sequential analysis [J]. Integrative Cancer Therapies, 2021, 20: 1–12.

[144] Nian J, Sun X, Zhao W, et al. Efficacy and safety of acupuncture for chemotherapy–induced leukopenia a systematic review and meta–analysis[J]. Medicine, 2022, 101 (42): e30995.

[145] Jin H, Feng Y, Xiang Y, et al. Efficacy and safety of acupuncture–moxibustion therapy on chemotherapy–induced leukopenia: A systematic review and meta–analysis [J]. Evidence–Based Complementary and Alternative Medicine, 2020, 2020: 1–11.

[146] Wei Y, Zheng Y. Transcutaneous electronic acupoint stimulation improves bone marrow suppression in lung cancer patients following chemotherapy: A systematic review and meta–analysis of randomized controlled trials [J]. Medicine, 2023, 102 (16): e33571.

第二章

针灸治疗肿瘤相关临床症状的循证证据及治疗处方 *

第一节 针灸治疗癌症疼痛

癌症是全球第二大死亡原因，2020年估计死亡人数为1000万。疼痛是癌症患者最常见的症状之一，尤其是超过70%的晚期癌症患者具有中、重度疼痛（数值评分量表，NRS ≥ 4分），但近50%的患者没有得到充分控制。尽管世界卫生组织的止痛阶梯提供了缓解癌症疼痛的有效方法，止痛剂成瘾和药物干预的不良反应对疼痛管理提出了严峻的挑战。美国持续不断的阿片类药物危机加剧了围绕癌症疼痛管理的挑战，政府组织在越来越多的临床证据的基础上呼吁使用非药物干预。该领域的领先组织包括美国临床肿瘤学会和国家综合癌症网络，推荐非药物干预（如针灸）来管理癌症疼痛。

关于针灸治疗癌症疼痛的研究数量一直在增长，针灸与癌症疼痛的联系也随着临床证据的增多不断建立。鉴于使用针灸疗法治疗癌症疼痛的随机对照试验越来越多，以及随之而来的批判性评估的需要，现对已有证据进行系统的整理，以指导临床实践。

---

* 本章中治疗处方来自中国抗癌协会团体标准《肿瘤伴随症状及治疗不良反应的针灸临床实践指南》，其中推荐级别A级、B级为强推荐，推荐级别C级、D级为弱推荐。

1 研究方法

1.1 纳入标准

①研究对象为肿瘤伴有疼痛的患者；②治疗措施为针刺、艾灸、穴位注射、穴位贴敷、耳针等，以及以上各种治疗方法的单用或联合使用；③对照组为空白对照、安慰对照或西医标准治疗对照；④文章类型为针灸疗法治疗癌症疼痛的指南、专家共识、系统评价/Meta分析和随机对照试验（RCTs），语言为中文或英文，检索起始时间不限。

1.2 排除标准

①试验方案为针灸治疗方法与对照方案中应用的西药不一致；②两组治疗时间不一致的研究；③无法获取全文或数据不全。

1.3 检索策略

检索美国国立临床诊疗指南数据库（NGC，http：//www.guidelines.gov/）、英国国家卫生与服务优化研究（NICE，https：//www.nice.org.uk/）、澳大利亚临床实践指南数据库（https：//www.clinicalguidelines.gov.au/）、苏格兰校际指南网络（SIGN，https：//www.sign.ac.uk/）、新西兰指南工作组（NZGG，https：//www.health.govt.nz/），检索指南及专家共识。

计算机检索PubMed、Embase、The Cochrane Library、Web of Science、中国期刊全文数据库（CNKI）、维普数据库（VIP）、万方数据库建库至2022年12月关于针灸干预癌痛的临床实践指南、系统评价和随机对照研究。英文检索词包括"cancer pains""tumor""cancer""cancer-related-pain""pain""acupuncture""electroacupuncture""acupuncture therapy""acupressure""pharmacopuncture"等；中文采用"主题词+自由词"的检索策略，中文检索词包括"癌痛""疼痛""癌因性疼痛""肿瘤""癌""癌症""针灸""电针""针刺""耳针""经皮穴位电刺激""温针灸"等。

2 研究结果

2.1 指南

目前国际上共有5个指南，国内暂未发现，2个强推荐，3个弱推荐。2007年指南认为针灸有助于控制疼痛和其他副作用，可以降低止痛药的使用量，针灸级别为1A；2013年指南提出对于患有癌症相关疼痛的患者建议针灸作为辅助治疗，证据级别为2C级；2016年ASCO认为针灸可以减轻或改善癌症患者疼痛，证据级别为C级；2017年指南指出针灸可减轻芳香化酶抑制剂导致的肌肉、骨骼疼痛，证据级别为C级；2019年指南指出针灸是治疗癌症疼痛的一种选择，证据级别为Ⅱa。

序号	指南名称	年份	机构	推荐内容	推荐级别	推荐强度
1	Complementary Therapies and Integrative Oncology in Lung Cancer*ACCP Evidence-Based Clinical Practice Guidelines	2007	American College of Chest Physicians	针灸有助于控制疼痛和其他副作用，并有助于降低所需的止痛药水平	1A	强
2	Complementary Therapies and Integrative Medicine in Lung Cancer Diagnosis and Management of Lung Cancer, 3rd ed: American College of Chest Physicians Evidence-Based Clinical Practice Guidelines	2013	American College of Chest Physicians	对于患有癌症相关疼痛和周围神经病变的患者，建议针灸作为辅助治疗	2C	弱
3	Management of Chronic Pain in Survivors of Adult Cancers: American Society of Clinical Oncology Clinical Practice Guideline	2016	American Society of Clinical Oncology	针灸可以减轻慢性疼痛或改善癌症幸存者的疼痛相关结局	C	弱

续表

序号	指南名称	年份	机构	推荐内容	推荐级别	推荐强度
4	Clinical Practice Guidelines on the Evidence-Based Use of Integrative Therapies During and After Breast Cancer Treatment	2017	American Cancer Society	芳香化酶抑制剂相关肌肉、骨骼症状相关疼痛的针灸治疗评估为C级，表明它们可以作为疼痛的治疗方法	C	弱
5	Hong Kong Chinese Medicine Clinical Practice Guideline for Cancer Palliative Care: Pain, Constipation, and Insomnia	2019	Hindawi Evidence-Based Complementary and Alternative Medicine	针灸是治疗癌症疼痛的一种选择	Ⅱa	强

2.2 系统评价

纳入系统评价13篇

序号	文献	肿瘤类型	纳入研究数量	样本量	干预措施	对照措施	结局指标	结论
1	Hyangsook Lee，2005	所有癌症类型	21	1981	针刺、电针、耳针	未提及	视觉模拟量表和患者口头评估	针灸可能是癌症患者有效的镇痛辅助方法的观点目前没有得到大多数严格临床试验数据的支持。由于其被广泛接受，因此需要更有力的RCT来验证

续表

序号	文献	肿瘤类型	纳入研究数量	样本量	干预措施	对照措施	结局指标	结论
2	Karen Robb, 2009	所有癌症类型	2	64	常规TENS	经皮脊髓电镇痛（TSE）；假TSE	主要结果测量是使用验证的疼痛量表，如数值评定量表或视觉模拟量表，患者报告的疼痛	目前还没有足够的证据来确定TENS治疗癌症相关疼痛的有效性
3	Tae-Young Choi, 2012	所有癌症类型	15	1157	腕踝针、耳针、手针、火针、电针	安慰剂、药物、不治疗	疼痛相关指标	纳入分析的随机对照试验总数和方法学质量太低，无法得出确切的结论
4	Adam Hurlow, 2012	所有癌症类型	3	88	常规TENS	安慰TENS	主要结果测量是患者使用有效的疼痛量表（如视觉模拟量表VAS，数值评定量表）报告疼痛	尽管增加了一项随机对照试验，但由于缺乏合适的随机对照试验，这项最新的系统性综述的结果仍然不确定，需要大型多中心随机对照试验来评估TENS在成人癌症相关疼痛管理中的价值

续表

序号	文献	肿瘤类型	纳入研究数量	样本量	干预措施	对照措施	结局指标	结论
5	M Kay Garcia，2013	所有癌症类型	11	未提及	主动针灸	假针灸、止痛药	疼痛评分	未发现具有低ROB和阳性结果的大样本试验
6	Paley CA，2015	所有癌症类型	5	285	针灸	假电针、常规治疗	使用经过验证的量表（如视觉模拟量表VAS、数值评定量表）对患者报告的疼痛强度进行测量或口头报告	目前还没有足够的证据来判断针灸对成人癌性疼痛是否有效
7	Caiqiong Hu，2016	所有癌症类型	20	1639	标准治疗或安慰治疗+针灸治疗	标准治疗或安慰治疗	主要结局是通过疼痛测量来验证止痛效果，如疼痛视觉模拟量表（VAS）、疼痛数值评定量表（NRS）或麦吉尔疼痛问卷	针灸加药物疗法比传统药物疗法对癌症相关疼痛更有效

序号	文献	肿瘤类型	纳入研究数量	样本量	干预措施	对照措施	结局指标	结论
8	H Y Chiu, 2017	恶性肿瘤相关、化疗（CT）或放疗（RT）、手术和激素治疗（HT）引起的疼痛（所有癌症类型）	29	2213	针灸、电针、艾灸、头针、腕踝针、耳针、手针	止痛剂、假对照	疼痛评分	针灸可以作为减少癌症相关疼痛的多模式方法的一部分
9	Razieh Behzadmehr, 2020	乳腺癌	46	3685	针灸、指压	3项无对照组，5项为安慰针，3项为常规护理，1项为运动疗法	最常见的疼痛测量工具包括VAS和BPI	尽管各种CAM干预措施在减轻癌性疼痛方面有积极的效果，但在临床环境下，应采取必要的预防措施与其他治疗方法一起使用来控制癌性疼痛

续表

序号	文献	肿瘤类型	纳入研究数量	样本量	干预措施	对照措施	结局指标	结论
10	Yulan Yang, 2020	所有癌症类型	9	783	单纯耳穴疗法或加用药物治疗（耳针、耳穴按压、耳穴注射、耳针、耳穴贴附种子或颗粒）	药物治疗或安慰治疗	主要为VAS、NRS	荟萃分析表明，耳穴疗法对癌症疼痛的治疗是有效和安全的，无论是在缓解疼痛还是不良反应方面，耳穴疗法加药物疗法都比单纯药物疗法更有效
11	Yihan He, 2020	所有癌症类型	17	1111	针灸、穴位按压	假对照、止痛治疗或治疗癌症疼痛的常规护理	选择疼痛强度作为目标结果，测量包括简易量表、数字评分量表、视觉类比量表、言语评分量表和其他有效的评估疼痛强度的工具	这项系统回顾和荟萃分析发现，尽管证据水平适中，但针灸和（或）穴位按摩与减轻癌症疼痛和减少止痛药的使用显著相关

序号	文献	肿瘤类型	纳入研究数量	样本量	干预措施	对照措施	结局指标	结论
12	Bei Dong，2021	所有癌症类型	13	1005	腕踝针（WAA）/WAA+药物干预	镇痛药物	疼痛缓解率和疼痛评分	WAA对癌性疼痛有一定疗效，WAA联合药物干预效果优于单纯药物治疗
13	Juan Yang，2021	所有癌症类型	5	198	传统针刺、电针、耳针、经皮电刺激、韩国手针、日本头针	具体不详	疼痛强度	在癌症患者的姑息治疗中，针灸可能是一种与减轻疼痛相关的有效和安全的治疗方法，未来还需要进一步的高质量、动力充足的研究

2.3　RCTs

纳入RCT27篇

序号	文献	肿瘤类型	样本量	干预措施	对照措施	结局指标	结论
1	党文，1995	胃癌	48	药物、毫针	西药	疼痛程度分级	针刺治疗胃癌痛与针刺后PLEK升高、细胞免疫功能改善及生活质量提高有关

续表

序号	文献	肿瘤类型	样本量	干预措施	对照措施	结局指标	结论
2	孙亚林，2000	肝癌	80	齐刺留针	药物	疼痛程度	治疗组临床总有效率为96.2%，高于对照组的68.3%（P<0.05），提示镇痛效果明显优于对照组
3	沈素娥，2000	肺癌、肝癌、胃癌、贲门癌、结肠癌、膀胱癌、淋巴癌、腰横纹肌肉瘤	65	腕踝针+药物治疗	单纯药物	疼痛分级	腕踝针加药物组有效率为91.3%，药物组为54.8%，两组比较差异有显著性意义（P<0.01）
4	胡侠，2004	肝癌	86	腕踝针	单纯药物	/	腕踝针治疗肝癌疼痛疗效显著，与药物组比较无不良反应
5	陈仲杰，2008	肺癌、胃癌、肝癌、胰腺癌、结肠癌	66	针刺	药物	疼痛强度NRS法分级	针刺治疗癌痛可取得优于三阶梯药物的止痛效果，且无止痛药的毒副作用及成瘾性，值得临床推广应用
6	付烨，2018	肺癌、结直肠癌、肝癌、胃癌、卵巢及附件肿瘤、乳腺癌	53	吗啡+针刺、吗啡+腕踝针	吗啡	镇痛起效时间、镇痛持续时间、暴发痛次数、NRS评分、KPS评分	腕踝针联合吗啡治疗难治性癌痛效果确切，并能减少吗啡使用量，减少不良反应的发生

续表

序号	文献	肿瘤类型	样本量	干预措施	对照措施	结局指标	结论
7	吴秋兰，2019	肠癌、胃癌、食管癌、肺癌等	60	腕踝针+阿片类药物	单纯阿片类药物	视觉模拟量表（VAS）评分、暴发痛发生次数	腕踝针配合阿片类为主的药物治疗能提高难治性癌痛的疗效，并降低阿片类药物的不良反应
8	惠建荣，2019	肺癌、肝癌、乳腺癌、食管癌、胃癌、前列腺癌等	80	针刺+止痛药	止痛药	疼痛程度评分NRS、镇痛起效和缓解持续时间、疼痛缓解情况、等效吗啡消耗量	针刺联合三阶梯药物止痛疗法较单纯三阶梯药物止痛法能提高癌性疼痛的疗效，有较好的镇痛作用，并可减少吗啡用量及降低不良反应发生率
9	高新，2020	胃癌、肝癌、肠癌、食管癌	66	止痛剂+毫火针	止痛剂	疼痛数字评估量表（NRS）、止痛药物用量	毫火针可减轻癌症晚期中、重度疼痛患者疼痛症状，减少止痛药物用量，降低不良反应发生率
10	李丹，2020	胃癌、肝癌、大肠癌	60	止痛剂+针刺	止痛剂	每24小时阿片类药物服用剂量、行为状态评分、生活质量评分	针刺联合阿片类药物治疗癌性疼痛可明显减轻癌痛患者的疼痛程度，改善患者的行为状态和生活质量，减少阿片类药物的使用剂量及不良反应的发生率

续表

序号	文献	肿瘤类型	样本量	干预措施	对照措施	结局指标	结论
11	季进锋，2021	所有癌症类型	60	止痛剂+揿针联合热敏灸	止痛剂	等效吗啡消耗量、QLQ-C30评分、HAMA评分	揿针联合热敏灸治疗可减少中、重度癌性疼痛患者阿片类药物使用量，改善生活质量，减轻焦虑状态，且可减少阿片类药物常见不良反应的发生率
12	芦殿荣，2021	肺癌、消化道肿瘤、乳腺癌等	60	止痛剂+电热针	止痛剂	NRS评分、KPS评分	在常规西药止痛基础上联合电热针治疗，能够有效缓解阴寒凝滞型中、重度癌性躯体疼痛患者的疼痛程度，减少阿片类止痛药用量，提高其生活质量，具有较好的安全性
13	夏中颖，2021	胃癌	62	止痛剂+针刺	止痛剂	NRS评分、疼痛缓解持续时间	针灸可缓解胃癌癌性暴发痛的疼痛程度，降低疼痛等级，延长疼痛缓解时间，在暴发痛发作时对于临床分期Ⅲ期的患者可以用针灸替代阿片类药物的治疗，且安全性更强

续表

序号	文献	肿瘤类型	样本量	干预措施	对照措施	结局指标	结论
13	夏中颖，2021	胃癌	62	止痛剂+针刺	止痛剂	NRS评分、疼痛缓解持续时间	对于不同临床分期、不同暴发痛发作频次、用药情况的患者，针灸均具有缓解癌性暴发痛的作用，且安全性好；对于临床分期晚、疼痛程度重、止痛药剂量大的患者，针灸虽然也能止痛，但是相对于临床分期较早的患者止痛效果差
14	WDang，1998	胃癌	48	针刺组：足三里、三阴交、梁丘、内关、曲池、合谷、阿是穴穴位；注射组：天泉、不容、冲门、血海穴位	西药组		针刺对胃癌的镇痛作用与针刺后PLEK的增加、细胞免疫功能的改善和提高生活质量有关
15	David Alimi，2003	未明确提及	90	耳穴，耳针	安慰剂点，耳针；安慰剂点，耳豆	视觉模拟量表（VAS）	尽管镇痛治疗效果稳定，但耳穴针灸仍能为这些疼痛的癌症患者带来明显的益处

序号	文献	肿瘤类型	样本量	干预措施	对照措施	结局指标	结论
16	Jan T W Lim，2011	乳腺癌、直肠癌、生殖系统癌、口咽癌、膀胱癌、白血病、肾脏相关癌、骨髓瘤、肺癌、盲肠癌、食管癌	20	针刺	护士主导的支持性护理	ESAS总分	针灸对所有症状都有即时缓解的效果，包括疼痛，而且耐受性良好
17	Hao Chen，2013	胰腺癌	60	电针	安慰剂	数字评定量表（NRS）评估疼痛强度	电针是缓解胰腺疼痛的有效治疗方法
18	Jinsoo Lee，2013	结肠癌、胃癌、肝癌、肺癌、淋巴结癌	16	真艾灸（TM）组	假艾灸（SM）组	简要疼痛量表(BPI)测量的疼痛严重程度的变化和通过癌症治疗功能评估（FACT-G）测量的生活质量	艾灸治疗转移性癌症患者癌症相关疼痛是一种安全、潜在的治疗方法
19	Chao Hsing Yeh，2016	乳腺癌	31	活性耳穴按压	对照耳穴按压	M.D.Anderson症状评估量表（MDASI）	鉴于这是一项样本量小的试点研究，对结果的解释必须谨慎
20	To-Yi Lam，2017	未明确指出	42	四关组，四关+常规穴位组	常规穴位组	针灸缓解癌痛，以及通过患者总体印象变化（PGIC）衡量的患者主观改善	针刺四关穴（双合谷、双太冲）加常用穴位往往能有效地减轻癌痛。然而，样本量很小，未来有必要进行更大样本量的多中心研究

序号	文献	肿瘤类型	样本量	干预措施	对照措施	结局指标	结论
21	Xiaoyan Han，2017	多发性骨髓瘤	104	针刺+甲钴胺	甲钴胺	视觉模拟量表（VAS）疼痛评分、癌症治疗/妇科肿瘤学组功能评估-神经毒性（Fact/GOG–Ntx）问卷评分和肌电图（EMG）神经传导速度（NCV）测定	针刺联合甲钴胺治疗CIPN的疗效优于单独使用甲钴胺
22	Ludmila de Oliveira Ruela1，2018	各种类型癌症	31	在能量平衡点处的耳穴针刺	安慰剂组（固定安慰剂点）	疼痛强度、镇痛药日剂量、使用的镇痛药数和WHO镇痛阶梯等级	耳针能有效减轻化疗患者的疼痛
23	Kyungsuk Kim，2018	经历疼痛的晚期癌症	30	皮内针	假皮内针	癌痛止痛药的级别和剂量、数字评定量表（NRS）评估疼痛强度、QOL问卷测量生活质量	无显著的结果差异

续表

序号	文献	肿瘤类型	样本量	干预措施	对照措施	结局指标	结论
24	Li-Ping Xu, 2020	各种类型癌症	160	常规镇痛药、腕踝针刺结合耳针	常规镇痛药；常规镇痛药+腕踝针灸；常规镇痛药+耳针	言语评定量表（VRS）和数字评定量表（NRS）评分	腕踝针刺结合耳针能更快地缓解疼痛症状，镇痛效果更持久，并能有效减少镇痛药物的使用
25	Gary Deng, 2020	多发性骨髓瘤成人患者	60	真针刺（TA）	假针刺（SA）	M.D. Anderson症状问卷(MDASI)	针灸显著减少了造血干细胞移植期间对止痛药的需求，以及造血干细胞移植后阿片类药物使用者中基线阿片类药物非使用者的数量
26	Lihua He, 2020	胰腺癌	171	TENS	假手术组在相同的穴位贴敷贴片，同时在电疗仪上接上电线，但不进行电刺激	主要观察指标为治疗后评定量表（NRS）的变化百分比。次要结局包括镇痛药消耗的百分比变化以及对便秘和食欲不振的影响	TENS在不增加胰腺癌疼痛患者止痛药物消耗的情况下减轻疼痛。它为胰腺癌疼痛提供了一种替代疗法
27	Devesh V. Oberoi, 2021	各种类型癌症	74	个体针灸每次针刺治疗有4~6名	团体针灸	EuroQol五维五水平问卷（EQ5D-5L）	在癌症患者中，团体AP组优于单个AP组

3　针灸处方

3.1　毫针

选穴：足三里、三阴交、梁丘、内关、曲池、合谷、阿是穴。

严重胸痛者，加人中、阳陵泉、大包、支沟；严重背痛者，加身柱、悬钟、天宗、后溪。

操作方法：每次选择4~5个主穴，2~4个配穴，双侧取穴。常规补泻等操作手法，以局部出现酸、麻、胀、重感为度，使之得气。得气后留针20分钟。

疗程：严重疼痛者，1天1次，2周为1个疗程；疼痛较轻者，2~3天1次。每个疗程结束后有2~3天的休息期。总共治疗2个月。

注意事项：针灸前，应检查针具、预防晕针；进行针刺时，选择舒适的体位；针灸时，手法不宜过强，避开血管，叮嘱患者不要随意变动体位；针灸后，出针时，立即用消毒干棉球按压针孔。

推荐建议：癌性疼痛可应用针刺技术。[推荐级别：C级]

来　　源：3篇RCTs文献

3.2　电针

取穴：腰眼，双侧胸8~胸12（T8~T12）夹脊穴。

操作：穴位常规消毒，均采用平补平泻法，得气后同侧接电针仪，采用疏密波，频率2~100Hz，留针30分钟。

疗程：每天1次，共3天，随访2天。

注意事项：电针仪使用前必须检查其性能是否良好，输出是否正常；事先告知患者做好思想准备；询问患者是否有使用针灸的禁忌证（如严重过敏、出血倾向、感染性皮肤病、穴位溃疡和瘢痕等）、脑血管意外或脊髓损伤史。

推荐建议：癌性疼痛可应用电针技术。[推荐级别：B级]

来　　源：2篇RCTs文献

3.3　耳穴贴压

耳穴：耳穴皮质下、神门、肝、三焦、交感为主穴，根据患者疼痛的位置加减选用肾、胆、胸、胰、额、颈、盆腔、内生殖器等敏感点。

操作：每次选择5~6个穴位，应用耳穴压豆法，左右两耳依次交替贴压，嘱患者在感觉疼痛时在贴豆处进行按压，每个穴位按压3~5分钟。

疗程：每周替换2次，共治疗3周。

注意事项：注意无菌消毒，耳朵受伤或感染立即停止治疗，给患者进行相应处理。

推荐建议：耳穴贴压对癌痛明显有益。[推荐级别：C级]

来　　源：3篇RCTs文献

3.4　皮内针

取穴：中脘，双侧天枢、合谷、太冲、内关和0~3个阿是穴。

操作：每个皮内针保持在皮肤上附着48~72小时，并且要求所有患者每天用手按压皮内针穴位2次，每周由临床医生消毒和检查。

疗程：每根皮内针留置48~72小时，留针期间要求患者每天用手按压2次，连续3周。

注意事项：操作过程中注意消毒，防止感染。

推荐建议：皮内针可减少轻、中度疼痛癌症患者镇痛药的使用量。

[推荐级别：C级]

来　　源：1篇RCT文献

3.5　艾灸

取穴：关元、中脘和3个阿是穴。

操作：每个穴位每天放置艾柱艾灸10分钟。

疗程：7天。

注意事项：在皮肤烧伤之前更换艾柱。

推荐建议：癌性疼痛可应用艾灸。[推荐级别：C级]

来　　源：1篇RCT文献

——— 参考文献 ———

[1] Sung H, Ferlay J, Siegel RL, et al. Global cancer statistics 2020: GLOBOCAN

estimates of incidence and mortality worldwide for 36 cancers in 185 countries ［J］. CA Cancer J Clin, 2021, 71（3）: 209–249.

［2］Laird B, Colvin L, Fallon M. Management of cancer pain: Basic principles and neuropathic cancer pain ［J］. Eur J Cancer, 2008, 44（8）: 1078–1082.

［3］Portenoy RK. Treatment of cancer pain ［J］. Lancet, 2011, 377（9784）: 2236–2247.

［4］Neufeld NJ, Elnahal SM, Alvarez RH. Cancer pain: A review of epidemiology, clinical quality and value impact ［J］. Future Oncol, 2017, 13（9）: 833–841.

［5］van den Beuken–van Everdingen MH, Hochstenbach LM, Joosten EA, et al. Update on prevalence of pain in patients with cancer: Systematic review and meta–analysis ［J］. J Pain Symptom Manage, 2016, 51（6）: 1070–1090.

［6］Carlson CL. Effectiveness of the World Health Organization cancer pain relief guidelines: An integrative review ［J］. J Pain Res, 2016, 9: 515–534.

［7］Simone CB 2nd, Vapiwala N, Hampshire MK, et al. Cancer patient attitudes toward analgesic usage and pain intervention ［J］. Clin J Pain, 2012, 28（2）: 157–162.

［8］Kim YC, Ahn JS, Calimag MM, et al. Current practices in cancer pain management in Asia: A survey of patients and physicians across 10 countries［J］. Cancer Med, 2015, 4（8）: 1196–1204.

［9］Vowles KE, McEntee ML, Julnes PS, et al. Rates of opioid misuse, abuse, and addiction in chronic pain: A systematic review and data synthesis ［J］. Pain, 2015, 156（4）: 569–576.

［10］Tick H, Nielsen A. Academic consortium for integrative medicine & health commentary to health and human services（HHS）on inter–agency task force pain management best practices draft report ［J］. Glob Adv Health Med, 2019, 8: 1–5.

［11］Clark SD, Bauer BA, Vitek S, et al. Effect of integrative medicine services on pain for hospitalized patients at an academic health center［J］. Explore（NY）, 2019, 15（1）: 61–64.

［12］Swarm R, Anghelescu DL, Benedetti C, et al. Adult cancer pain ［J］. J Natl Compr Canc Netw, 2007, 5（8）: 726–751.

［13］Hershman DL, Unger JM, Greenlee H, et al. Effect of acupuncture vs sham acupuncture or waitlist control on joint pain related to aromatase inhibitors

among women with early-stage breast cancer: A randomized clinical trial [J].
JAMA, 2018, 320（2）: 167-176.

[14] He Y, Guo X, May BH, et al. Clinical evidence for association of acupuncture
and acupressure with improved cancer pain: A systematic review and meta-
analysis [J]. JAMA Oncol, 2020, 6（2）: 271-278.

[15] Cassileth BR, Deng GE, Gomez JE, et al. Complementary therapies and
integrative oncology in lung cancer: ACCP evidence-based clinical practice
guidelines（2nd edition）[J]. Chest, 2007, 132（3）: 340S-354S.

[16] Deng Gary E, et al. Complementary therapies and integrative medicine in lung
cancer: Diagnosis and management of lung cancer, 3rd ed: American College
of Chest Physicians evidence-based clinical practice guidelines [J]. Chest,
2013, 143（5）: e420S-e436S.

[17] Deng GE, Rausch SM, Jones LW, et al. Management of chronic pain in
survivors of adult cancers: American Society of Clinical Oncology clinical
practice guideline [J]. Journal of clinical oncology: official journal of the
American Society of Clinical Oncology, 2016, 34（27）: 3325-3345.

[18] Greenlee H, DuPont-Reyes MJ, Balneaves LG, et al. Clinical practice
guidelines on the evidence-based use of integrative therapies during and after
breast cancer treatment [J]. CA: a cancer journal for clinicians, 2017, 67（3）:
194-232.

[19] Lam WC, Zhong L, Liu Y, et al. Hong kong Chinese medicine clinical practice
guideline for cancer palliative care: Pain, constipation, and insomnia [J].
Evidence-based complementary and alternative medicine, 2019, 2019（1）:
1038206.

[20] Lee H, Schmidt K, Ernst E. Acupuncture for the relief of cancer-related pain: a
systematic review[J]. European journal of pain（ London, England ）, 2005, 9（ 4 ）:
437-444.

[21] Robb K, Oxberry SG, Bennett MI, et al. A cochrane systematic review of
transcutaneous electrical nerve stimulation for cancer pain [J]. Journal of
pain and symptom management, 2009, 37（4）: 746-753.

[22] Choi TY, Lee MS, Kim TH, et al. Acupuncture for the treatment of cancer pain:
A systematic review of randomised clinical trials [J]. Supportive care in

cancer: official journal of the Multinational Association of Supportive Care in Cancer, 2012, 20（6）: 1147–1158.

[23] Hurlow A, Bennett MI, Robb KA, et al. Transcutaneous electric nerve stimulation（TENS）for cancer pain in adults［J］. The Cochrane database of systematic reviews, 2012, 3: 1–23

[24] Garcia MK, McQuade J, Haddad R, et al. Systematic review of acupuncture in cancer care: A synthesis of the evidence［J］. Journal of clinical oncology: official journal of the American Society of Clinical Oncology, 2013, 31（7）: 952–960.

[25] Paley CA, Johnson MI, Tashani OA, et al. Acupuncture for cancer pain in adults ［J］. Cochrane Database of Systematic Reviews, 2015, Issue 10: 1–32.

[26] Hu C, Zhang H, Wu W, et al. Acupuncture for pain management in cancer: A systematic review and meta–analysis［J］. Evidence–based complementary and alternative medicine, 2016, 2016: 1720239.

[27] Chiu HY, Hsieh YJ, Tsai PS. Systematic review and meta–analysis of acupuncture to reduce cancer–related pain［J］. European journal of cancer care, 2017, 26（2）: e12457.

[28] Behzadmehr R, Dastyar N, Moghadam MP, et al. Effect of complementary and alternative medicine interventions on cancer related pain among breast cancer patients: A systematic review［J］. Complementary therapies in medicine, 2020, 49: 102318.

[29] Yang Y, Wen J, Hong J. The effects of auricular therapy for cancer pain: A systematic review and meta–analysis［J］. Evidence–based complementary and alternative medicine, 2020, 2020（1）: 1618767.

[30] He Y, Guo X, May BH, et al. Clinical evidence for association of acupuncture and acupressure with improved cancer pain: A systematic review and meta–analysis［J］. JAMA oncology, 2020, 6（2）: 271–278.

[31] Dong B, Lin L, Chen Q, et al. Wrist–ankle acupuncture has a positive effect on cancer pain: A meta–analysis［J］. BMC complementary medicine and therapies, 2021, 21（1）: 24.

[32] Yang J, Wahner-Roedler DL, Zhou X, et al. Acupuncture for palliative cancer pain management: Systematic review［J］. BMJ supportive & palliative care,

2021, 11（3）: 264-270.

[33] 党文, 杨介宾. 针刺治疗胃癌痛的临床研究 [J]. 中医杂志, 1995（5）: 277-280, 260.

[34] 孙亚林, 于连荣. 齐刺留针法治疗肝癌疼痛80例疗效观察 [J]. 中国针灸, 2000（4）: 19-20.

[35] 沈素娥. 腕踝针加药物对癌症患者止痛效果临床观察 [J]. 中国针灸, 2000（3）: 15-16.

[36] 胡侠, 凌昌全, 周庆辉. 腕踝针治疗中晚期肝癌疼痛的临床观察 [J]. 中国针灸, 2004（3）: 3-5.

[37] 陈仲杰, 郭宇鹏, 吴中朝. 以痛为腧针刺治疗癌性疼痛疗效观察 [J]. 中国针灸, 2008（4）: 251-253.

[38] 付烊, 胡梦云, 王翔宇, 等. 腕踝针联合吗啡治疗难治性癌痛16例临床观察 [J]. 中医杂志, 2019, 60（9）: 768-772.

[39] 吴秋兰, 曹雯, 王伟, 等. 腕踝针配合阿片类药物治疗难治性癌痛: 随机对照研究 [J]. 中国针灸, 2019, 39（10）: 1051-1054.

[40] 惠建荣, 张楠, 李熳, 等. 针刺联合三阶梯药物止痛法治疗癌性疼痛40例临床观察 [J]. 中医杂志, 2019, 60（2）: 146-149.

[41] 高新, 张仕年. 毫火针治疗癌症晚期中、重度疼痛临床观察 [J]. 中国针灸, 2020, 40（6）: 601-604.

[42] 李丹, 孙瑞瑞, 李庆羚, 等. 针刺联合阿片类药物治疗中重度癌性疼痛: 随机对照研究 [J]. 中国针灸, 2020, 40（3）: 257-261.

[43] 季进锋, 葛晓霞, 许春明, 等. 揿针联合热敏灸治疗中重度癌性疼痛疗效观察 [J]. 中国针灸, 2021, 41（7）: 725-729.

[44] 芦殿荣, 夏玉卿, 陈枫, 等. 电热针对阴寒凝滞型中重度癌性躯体疼痛的影响: 随机对照研究 [J]. 中国针灸, 2021, 41（2）: 121-124, 126.

[45] 夏中颖. 针灸治疗胃癌癌性爆发痛的临床观察 [D]. 北京: 北京中医药大学, 2021.

[46] Dang W, Yang J. Clinical study on acupuncture treatment of stomach carcinoma pain [J]. Journal of traditional Chinese medicine=Chung i tsa chih ying wen pan, 1998, 18（1）: 31-38.

[47] Alimi D, Rubino C, Pichard-Léandri E, et al. Analgesic effect of auricular acupuncture for cancer pain: A randomized, blinded, controlled trial [J].

Journal of clinical oncology: official journal of the American Society of Clinical Oncology, 2003, 21（22）: 4120-4126.

[48] Lim J T, Wong E T, Aung S K. Is there a role for acupuncture in the symptom management of patients receiving palliative care for cancer？A pilot study of 20 patients comparing acupuncture with nurse-led supportive care [J]. Acupuncture in medicine: journal of the British Medical Acupuncture Society, 2011, 29（3）: 173-179.

[49] Chen H, Liu T Y, Kuai L, et al. Electroacupuncture treatment for pancreatic cancer pain: A randomized controlled trial [J]. Pancreatology, 2013, 13（6）: 594-597.

[50] Toth M, Marcantonio E R, Davis R B, et al. Massage therapy for patients with metastatic cancer: A pilot randomized controlled trial [J]. Journal of alternative and complementary medicine（New York, N.Y.）, 2013, 19（7）: 650-656.

[51] Collinge W, Kahn J, Walton T, et al. Touch, Caring, and Cancer: Randomized controlled trial of a multimedia caregiver education program [J]. Supportive care in cancer: official journal of the Multinational Association of Supportive Care in Cancer, 2013, 21（5）: 1405-1414.

[52] Lee J, Yoon S W. Efficacy and safety of moxibustion for relieving pain in patients with metastatic cancer: A pilot, randomized, single-blind, sham-controlled trial [J]. Integrative cancer therapies, 2014, 13（3）: 211-216.

[53] Yeh C H, Chien L C, Lin W C, et al. Pilot randomized controlled trial of auricular point acupressure to manage symptom clusters of pain, fatigue, and disturbed sleep in breast cancer patients [J]. Cancer nursing, 2016, 39（5）: 402-410.

[54] Lam T Y, Lu L M, Ling W M, et al. A pilot randomized controlled trial of acupuncture at the Si Guan Xue for cancer pain [J]. BMC complementary and alternative medicine, 2017, 17（1）: 335.

[55] Han X, Wang L, Shi H, et al. Acupuncture combined with methylcobalamin for the treatment of chemotherapy-induced peripheral neuropathy in patients with multiple myeloma [J]. BMC cancer, 2017, 17（1）: 40.

[56] Uysal N, Kutlutürkan S, Uğur I. Effects of foot massage applied in two different

methods on symptom control in colorectal cancer patients: Randomised control trial [J]. Int J Nurs Pract, 2017, 23（3）: e12532.

［57］Ruela LO, Iunes DH, Nogueira DA, et al. Effectiveness of auricular acupuncture in the treatment of cancer pain: Randomized clinical trial [J]. Rev Esc Enferm USP, 2018, 52: e03402.

［58］Kim K, Lee S. Intradermal acupuncture along with analgesics for pain control in advanced cancer cases: A pilot, randomized, patient–assessor–blinded, controlled trial [J]. Integr Cancer Ther, 2018, 17（4）: 1137–1143.

［59］Xu LP, Yang SL, Su SQ, et al. Effect of wrist–ankle acupuncture therapy combined with auricular acupuncture on cancer pain: A four–parallel arm randomized controlled trial [J]. Complement Ther Clin Pract, 2020, 39: 101170.

［60］Deng G, Giralt S, Chung DJ, et al. Reduction of opioid use by acupuncture in patients undergoing hematopoietic stem cell transplantation: Secondary analysis of a randomized, sham–controlled trial [J]. Pain Med, 2020, 21（3）: 636–642.

［61］He L, Tan K, Lin X, et al. Multicenter, randomized, double–blind, controlled trial of transcutaneous electrical nerve stimulation for pancreatic cancer related pain [J]. Medicine, 2021, 100（5）: e23748.

［62］Oberoi DV, Longo CJ, Reed EN, et al. Cost–Utility of group versus individual acupuncture for cancer–related pain using quality–adjusted life years in a noninferiority trial [J]. J Altern Complement Med. 2021, 27（5）: 390–397.

第二节　针灸对癌症治疗相关不良反应的影响

一、芳香化酶抑制剂相关关节疼痛

2023年《临床医师癌症杂志》（CA：A Cancer Journal for Clinicians）发表了来自美国癌症协会Rebecca L. Siegel团队的最新论文《Cancer statistic, 2023》，研究显示，乳腺癌是美国女性患病率最高的肿瘤，占比31%，并且发病率仍持续上升。内分泌治疗是乳腺癌患者常用的辅助治疗手段，包括他莫昔芬、芳香化酶抑制剂（aromatase inhibitors,

AIs）等，但同时会伴随诸多副作用，骨关节疼痛或骨骼肌僵硬是常见副作用之一，又称为芳香化酶抑制剂相关性关节炎（AI-associated arth-ralgia，AIA）。

AIA的定义缺乏普遍共识，目前认可度最高也是使用最多的是Niravath2013年尝试提出的，即满足"正在接受AIs治疗""AIs治疗后出现关节疼痛或加重""关节疼痛在停止AIs治疗后的2周内缓解""关节疼痛在恢复AIs治疗后重新出现"4个必要条件和"对称性关节疼痛""手和（或）腕关节疼痛""腕管综合征""握力下降""晨僵""活动可缓解关节疼痛"6个次要条件中任意3点。

针灸是AIA治疗中常用的一种疗法，近年来高质量的随机对照试验证实针灸在治疗AIA方面具有较好的疗效和安全性。针灸作为一种非药物疗法已受到国内外的关注和认可，被多个乳腺癌相关指南推荐用于治疗AIA。

1 研究方法

1.1 纳入标准

①研究对象为使用芳香化酶抑制剂诱发芳香化酶抑制剂相关性关节炎的乳腺癌患者；②治疗措施包括针刺、艾灸、穴位注射、穴位贴敷、耳针等，以及以上各种治疗方法的单用或联合使用；③对照组为空白对照、安慰对照或西医标准治疗对照；④文章类型为针灸疗法治疗芳香化酶抑制剂相关性关节炎的指南、专家共识、系统评价/Meta分析和随机对照试验（RCTs），语言为中文或英文，检索起始时间不限。

1.2 排除标准

①试验组与对照组中应用的西药不一致；②两组治疗时间不一致的研究；③无法获取全文或数据不全。

1.3 检索策略

检索美国国立临床诊疗指南数据库（NGC，http：//www.guidelines.gov/）、英国国家卫生与服务优化研究（NICE，https：//

www.nice.org.uk/）、澳大利亚临床实践指南数据库（https：//www.clinicalguidelines.gov.au/）、苏格兰校际指南网络（SIGN，https：//www.sign.ac.uk/）、新西兰指南工作组（NZGG，https：//www.health.govt.nz/），检索指南及专家共识。

采用计算机检索PubMed、Embase、The Cochrane Library、中国期刊全文数据库（CNKI）、中国生物医学文献数据库（SinoMed）、维普数据库（VIP）、万方数据库建库至2023年12月1日针灸治疗芳香化酶抑制剂相关性关节炎的随机对照试验、系统评价。英文检索词包括"acupuncture""electroacupuncture""aromatase inhibitor–associated arthritis""arthralgia""endocrine therapy""aromatase inhibitors""hormone therapy""neoplasms""tumor""cancer"等；中文检索词包括"针刺""电针""毫针""体针""穴位""关节痛""内分泌治疗""芳香化酶抑制剂""激素治疗""肿瘤""癌症""恶性肿瘤"等。

2 研究结果

2.1 指南

目前国内和国际上共有1个指南，1个条目提及针灸，为中等推荐。2022年美国临床肿瘤协会（ASCO）发布的肿瘤疼痛管理的中西结合疗法实践指南显示，对于乳腺癌患者出现芳香酶抑制剂相关关节疼痛，针灸治疗利大于弊，证据质量为中等，推荐强度为中等。

指南名称	年份	机构	推荐结果	证据级别	推荐强度
Integrative Medicine for Pain Management in Dncology:Society for Integrative Dncology–ASCO Guideline	2022	ASCO	对于乳腺癌患者出现芳香酶抑制剂相关关节疼痛，针灸治疗利大于弊	中等	中等

2.2 系统评价

纳入系统评价3篇，2021年发表的系统评价和Meta分析纳入7项RCTs，包含患者603例，结果显示与药物治疗和不治疗相比，针刺显著降低了乳腺癌AIA患者的简明疼痛评估量表（BPI）评分。但针刺组与假针刺组的BPI评分和骨性关节炎指数评分表（WOMAC）评分差异无统计学意义。2017年发表的针刺对乳腺癌患者AIA的影响的随机对照试验的荟萃分析，回顾了涉及181例患者的5项RCTs，发现针刺治疗6~8周后疼痛明显减轻，BPI最严重疼痛评分和WOMAC疼痛评分显著降低。4项试验中的一项报告了8名患者在398次干预期间发生的18次轻微不良事件。提示针刺是一种安全可行的非药物治疗方法，可以缓解乳腺癌AIA患者的关节疼痛。2015年发表的针灸治疗AIs相关关节痛的系统综述，研究纳入了4项RCTs，其中2项研究采用手针，2项研究采用电针。纳入的RCTs主要通过患者报告指标如简易疼痛量表（BPI）、简短疼痛量表、西安大略麦克马斯特大学骨关节炎指数（WOMAC）、健康评估问卷残疾指数（HAQ-DI）和疼痛视觉模拟评分（VAS）来评价关节痛相关症状。结果提示针灸对改善AIs引起的关节痛有潜在的益处。

序号	文献	肿瘤类型	纳入研究数量	样本量	干预措施	对照措施	结局指标	结论
1	Liu X, 2021	乳腺癌	7	603	针刺	假针刺、常规护理	简明疼痛评估量表（BPI）评分、骨性关节炎指数评分表（WOMAC）评分、疼痛视觉模拟评分（VAS）	与药物治疗和不治疗相比，针刺显著提高了AIA乳腺癌患者的简明疼痛评估量表（BPI）评分。但针刺组与假针刺组的BPI评分和骨性关节炎指数评分表（WOMAC）评分差异无统计学意义
2	Chen L, 2017	乳腺癌	5	181	针刺	假针刺、常规护理	简明疼痛评估量表（BPI）评分、骨性关节炎指数评分表（WOMAC）评分	针刺是一种安全可行的非药物治疗方法，可以缓解乳腺癌AIA患者的关节疼痛

序号	文献	肿瘤类型	纳入研究数量	样本量	干预措施	对照措施	结局指标	结论
3	Bae K,2015	乳腺癌	4	193	针刺	假针刺、常规护理	简易疼痛量表（BPI-SF）、骨性关节炎指数评分表（WOMAC）评分、健康评估问卷残疾指数（HAQ-DI）和疼痛视觉模拟评分（VAS）	针灸对改善AIs引起的关节痛有潜在的益处

2.3 RCTs

纳入RCTs共7篇，干预方式包括温针灸、体针、耳针、电针等，对照措施包括常规治疗、阳性药物、假针刺和等待治疗等，结局指标的选择多以患者报告的量表指标为主，例如简易疼痛量表（BPI-SF）、骨性关节炎指数评分表（WOMAC）评分和疼痛视觉模拟评分（VAS）等。

序号	文献	诊断标准	样本量	干预措施	对照措施	结局指标	结论
1	刘乐玲，2023	绝经后妇女；乳腺癌分期I~III期	60	温针灸+常规治疗，每周治疗3次，连续治疗6周	常规治疗	简明疼痛评估量表（BPI），奎森功能演算指数	温针灸疗法在健康宣教及补充钙剂的基础上可有效改善芳香化酶抑制剂相关骨关节症状中的膝关节疼痛
2	李军，2019	绝经后妇女；乳腺癌分期I~III期	72	针刺肌肉压痛点，并行苍龟探穴手法操作联合常规治疗；每周治疗5天，1个月为1个疗程，共治疗3个疗程	常规治疗	临床疗效、视觉模拟评分（VAS）、日常生活活动能力量表（BI）评分及腰椎骨密度（BMD）	苍龟探穴法针刺阿是穴可有效改善乳腺癌患者因使用芳香化酶抑制剂引起的肌肉骨关节疼痛，并可显著提高患者生活能力，且安全可行

续表

序号	文献	诊断标准	样本量	干预措施	对照措施	结局指标	结论
3	Hershman，2018	乳腺癌分期 I~Ⅲ期	226	针刺：接受6周（每周2次）共12次30~45分钟的治疗，随后接受每周1次 共6周的治疗	假针刺、等待治疗	简明疼痛评估量表（BPI）、骨性关节炎指数评分表（WOMAC）评分、肿瘤治疗的功能评估-内分泌症状亚量表（FACT-ES）	在绝经后早期乳腺癌和芳香酶抑制剂相关关节炎的妇女中，与假针灸或等待治疗对照相比，真针灸在6周时关节疼痛程度显著减少，尽管观察到的改善临床重要性尚不确定
4	叶荆，2015	绝经后妇女；乳腺癌分期 I~Ⅲ期	94	耳针：每日3次，每次3分钟，治疗3天后更换对侧耳穴，每周治疗6天，1周为1个疗程，共治疗12个疗程+注射唑来膦酸	注射唑来膦酸；口服碳酸钙D_3片	简明疼痛评估量表（BPI）、腰椎BMD	耳针能明显缓解芳香化酶抑制剂引起的肌肉骨关节疼痛，且疼痛改善与骨密度无关，但停止治疗后患者肌肉骨关节疼痛症状再次出现
5	Mao，2014	乳腺癌分期 I~Ⅲ期	67	电针（EA）：每周2次干预，持续2周，然后每周1次，再持续6周，在8周内总共进行10次治疗	假电针：非穴位假针灸非透刺；等待治疗	简明疼痛评估量表（BPI）评分、疼痛视觉模拟评分（VAS）	电针治疗第8周和第12周患者的疼痛严重程度的平均减轻程度大于等待治疗。实验全程电针组和假针灸组的参与者都报告了很少的轻微不良事件
6	Bao，2013	乳腺癌分期 I~Ⅲ期	47	针刺：接受8周针刺治疗，每次20分钟	假针刺：非经非穴透刺	疼痛视觉模拟评分（VAS）	在接受AIs治疗的乳腺癌患者中，针刺和假针刺均能改善患者pro量表评分，但两组间无显著性差异

续表

序号	文献	诊断标准	样本量	干预措施	对照措施	结局指标	结论
7	Crew，2010	绝经后妇女；乳腺癌分期Ⅰ~Ⅲ期	38	针刺+耳针：一套标准化治疗方案，包括全身和交替耳穴针灸的穴位，定并制多达2个患者最疼痛的关节区域特定穴位处方，每周2次，每次30分钟，共6周	假针刺：非穴位旁开透刺	简明疼痛评估量表（BPI）、骨性关节炎指数评分表（WOMAC）评分、癌症治疗功能评估量表（FACT-G）	用针灸治疗AIs诱导的关节痛的女性，其关节疼痛和僵硬相较于假针灸组有显著改善，针灸是一种有效且耐受性良好的疗法

3　针灸处方

3.1　毫针

选穴：主穴合谷、足临泣、阳陵泉、外关、解溪，并依据最疼痛的关节部位选择3个配穴。

操作：采用单手进针或双手进针法，直刺或斜刺，使患者有酸、麻、重、胀等得气感。

疗程：前6周，每周2次，每次30~45分钟；随后6周每周1次，每次30~45分钟。

推荐建议：芳香化酶抑制剂相关关节疼痛可应用针刺技术。[推荐级别：C级]

来　　源：1篇RCT文献

3.2　耳针

选穴：主穴取心、神门、皮质下，并根据关节疼痛部位选择配穴（肩、腕、坐骨神经、膝、臀、趾、腰骶椎）。

操作：75%乙醇消毒耳廓表皮后，采用0.22mm×15mm揿针，对准穴位紧贴压其上。由医者指导患者进行按压，施压后有酸、麻、胀、痛感即为得气，直至耳廓发红、发热。

疗程：每日3次，每次3分钟，治疗3天后更换对侧耳穴，每周治疗6天，1周为1个疗程，共治疗12个疗程。

推荐建议：芳香化酶抑制剂相关关节疼痛可应用耳针技术。[推荐级别：C级]

来　　源：1篇RCT文献

<hr>

—— 参考文献 ——

［1］Siegel RL, Miller KD, Wagle NS, et al. Cancer statistics, 2023［J］. CA Cancer J Clin, 2023, 73（1）: 17–48.

［2］Niravath P. Aromatase inhibitor–induced arthralgia: A review［J］. Ann Oncol, 2013, 24（6）: 1443–1449.

［3］Mao JJ, Ismaila N, Bao T, et al. Integrative medicine for pain management in oncology: Society for integrative oncology–ASCO guideline［J］. J Clin Oncol, 2022, 40（34）: 3998–4024.

［4］Liu X, Lu J, Wang G, et al. Acupuncture for arthralgia induced by aromatase inhibitors in patients with breast cancer: A systematic review and meta–analysis ［J］. Integr Cancer Ther, 2021, 20: 1–14.

［5］Chen L, Lin CC, Huang TW, et al. Effect of acupuncture on aromatase inhibitor–induced arthralgia in patients with breast cancer: A meta–analysis of randomized controlled trials［J］. Breast, 2017, 33: 132–138.

［6］Bae K, Yoo HS, Lamoury G, et al. Acupuncture for aromatase inhibitor–induced arthralgia: A systematic review［J］. Integr Cancer Ther, 2015, 14（6）: 496–502.

［7］刘乐玲. 温针灸治疗芳香化酶抑制剂相关骨关节症状的临床疗效观察［D］. 广州: 广州中医药大学, 2020.

［8］Li J, Huang M, Lin M, et al. Clinical effect of Canggui Tanxue acupuncture at ashi point in the treatment of muscle, bone and joint pain induced by aromatase inhibitor of breast cancer［J］. China Med Herald, 2019, 16: 132–135.

［9］Hershman DL, Unger JM, Greenlee H, et al. Effect of Acupuncture vs Sham

Acupuncture or waitlist control on joint pain related to aromatase inhibitors among women with early-stage breast cancer: A randomized clinical trial [J]. JAMA, 2018, 320: 167-176.

[10] 叶荆, 王蓓, 吕晓皑, 等. 耳针干预乳腺癌芳香化酶抑制剂所致肌肉骨关节疼痛的临床研究 [J]. 上海针灸杂志, 2015, 34 (7): 642-646.

[11] Mao JJ, Xie SX, Farrar JT, et al. A randomised trial of electroacupuncture for arthralgia related to aromatase inhibitor use [J]. Eur J Cancer, 2014, 50: 267-276.

[12] Bao T, Cai L, Giles JT, et al. A dual-center randomized controlled double blind trial assessing the effect of acupuncture in reducing musculoskeletal symptoms in breast cancer patients taking aromatase inhibitors [J]. Breast Cancer Res Treat, 2013, 138: 167-174.

[13] Crew KD, Capodice JL, Greenlee H, et al. Randomized, blinded, sham-controlled trial of acupuncture for the management of aromatase inhibitor-associated joint symptoms in women with early-stage breast cancer [J]. J Clin Oncol, 2010, 28: 1154-1160.

二、术后痛

术后痛（postoperative pain）是肿瘤患者的常见症状，由手术治疗而引发，严重影响肿瘤患者的生活质量，干扰抗肿瘤治疗的进程与成效。超过80%的外科手术患者术后出现急性疼痛，约75%的患者术后疼痛报告严重程度为中度、重度或极度疼痛。目前针对术后持续性疼痛的治疗包括加巴喷丁类、抗抑郁药、区域神经阻滞、激光治疗、星状神经节热射频等。

1 研究方法

1.1 纳入标准

①研究对象为肿瘤术后痛患者；②治疗措施包括针刺、艾灸、穴位注射、穴位贴敷、耳针等，以及以上各种治疗方法的单用或联合使用；③对照组为空白对照、安慰对照或西医标准治疗对照；④文章

类型为指南、专家共识、系统评价/Meta分析和随机对照试验（RCTs），语言为中文或英文，检索起始时间不限。

1.2　排除标准

①试验组与对照组中应用的西药不一致；②两组治疗时间不一致的研究；③无法获取全文或数据不全。

1.3　检索策略

检索美国国立临床诊疗指南数据库（NGC，http：//www.guidelines.gov/）、英国国家卫生与服务优化研究（NICE，https：//www.nice.org.uk/）、澳大利亚临床实践指南数据库（https：//www.clinicalguidelines.gov.au/）、苏格兰校际指南网络（SIGN，https：//www.sign.ac.uk/）、新西兰指南工作组（NZGG，https：//www.health.govt.nz/），检索指南及专家共识。

采用计算机检索PubMed、Embase、The Cochrane Library、中国期刊全文数据库（CNKI）、中国生物医学文献数据库（SinoMed）、维普数据库（VIP）、万方数据库建库至2023年11月1日的随机对照试验、系统评价。英文检索词包括"acupuncture""electroacupuncture""neoplasms""tumor""cancer""postoperative pain""pain after surgery""surgery pain"等；中文检索词包括"针刺""电针""毫针""体针""穴位""术后痛""手术""疼痛""痛""肿瘤""癌症""恶性肿瘤"等。

2　研究结果

2.1　指南

目前有2个指南，1个弱推荐，1个不推荐，2个C级证据。2007年美国胸科医师协会（ACCP）推荐开胸术后疼痛等症状的肺癌患者进行针灸，证据级别为2C。2017年美国癌症协会（ACS）发布的指南，在针灸治疗术后疼痛的试验中，显示治疗的有效性很低，且缺乏多个大型试验支持这种疗法，证据级别为C。2007年ACCP推荐而2017年ACS不推荐，可能是循证医学的要求不同，2007年指南的制定可能仅基于小样本随机对照试验以及专家共识，而2017年制定指南时可能认为小样本试验以及专家共识不足以形成高质量的推荐意见。

序号	指南名称	年份	机构	推荐结果	证据级别	推荐强度
1	Complementary therapies and integrative oncology in lung cancer: ACCP evidence-based clinical practice guidelines	2007	ACCP	对于有呼吸困难、疲劳、化疗引起的神经病变或胸廓切开术后疼痛等症状的肺癌患者，建议进行针灸治疗	2C	弱推荐
2	Clinical practice guidelines on the evidencebased use of integrative therapies during and after breast cancer treatment	2017	ACS	将音乐疗法、催眠和针灸治疗术后疼痛进行评估的试验表明，音乐疗法和针灸治疗术后疼痛的积极效果较小	C	不推荐

2.2 系统评价

纳入系统评价3篇，原始研究数量7~13篇，总样本量448~1109例，干预措施有手针、电针、穴位按摩、耳穴贴压、经皮穴位电刺激、温针灸，对照措施通常是假针和常规护理，研究发现针灸疗法可降低结直肠癌和乳腺癌患者术后疼痛，同时针灸疗法可与其他疗法合用治疗乳腺癌术后痛，减轻患者疼痛，提高患者生活质量，安全性好。

序号	文献	肿瘤类型	纳入研究数量	样本量	干预措施	对照措施	结局指标	结论
1	Kun Hyung Kim, 2016	结直肠癌	7	540	手针、手针和电针、手针和热敷（使用艾灸技术进行温针）	假针、常规护理、假针和常规护理、无针刺的快速康复方案	术后疼痛，恶心/呕吐，腹胀，睡眠障碍，生理恢复	低至中等质量的证据，证明针灸对结直肠癌患者手术后恢复的有效性和安全性

续表

序号	文献	肿瘤类型	纳入研究数量	样本量	干预措施	对照措施	结局指标	结论
2	付思思，2020	乳腺癌	7	448	经皮穴位电刺激+全麻	假TEAS+全麻	术后VAS评分、术后不良反应发生率	在乳腺癌手术中应用经皮穴位电刺激能够减轻术后早期疼痛，减少术后不良反应发生
3	张靖宇，2023	乳腺癌	13	1109	常规治疗干预+呋塞米片+活血利湿解毒汤+温针灸、常规对症治疗汤+温针灸+健脾活血解毒、氢氯噻嗪+针灸+拔罐、电针内关+曲多马、常规康复训练结合空气波压力治疗及针刺、电针、腹针联合上肢功能锻炼治疗、穴位按摩、音乐疗法、穴位按摩+音乐疗法、常规治疗+耳穴贴压、常规护理+耳穴贴压、主动穴位电刺激内关、针刺治疗、针刺+运动疗法	常规治疗干预联合呋塞米片、氢氯噻嗪、电针非穴位联合曲马多/昂丹司琼+曲马多、常规康复训练结合肢体气压、自控静脉镇痛、单纯上肢功能锻炼治疗、昂丹司琼；静脉注射组/假对照组、乳腺癌术后常规护理运动疗法，常规治疗	有效率	针灸疗法多与其他疗法合用治疗乳腺癌术后痛，可一定程度减轻患者疼痛，提高患者生活质量，安全性好

2.3　RCTs

纳入RCTs 7篇，样本量58~138例，干预措施有针刺、电针、经皮穴位电刺激、穴位按压、皮内针，对照措施有假针、常规护理和空白对照等，研究结果表明针刺可减轻肿瘤术后患者的疼痛。

序号	文献	肿瘤类型	样本量	干预措施	对照措施	结局指标	结论
1	J.P.He, 1999	乳腺癌	80	针刺	空白对照	视觉模拟量表VAS	针灸似乎是消融术和腋窝淋巴结清扫术后缓解疼痛和改善手臂运动的有效治疗方法
2	Wolf E. Mehling, 2007	乳腺癌/肠道或肝脏恶性肿瘤/卵巢、子宫或宫颈恶性肿瘤/睾丸、前列腺、膀胱或肾脏恶性肿瘤/头颈癌	138	针刺和按摩	常规护理	24小时内的疼痛严重程度：疼痛数字评分法（NRS）	与常规护理相比，在常规护理的基础上给予按摩和针刺，可减轻癌症术后患者的疼痛和抑郁情绪
3	Gary Deng, 2008	类型未知，需行开胸手术的肿瘤患者	106	皮内针	假皮内针	住院期间评估疼痛数字评分和阿片类药物使用总量，出院后至术后3个月评估简明疼痛量表和药物量化评分	与假皮内针相比，不能减轻开胸术后的疼痛或减少使用止痛药
4	David G. Pfister, 2010	头颈部肿瘤	58	针刺	常规护理	Constant-Murle评分（疼痛、功能和日常生活活动能力的综合指标）	与常规护理相比，接受针灸治疗的患者在疼痛、功能障碍和口干方面均显著减轻

续表

序号	文献	肿瘤类型	样本量	干预措施	对照措施	结局指标	结论
5	Ting Bao, 2011	类型未知,需行骨髓穿刺和活检的肿瘤患者	77	穴位按压	假穴按压	视觉模拟量表VAS	虽然没有显著降低患者的疼痛评分,但它似乎降低了严重疼痛患者的比例
6	Moloud Sharifi Rizi, 2017	类型未知,需行骨髓穿刺和活检的肿瘤患者	90	穴位按压	安慰剂组是无效或假压力点,对照组无干预	视觉模拟量表VAS	穴位按压减少患者的焦虑和疼痛
7	Xin Zhou, 2021	胃癌	82	经皮穴位电刺激TEAS	常规护理	疼痛数字评分法(NRS);Wong-Baker面部表情疼痛评定量表	TEAS可减轻术后疼痛,促进胃肠功能恢复

3　针灸处方

3.1　毫针刺法

取穴:三阴交、合谷、内关,可配合疼痛部位相应的耳穴按压,根据疼痛部位可选肩贞、肩髃、肩髎、外关、曲池、列缺、阴陵泉、阿是穴等。

操作方法:针刺穴位消毒后,采用单手进针或双手进针法,采用平补平泻法,以局部出现酸、麻、胀、重感为度,使之得气,不得气者加用循法。

疗程:留针20分钟,每日1次,治疗4周。

注意事项:针灸前:应检查针具、预防晕针;进行针刺时,选择舒适的体位；针灸时：手法不宜过强，避开血管，嘱患者不要随意变动体位；针灸后：出针时，立即用消毒干棉球按压防止出血。

推荐建议：术后痛可应用针刺技术。[推荐级别：B 级]

来　　源：3 篇 RCTs 文献

3.2　经皮穴位电刺激

取穴：内关、合谷、胃俞、小肠俞、足三里、上巨虚。

操作方法：患者取坐位或卧位，以95%的乙醇对患者穴位局部脱脂后，将不干凝胶电极贴片（直径3cm）贴于穴位，频率设置为20~100Hz（20Hz-5s，100Hz-10s），测试电流强度以穴位局部明显抽动或麻、痛但能耐受为宜，治疗过程中可根据患者感觉适量增加电流强度。

疗程：每次30分钟，2次/天，术后治疗3天。

注意事项：每个穴位进行严格消毒，对于带有心脏起搏器、局部感觉缺失和对电过敏的患者慎用。

推荐建议：术后痛可应用经皮电刺激技术。[推荐级别：B 级]

来　　源：1 篇 RCT 文献

参考文献

[1] Cassileth B R, Deng G E, Gomez J E, et al. Complementary therapies and integrative oncology in lung cancer [J]. Chest, 2007, 132（3）: 340-354.

[2] Greenlee H, DuPont-Reyes M J, Balneaves L G, et al. Clinical practice guidelines on the evidence-based use of integrative therapies during and after breast cancer treatment [J]. CA: A Cancer Journal for Clinicians, 2017, 67（3）: 194-232.

[3] Kim K H, Kim D H, Kim H Y, et al. Acupuncture for recovery after surgery in patients undergoing colorectal cancer resection: A systematic review and meta-analysis [J]. Acupuncture in Medicine, 2016, 34（4）: 248-256.

[4] 付思思, 岳增辉. 经皮穴位电刺激在乳腺癌手术中应用的Meta分析 [J]. 中医药临床杂志, 2020, 32（1）: 98-103.

［5］张靖宇, 陈泽林, 刘阳阳, 等. 针灸治疗乳腺癌患者术后痛随机对照试验 Meta 分析［J］. 世界中医药, 2023, 18（6）: 803-807, 816.

［6］He J P, Friedrich M, Ertan A K, et al. Pain-relief and movement improvement by acupuncture after ablation and axillary lymphadenectomy in patients with mammary cancer［J］. Clinical and Experimental Obstetrics & Gynecology, 1999, 26（2）: 81-84.

［7］Mehling W E, Jacobs B, Acree M, et al. Symptom management with massage and acupuncture in postoperative cancer patients: A randomized controlled trial［J］. Journal of Pain and Symptom Management, 2007, 33（3）: 258-266.

［8］Deng G, Rusch V, Vickers A, et al. Randomized controlled trial of a special acupuncture technique for pain after thoracotomy［J］. The Journal of Thoracic and Cardiovascular Surgery, 2008, 136（6）: 1464-1469.

［9］Bao T, Ye X, Skinner J, et al. The analgesic effect of magnetic acupressure in cancer patients undergoing bone marrow aspiration and biopsy: A randomized, blinded, controlled trial［J］. Journal of Pain and Symptom Management, 2011, 41（6）: 995-1002.

［10］Sharifi Rizi M, Shamsalinia A, Ghaffari F, et al. The effect of acupressure on pain, anxiety, and the physiological indexes of patients with cancer undergoing bone marrow biopsy［J］. Complementary Therapies in Clinical Practice, 2017, 29: 136-141.

［11］Zhou X, Cao S G, Tan X J, et al. Effects of transcutaneous electrical acupoint stimulation（teas）on postoperative recovery in patients with gastric cancer: A randomized controlled trial［J］. Cancer Management and Research, 2021, 13: 1449-1458.

三、化疗后恶心和呕吐

化疗所致恶心呕吐（chemotherapy-induced nausea and vomiting, CINV）是癌症患者化疗过程中一种常见的副作用, 也是最痛苦的副作用之一。恶心是指以反胃和（或）急需呕吐为特征的状态。呕吐是指胃内容物经口吐出的一种反射动作。恶心、呕吐根据发生时间和治疗效果分为急性、延迟性、预期性、暴发性和难治性5类。据估计，70%~80%接受化疗的癌症患者会出现恶心或呕吐症状，CINV居化疗所致不良反应前3位。

CINV严重影响癌症患者的生活质量和对治疗的依从性，严重可使患者延迟或拒绝进一步化疗。常用的止吐药物包括5–羟色胺3（5–HT₃）受体拮抗剂、神经激肽–1（NK1）受体拮抗剂、地塞米松、非典型抗精神病药物和沙利度胺等。尽管上述止吐药物可在一定程度上缓解症状，然而，仍有30%~60%的患者会经历CINV，延迟性恶心和呕吐的发生率仍然分别有52%和28%，并且上述止吐药会引起患者出现腹部不适、食欲减退、便秘、腹泻、头痛、虚弱、疲劳、锥体外系反应等不良反应，严重的恶心呕吐还可能导致脱水、电解质紊乱、自理能力和功能性活动能力下降、营养缺乏、焦虑和治疗耐受性降低等后果，严重可危及患者生命。由于目前止吐药物的诸多不足，国内外医者开始寻求安全、有效、不良反应小的治疗方法，中医药逐渐受到关注，近年来针灸常被报道用于改善CINV。早在1997年美国国立卫生研究院（national institutes of health，NIH）举行了针刺疗法听证会。此次听证会专家小组明确指出"有明确的证据表明针灸对术后和化疗后的恶心、呕吐有效"。此后2016年美国国家癌症研究所（national cancer institute，NCI）癌症补充替代医学办公室举办了"针灸对于癌症症状管理"的研讨会，并于2017年发布了此次会议共识，NCI在共识中明确指出，针灸可以治疗癌症患者出现的诸多症状，其中就包括化疗所致恶心呕吐。

1 研究方法

1.1 纳入标准

①研究对象为肿瘤化疗后恶心和呕吐的患者；②治疗措施包括针刺、艾灸、穴位注射、穴位贴敷、耳针等，以及以上各种治疗方法的单用或联合使用；③对照组为空白对照、安慰对照或西医标准治疗对

照；④文章类型为针灸疗法治疗肿瘤化疗后恶心和呕吐的指南、专家共识、系统评价/Meta分析和随机对照试验（RCTs），语言为中文或英文，检索起始时间不限。

1.2　排除标准

①试验组与对照组中应用的西药不一致；②两组治疗时间不一致的研究；③无法获取全文或数据不全。

1.3　检索策略

检索美国国立临床诊疗指南数据库（NGC，http：//www.guidelines.gov/）、英国国家卫生与服务优化研究（NICE，https：//www.nice.org.uk/）、澳大利亚临床实践指南数据库（https：//www.clinicalguidelines.gov.au/）、苏格兰校际指南网络（SIGN，https：//www.sign.ac.uk/）、新西兰指南工作组（NZGG，https：//www.health.govt.nz/），检索指南及专家共识。

采用计算机检索PubMed、Embase、The Cochrane Library、中国期刊全文数据库（CNKI）、中国生物医学文献数据库（SinoMed）、维普数据库（VIP）、万方数据库建库至2023年7月1日针灸治疗化疗后恶心呕吐的随机对照试验、系统评价、指南及专家共识。英文检索词包括"acupuncture""electroacupuncture""nausea""vomiting""drug therapy""chemotherapy""neoplasms""tumor""cancer"等；中文检索词包括"针刺""电针""毫针""体针""穴位""恶心""呕吐""药物治疗""化学治疗""化疗""肿瘤""癌症""恶性肿瘤"等。

2　研究结果

2.1　指南

目前国内和国际上共有9个指南，12个条目提及针灸治疗，1个强推荐，10个弱推荐，1个不推荐。2007年美国胸科医师协会（ACCP）认为当与化疗相关的恶心和呕吐控制不佳时，强烈建议针灸作为辅助治疗，证据级别为1B，不推荐使用电刺激腕带来减少化疗引起的恶心和呕吐，证据级别为1B。2013年ACCP的指南中对于化疗或放疗中出现恶心和呕吐的患者，建议采用针灸或相关技术作为辅助治疗方案，证据级别为2B，有证据表明针灸缓解恶心、呕吐有效。2013年安大略省儿科肿瘤组（POGO）认为穴位按压、针灸可能对应用抗肿瘤药物而引起恶心呕吐的儿童有效，弱推荐，证据级别非常低为C。2014年的综合肿瘤协会（SIO）发布的指南认为电针、穴位按压可以控制乳腺癌患者在CT期间发生的呕吐，证据级别为B，该指南认为针灸应用于其他癌症人群中将具有更强的证据。2017年美国癌症协会（ACS）发布的指南认为针灸和指压穴位可以减少恶心呕吐症状，同时提示电针可作为化疗期间控制呕吐的止吐药的补充，证据级别为B。2018年美国临床肿瘤学会（ASCO）推荐用穴位按压及针灸来减轻化疗后的恶心呕吐，同时认为电针可作为在化疗期间止吐药的补充，证据级别为B。2019年中国临床肿瘤学会（CSCO）推荐用针灸/指压疗法对预期性恶心呕吐进行物理治疗。2022年化疗所致恶心呕吐的药物防治指南中提及针灸不应该用来代替处方药物。同年，中国抗癌协会发布的专家共识中推荐针灸疗法用于成人抗肿瘤药物所致预期性恶心呕吐的治疗，证据级别为2A。

序号	指南名称	年份	机构	推荐内容	证据级别	推荐强度
1	Complementary therapies and integrative oncology in lung cancer：ACCP evidence-based clinical practice guidelines	2007	ACCP	当化疗引起的恶心和呕吐控制不佳时，推荐针灸作为辅助疗法	1B	I 级
				电刺激腕带不建议用于治疗化疗引起的恶心和呕吐	1B	不推荐

续表

序号	指南名称	年份	机构	推荐内容	证据级别	推荐强度
2	Complementary therapies and integrative medicine in lung cancer: Diagnosis and management of lung cancer, 3rd ed: American College of Chest Physicians evidence-based clinical practice guidelines	2013	ACCP	对于因化疗或放疗引起恶心和呕吐的患者，建议将针灸或相关技术作为辅助治疗方案	2B	Ⅱ级
3	Guideline for the Prevention of Acute Nausea and Vomiting Due to Antineoplastic Medication in Pediatric Cancer Patients	2013	POGO	认为针灸、指压、引导意象、音乐疗法、渐进式肌肉放松以及心理教育支持和信息可能对接受抗肿瘤药物治疗的儿童有效	C	Ⅲ级
4	Clinical Practice Guidelines on the Use of Integrative Therapies as Supportive Care in Patients Treated for Breast Cancer	2014	SIO	对于接受化疗的乳腺癌患者，穴位按压可以考虑作为止吐药的补充，以帮助控制化疗期间的恶心和呕吐 对于乳腺癌患者，电针可以考虑作为止吐药的补充，以控制化疗期间的呕吐	B	Ⅱ级
5	Clinical Practice Guidelines on the Evidence-Based Use of Integrative Therapies During and After Breast Cancer Treatment	2017	ACS	穴位按压可以考虑作为止吐药物的补充，以控制化疗期间的恶心和呕吐 电针可以考虑作为止吐药物的补充，以控制化疗期间的呕吐	B	Ⅱ级

续表

序号	指南名称	年份	机构	推荐内容	证据级别	推荐强度
6	Integrative Therapies During and After Breast Cancer Treatment：ASCO Endorsement of the SIO Clinical Practice Guideline	2018	ASCO	可考虑将穴位按摩作为止吐药的辅助疗法，以控制化疗期间的恶心和呕吐	B	Ⅱ级
				电针可以考虑作为止吐药物的补充，以控制化疗期间的呕吐		
7	CSCO抗肿瘤治疗相关恶心呕吐预防及治疗指南	2019	中国临床肿瘤学会指南工作委员会	预期性恶心呕吐处理策略：物理治疗–针灸/指压疗法	/	Ⅱ级
8	化疗所致恶心呕吐的药物防治指南	2022	中国药学会医院药学专业委员会、《化疗所致恶心呕吐的药物防治指南》编写组	无（但是一些研究指出的补充疗法，如生姜、针灸等，患者不应该使用它们代替处方药物来处理CINV）	/	/
9	中国肿瘤药物治疗相关恶心呕吐防治专家共识	2022	中国抗癌协会肿瘤临床化疗专业委员会、中国抗癌协会肿瘤支持治疗专业委员会	推荐劳拉西泮、行为疗法、针灸疗法用于成人抗肿瘤药物所致预期性恶心呕吐的治疗	2A	Ⅱ级

2.2 系统评价

纳入系统评价9篇，原始研究数量11~38篇，总样本量1123~2503例，干预措施有手针、电针、穴位按压、耳穴、激光针、TEAS、艾灸，对照措施通常是假针、安慰对照、止吐药、常规护理、等待治疗或空白对照等，研究发现穴位按压可以减轻化疗引起的恶心，而电针对化疗引起的急性呕吐效果较好，耳穴疗法可减轻化疗引起的迟发性恶心和呕吐，艾灸能有效缓解CINV的频率和强度，针刺联合止吐药较单纯使用止吐药治疗CINV具有一定的疗效优势，能够提高有效率及症状完全缓解率，改善患者生活质量。

序号	文献	肿瘤类型	纳入研究数量	样本量	干预措施	对照措施	结局指标	结论
1	Ezzo J, 2005	各种癌症,接受化疗的患者	11	1247	通过任何方法刺激穴位	不明确	急性结局包括发生急性呕吐的患者比例,平均呕吐次数,平均恶心严重程度,最严重恶心评分(若在前24小时内记录到多次恶心评分);延迟结局包括平均延迟性呕吐发作次数,平均延迟性恶心严重程度,最严重的恶心评分	电针对化疗引起的急性呕吐有益,穴位按压可以减轻化疗引起的急性恶心的严重程度;非侵入性电刺激无效
2	Ezzo J, 2006	不明确	11	1200	手针、电针、穴位按压、非侵入性电刺激内关穴	不明确	不明确	电针治疗能缓解第1天呕吐,手针不能;穴位按压对第1天恶心有效,但对呕吐无效;腕式设备对任何结果都无效
3	Garcia MK, 2013	不明确	11	不明确	针刺(排除穴位按压、激光针灸、非侵入电刺激)	不明确	不明确	针刺是化疗所致恶心/呕吐的适宜辅助治疗方法

续表

序号	文献	肿瘤类型	纳入研究数量	样本量	干预措施	对照措施	结局指标	结论
4	Tan JY, 2014	接受化疗后出现急性或迟发性恶心呕吐的癌症患者	21	1713	耳穴治疗（AT）（包括耳穴贴压、耳穴手工/电子/激光针灸、耳穴艾灸、耳穴注射或耳穴放血疗法）联合或不联合止吐药	假AT对照、止吐药、常规护理、等待治疗或不治疗	CINV的发生率和严重程度为本次系统评价的主要结局指标；AT相关不良事件的类型和频率、患者的体力状况、情绪状况（焦虑、抑郁症状）为次要结局指标	AT是CINV的一种很有前途的治疗方法；由于所分析的研究中存在显著的方法学缺陷，证据级别较低，无法得出确切的效果
5	Huang Z, 2017	各种癌症	16	1123	艾灸	空白、止吐药、安慰灸	化疗期间CINV的严重程度和发生频率，化疗后的身体状况和生活质量，KPS评价体力状况，EORTC QLQ-C30 v3.0评价生活质量，不良事件	艾灸能有效缓解CINV的频率和强度，但不能排除预期效应和安慰灸效应的影响
6	Miao J, 2017	各种癌症，接受化疗的患者	12	1419	穴位按压联合或不联合止吐药	止吐药或常规护理	化疗引起的恶心或呕吐，或两者均存在	提示穴位按压对化疗所致恶心呕吐具有保护作用
7	Chen L, 2021	任何年龄接受癌症化疗患者	19	1449	耳穴贴压联合或不联合止吐药	止吐药	恶心缓解有效率、恶心次数、呕吐缓解有效率、呕吐次数、CINV总有效率、不良反应发生率	耳穴贴压可减轻化疗引起的迟发性恶心和呕吐以及便秘、腹泻和疲倦

续表

序号	文献	肿瘤类型	纳入研究数量	样本量	干预措施	对照措施	结局指标	结论
8	张贵霖，2022	癌症类型不限（肺癌、淋巴癌、胃肠癌、乳腺癌、妇科癌症等）	18	1538	针刺、电针或针刺、电针联合止吐药	常规西药疗法（种类不限）、等待治疗、安慰针刺	主要指标：有效率、完全缓解率；次要指标：Karnofsky功能状态评分（KPS）及相关不良事件	针刺联合止吐药较单纯使用止吐药治疗CINV具有一定的疗效优势，能够提高有效率及症状完全缓解率，改善患者生活质量
9	Yan Y，2023	任何类型或阶段的癌症	38	2503	针刺	假针刺、常规护理	在急性期（0~24小时）、延迟期（24~120小时）、总体期（120小时内）完全控制恶心和（或）呕吐的［无呕吐和（或）仅有轻微恶心］	针刺控制了化疗所致急性呕吐和迟发性呕吐

2.3　RCTs

纳入RCTs 16篇，样本量10~739例，干预措施有针刺、电针、经皮穴位电刺激、穴位按压、耳穴贴压，常用穴位为内关穴，对照措施有假针、假电针、安慰点刺激、止吐药、常规护理等，绝大多数试验联合了止吐药，研究结果表明针刺治疗对化疗后恶心呕吐的发生率和发生强度有良好的控制作用。

序号	文献	肿瘤类型	样本量	干预措施	对照措施	结局指标	结论
1	Dundee JW，1987、1989、1990	睾丸癌	10	电针	假电针	有效率和缓解率	电针后N/V显著降低

序号	文献	肿瘤类型	样本量	干预措施	对照措施	结局指标	结论
2	Dundee JW，1991	不明确	100	经皮穴位电刺激（内关）联合止吐药	表面电极，橡胶电极联合止吐药	恶心和呕吐的频率	经皮电刺激内关联合止吐药对恶心呕吐有益
3	McMillan C，1991	不明确	16	昂丹司琼加经皮电刺激	昂丹司琼	24小时恶心呕吐发生情况	与对照组相比，N/V 显著降低
4	J Shen，2000	乳腺癌	104	电针联合止吐药	假电针联合止吐药和止吐药对照	3组患者在5天研究期间的总呕吐次数和无呕吐天数比例对比	电针在控制呕吐方面比假针刺或止吐药物治疗更有效，但观察到的效果持续时间有限
5	Roscoe JA，2003	乳腺、血液癌症	739	指压带/经皮电刺激内关穴	空白对照	恶心呕吐的严重程度和发作次数	与对照组相比，治疗组的 N／V 显著降低
6	Streitberger K，2003	各种癌症	80	针刺	安慰针	化疗期间前2天至少出现一次呕吐或需要额外服用止吐药的患者比例	两组间无显著差异
7	Dibble SL，2007	乳腺癌	160	内关穴位按压	后溪穴位按压和常规护理	恶心呕吐发生频率和强度	内关穴位按压可减少延迟性CINV的发生和强度

续表

序号	文献	肿瘤类型	样本量	干预措施	对照措施	结局指标	结论
8	Molassiotis A，2007	乳腺癌	36	内关穴位按压	空白对照	恶心呕吐发生频率和严重程度	与对照组相比，N/V 显著降低
9	杨焱，2009	各种癌症	274	电针联合止吐药（格拉司琼）	格拉司琼	恶心呕吐症状改善情况；）T 淋巴细胞 Ag-NORs 含量检测	电针足三里穴后可明显减轻患者化疗后出现的恶心呕吐症状
10	You Q，2009	卵巢癌	142	针刺+维生素 B_6 内关穴注射	针刺和维生素注射	总呕吐次数和无呕吐天数比例	针刺加维生素内关穴注射组呕吐明显减少
11	Shen Y，2015	肝脏或其他原发性癌症的肝转移	103	电刺激涌泉	电刺激安慰点	恶心和呕吐的发生率、强度和持续时间；生活质量	两组间无显著差异
12	Eghbali M，2016	乳腺癌	48	耳穴贴压联合止吐药	止吐药	恶心和呕吐的次数和强度	在相应穴位使用耳穴贴压与其他药物疗法一起可以缓解化疗引起的恶心和呕吐，而不会产生任何副作用
13	Xie J，2017	原发性或转移性肝癌患者（接受经导管动脉化疗栓塞术联合顺铂治疗）	142	经皮穴位电刺激	安慰刺激	恶心呕吐发生率和严重程度	经皮穴位电刺激是缓解患者化疗后胃肠道不适的一种安全有效的治疗方法

续表

序号	文献	肿瘤类型	样本量	干预措施	对照措施	结局指标	结论
14	Dupuis LL, 2018	4~18岁的癌症患者	187	穴位按压	假穴位按压	使用PeNAT自评其恶心的严重程度	穴位按压带并没有改善儿童CINV
15	Li QW, 2020	各种晚期癌症	158	针刺	假针	CINV的发生频率和程度	两组间无显著差异
16	徐美君, 2023	各种癌症	168	腕踝针联合止吐药	止吐药（昂丹司琼加或不加地塞米松）	恶心、呕吐与干呕评估量表（罗兹指数）评分	腕踝针辅助昂丹司琼比单纯使用昂丹司琼治疗化疗所致恶心、呕吐效果更好

3 针灸处方

3.1 毫针刺法

取穴：内关、中脘、足三里、合谷、公孙。

操作方法：针刺穴位消毒后，采用单手进针或双手进针法，内关、合谷、公孙直刺0.5~1寸，中脘直刺1~1.5寸，足三里直刺1~2寸。采用平补平泻法，以局部出现酸、麻、胀、重感为度，使之得气，不得气者加用循法。留针30分钟。

疗程：化疗前1天开始，每日1次，至化疗第6天结束，共治疗7天。

注意事项：针灸前：应检查针具、预防晕针；进行针刺时，选择舒适的体位；针灸时：手法不宜过强，避开血管，嘱患者不要随意变动体位；针灸后：出针时，立即用消毒干棉球按压防止出血。

推荐建议：化疗后恶心呕吐可应用针刺技术。[推荐级别：C级]

来　　　源：2篇RCTs文献

3.2　电针疗法

取穴：内关、合谷、足三里。

操作方法：化疗前2小时进行针刺，针刺入穴位有得气感以后，将一侧内关和足三里按负极到正极连接，对侧合谷与足三里也按负极到正极连接。频率2Hz，持续20分钟。

疗程：每次20分钟，每天1次，共治疗3天。

推荐建议：化疗后恶心呕吐可应用电针技术。[推荐级别：B级]

来　　源：2篇RCTs文献

3.3　穴位按压

取穴：内关。

操作方法：按压时间从化疗前1天开始，按压力度以患者出现酸、胀、麻等得气感为宜。每次按压5秒，暂停1~2秒，持续3~5分钟；化疗开始当天每次化疗药物输注前30分钟，化疗药物输注开始后30分钟、化疗药物输注结束后30分钟，予相应穴位按压，按压方式同前。同时，以相同的方法，每4小时重复按压一次。当患者出现恶心呕吐等不适状况时，可随时按压。

疗程：化疗前1天开始，至化疗1个周期结束后停止。

注意事项：切忌过分摩擦表皮。

推荐建议：化疗后恶心可应用穴位按压技术。[推荐级别：B级]

来　　源：6篇RCTs文献

3.4　经皮穴位电刺激

取穴：内关、涌泉。

操作方法：患者取坐位或卧位，以95%的乙醇对患者穴位局部脱脂后，将不干凝胶电极贴片（直径3cm）贴于穴位，测试电流强度以穴位局部明显抽动或麻、痛但能耐受为宜，治疗过程中可根据患者感觉适量增加电流强度。

疗程：化疗当日开始，每次30分钟，2次/天，至化疗后3天结束。

注意事项：每个穴位进行严格消毒，对于带有心脏起搏器、局部感觉缺失和对电过敏的患者慎用。

推荐建议：化疗后恶心可应用经皮穴位电刺激技术。[推荐级别：B级]

来　　源：3篇RCTs文献

3.5　穴位注射

推荐方案1

取穴：足三里。

操作：使用无菌注射器吸取胃复安10mg，垂直进针0.5~1.0寸，缓慢上下提插，患者感觉到酸、麻、胀、痛，回抽无血，将药液缓慢注入穴内，每侧5mg。

疗程：化疗前1天，连续治疗5天。

推荐建议：化疗后恶心呕吐可应用穴位注射技术。[推荐级别：C级]

来　　源：1篇RCT文献

推荐方案2

取穴：内关。

操作：使用无菌注射器吸取维生素B_6，分别在双侧内关穴常规消毒后，迅速刺入皮肤，得气后，回抽无血，缓慢注入维生素B_6，每侧注射5mg。

疗程：每隔12小时注射1次，治疗21天。

注意事项：严格遵守无菌操作规范，防止感染；使用穴位注射时，应向患者说明本疗法的特点和注射后的正常反应，如注射局部出现酸胀感、4~8小时内局部有轻度不适，或不适感持续较长时间，但是一般不超过1天；要注意药物的有效期，并检查药液有无沉淀变质等情况，防止过敏反应的发生。

推荐建议：化疗后恶心可应用穴位注射技术。[推荐级别：B级]

来　　源：1篇RCT文献

3.6　耳穴疗法

取穴：神门、交感、贲门、胃、皮质下。

操作方法：叮嘱患者坐位，用75%乙醇棉球对外耳及耳垂进行消毒。左手手指持耳廓，右手用镊子夹取割好的方胶布，中心粘上准备好的药豆，对准穴位紧贴压其上，并轻轻按揉1~2分钟。另外当患者感到呕吐时可立刻按压耳穴压豆。

疗程：患者自行按压耳穴压豆每天3次，每次3分钟，共7天。

注意事项：①严格消毒，防止感染；②需双耳交替进行，以防单只耳朵由于长期摩擦按压发生破损。

推荐建议：化疗后呕吐可应用耳穴按压技术。[推荐级别：B级]

来　　源：1篇RCT文献

3.7　穴位贴敷

取穴：神阙、中脘、内关、足三里。

操作方法：取吴茱萸100g用搅拌机粉碎成细粉末装于密闭容器中备用，新鲜生姜200g备用，每次化疗前30分钟将生姜20g刨洗净去皮捣烂成泥状，取吴茱萸末15g加少许蜂蜜与生姜泥共同捣成糊状，充分暴露已标识腧穴部位，外敷患者相应穴位，并以输液贴固定。

疗程：化疗前1天开始，每日1次，每次30分钟，共3天。

注意事项：凡用溶剂调敷药物时，需随调配随敷用，以防蒸发；若用膏药贴敷，在温化膏药时，应掌握好温度，以免烫伤或贴不住；对胶布过敏者，可改用肤疾宁膏或用绷带固定贴敷药物；对刺激性强、毒性大的药物，贴敷穴位不宜过多，贴敷面积不宜过大，贴敷时间不宜过长，以免发疱过大或发生药物中毒；对久病体弱消瘦以及有严重心脏病、肝脏病等的患者，使用药量不宜过大，贴敷时间不宜过久，并在贴敷期间注意病情变化和有无不良反应；对于孕妇、幼儿，应避免贴敷刺激性强、毒性大的药物；对于残留在皮肤的药膏等，不可用汽油或肥皂等有刺激性的物品擦洗。

推荐建议：化疗后呕吐可应用穴位敷贴技术。[推荐级别：B级]

来　　源：1篇RCT文献

3.8　艾灸疗法

取穴：神阙、中脘、内关、足三里。

操作方法：充分暴露已标识穴位部位，取0.3cm厚鲜姜片数片，用针刺数个小孔，将带孔姜片置于所选穴位上，点燃艾条一端后，距皮肤约2~3cm，采用温和悬灸法，以患者感局部温热而不灼痛、局部皮肤呈红晕为度。

疗程：从化疗前1天开始，每日早上7~9点施灸1次，每个穴位各灸10分钟，灸毕各穴位轻轻按摩3~5分钟，3次为1个疗程。

注意事项：皮肤有感染、瘢痕或肿瘤的部位，不宜针刺或艾灸；患者出现呼吸困难、心悸胸闷等情况，需立即停止干预，助患者平卧，打开门窗保持空气流通，予以服用温糖水；艾灸的温热作用使局部皮肤出现红晕属正常现象、但热力过强，可导致烫伤出现水疱，水疱较小可自行吸收，水疱较大需使用无菌注射器抽吸水疱内液体，消毒以防感染；艾灸后出现上火的症状，如口干口苦，注意根据患者体质对灸量及艾灸时间、强度进行调整。

推荐建议：化疗后呕吐可应用艾灸技术。［推荐级别：C级］

来　　源：1篇RCT文献

—— 参考文献 ——

［1］张贵霖，李俊杰，徐韬，等.针刺治疗癌症化疗后恶心呕吐疗效的Meta分析［J］.世界科学技术–中医药现代化，2022，24（7）：2867–2876.

［2］潘兴芳，赵天易，郭义，等.针灸干预肿瘤化疗、手术后不良反应的临床研究［J］.世界中医药，2020，15（7）：961–969.

［3］Cassileth B R, Deng G E, Gomez J E, et al. Complementary therapies and integrative oncology in lung cancer［J］. Chest, 2007, 132（3）：340S–354S.

［4］Deng G E, Rausch S M, Jones L W, et al. Complementary therapies and integrative medicine in lung cancer diagnosis and management of lung cancer, 3rd ed: American college of chest physicians evidence–based clinical practice guidelines［J］. CHEST, 2013, 143（5）：E420–E436.

［5］Dupuis L L, Boodhan S, Holdsworth M, et al. Guideline for the prevention of acute nausea and vomiting due to antineoplastic medication in pediatric cancer patients［J］. Pediatric Blood & Cancer, 2013, 60（7）：1073–1082.

［6］Greenlee H, Balneaves L G, Carlson L E, et al. Clinical practice guidelines on the use of integrative therapies as supportive care in patients treated for breast cancer ［J］. JNCI Monographs, 2014, 2014（50）: 346–358.

［7］Greenlee H, Dupont-reyes M J, Balneaves L G, et al. Clinical practice guidelines on the evidence-based use of integrative therapies during and after breast cancer treatment［J］. CA Cancer J Clin, 2017, 67（3）: 194–232.

［8］Lyman G H, Greenlee H, Bohlke K, et al. Integrative therapies during and after breast cancer treatment: ASCO endorsement of the sio clinical practice guideline ［J］. J Clin Oncol, 2018, 36（25）: 2647–2655.

［9］中国临床肿瘤学会（CSCO）. 抗肿瘤治疗相关恶心呕吐预防和治疗指南 ［M］. 北京:人民卫生出版社, 2019.

［10］张玉. 化疗所致恶心呕吐的药物防治指南［J］. 中国医院药学杂志, 2022, 42（5）: 457–473.

［11］中国抗癌协会肿瘤临床化疗专业委员会, 中国抗癌协会肿瘤支持治疗专业委员会. 中国肿瘤药物治疗相关恶心呕吐防治专家共识（2022年版）［J］. 中华医学杂志, 2022（39）: 3080–3094.

［12］Ezzo J, Vickers A, Richardson M A, et al. Acupuncture-point stimulation for chemotherapy-induced nausea and vomiting［J］. J Clin Oncol, 2005, 23（28）: 7188–7198.

［13］Ezzo J, Streitberger K, Schneider A. Cochrane systematic reviews examine P6 acupuncture-point stimulation for nausea and vomiting［J］. The journal of alternative and complementary medicine（New York, N.Y.）, 2006, 12（5）: 489.

［14］Kay Garcia m, Mcquade J, Haddad R, et al. Systematic review of acupuncture in cancer care: A synthesis of the evidence［J］. Journal of clinical oncology, 2013, 31（7）: 952–960.

［15］Tan J, Molassiotis A, Wang T, et al. Current evidence on auricular therapy for chemotherapy-induced nausea and vomiting in cancer patients: A systematic review of randomized controlled trials［J］. Evidence-Based Complementary and Alternative Medicine, 2014, 2014（1）430796.

［16］Huang Z, Qin Z, Yao Q, et al. Moxibustion for chemotherapy-induced nausea and vomiting: A systematic review and meta-analysis［J］. Evid Based

Complement Alternat Med, 2017, 2017（1）, 2017: 9854893.

［17］Miao J, Liu X, Wu C, et al. Effects of acupressure on chemotherapy-induced nausea and vomiting-a systematic review with meta-analyses and trial sequential analysis of randomized controlled trials［J］. Int J Nurs Stud, 2017, 70: 27-37.

［18］Chen L, Wu X, Chen X, et al. Efficacy of auricular acupressure in prevention and treatment of chemotherapy-induced nausea and vomiting in patients with cancer: A systematic review and meta-analysis［J］. Evid Based Complement Alternat Med, 2021, 2021（1）: 8868720.

［19］Yan Y, López-alcalde J, Zhang L, et al. Acupuncture for the prevention of chemotherapy-induced nausea and vomiting in cancer patients: A systematic review and meta-analysis［J］. Cancer Med, 2023, 12（11）: 12504-12517.

［20］Dundee J W, Mcmillan C M. Clinical uses of P6 acupuncture antiemesis［J］. Acupuncture & electro-therapeutics research, 1990, 15（3-4）: 211-215.

［21］Dundee J W, Ghaly R G, Fitzpatrick k T, et al. Acupuncture prophylaxis of cancer chemotherapy-induced sickness［J］. Journal of the Royal Society of Medicine, 1989, 82（5）: 268-271.

［22］Dundee J W, Ghaly R G, Fitzpatrick K T, et al. Acupuncture to prevent cisplatin-associated vomiting［Z］. The Lancet, 1987, 329（8541）: 1083.

［23］Dundee J W, Yang J, Mcmillan C. Non-invasive stimulation of the P6（Neiguan）antiemetic acupuncture point in cancer chemotherapy［J］. Journal of the Royal Society of Medicine, 1991, 84（4）: 210-212.

［24］Mcmillan C, Dundee J W, Abram W P. Enhancement of the antiemetic action of ondansetron by transcutaneous electrical stimulation of the P6 antiemetic point, in patients having highly emetic cytotoxic drugs［J］. British journal of cancer, 1991, 64（5）: 971-972.

［25］Shen J, Wenger N, Glaspy J, et al. Electroacupuncture for control of myeloablative chemotherapy-induced emesis: A randomized controlled trial［J］. JAMA, 2000, 284（21）: 2755-2761.

［26］Roscoe J A, Morrow G R, Hickok J T, et al. The efficacy of acupressure and acustimulation wrist bands for the relief of chemotherapy-induced nausea and vomiting. A University of Rochester Cancer Center Community Clinical

Oncology Program multicenter study [J] . Journal of pain and symptom management, 2003, 26 (2): 731–742.

[27] Streitberger K, Friedrich-rust M, Bardenheuer H, et al. Effect of acupuncture compared with placebo-acupuncture at P6 as additional antiemetic prophylaxis in high-dose chemotherapy and autologous peripheral blood stem cell transplantation: A randomized controlled single-blind trial [J] . Clinical cancer research: an official journal of the American Association for Cancer Research, 2003, 9 (7): 2538–2544.

[28] Dibble S L, Luce J, Cooper B A, et al. Acupressure for chemotherapy-induced nausea and vomiting: A randomized clinical trial [J] . Oncology nursing forum, 2007, 34 (4): 813–820.

[29] Molassiotis A, Helin A M, Dabbour R, et al. The effects of P6 acupressure in the prophylaxis of chemotherapy-related nausea and vomiting in breast cancer patients. [J] . Complementary therapies in medicine, 2007, 15 (1): 3–12.

[30] 杨焱, 张越, 景年才, 等. 电针足三里穴治疗恶性肿瘤化疗所致恶心呕吐: 多中心随机对照研究 [J] . 中国针灸, 2009, 29 (12): 955–958.

[31] You Q, Yu H, Wu D, et al. Vitamin B6 points PC6 injection during acupuncture can relieve nausea and vomiting in patients with ovarian cancer [J] . International journal of gynecological cancer, 2009, 19 (4): 567–571.

[32] Shen Y, Liu L, Chiang J S, et al. Randomized, placebo-controlled trial of K1 acupoint acustimulation to prevent cisplatin-induced or oxaliplatin-induced nausea [J] . Cancer, 2015, 121 (1): 84–92.

[33] Eghbali M, Yekaninejad M S, Varaei S, et al. The effect of auricular acupressure on nausea and vomiting caused by chemotherapy among breast cancer patients [J] . Complementary Therapies in Clinical Practice, 2016, 24: 189–194.

[34] Xie J, Chen L, Ning Z, et al. Effect of transcutaneous electrical acupoint stimulation combined with palonosetron on chemotherapy-induced nausea and vomiting: A single-blind, randomized, controlled trial [J] . Chinese Journal of Cancer, 2017, 36 (1): 6..

[35] Dupuis L L, Kelly K M, Krischer J P, et al. Acupressure bands do not improve chemotherapy-induced nausea control in pediatric patients receiving highly emetogenic chemotherapy: A single-blinded, randomized controlled trial [J] .

Cancer, 2018, 124（6）: 1188–1196.

［36］Li Q, Yu M, Wang X, et al. Efficacy of acupuncture in the prevention and treatment of chemotherapy–induced nausea and vomiting in patients with advanced cancer: A multi–center, single–blind, randomized, sham–controlled clinical research.［J］. Chinese medicine, 2020, 15（1）: 57.

［37］徐美君、李柏、黄枫，等.腕踝针结合昂丹司琼防治癌症化疗所致恶心、呕吐的临床随机对照研究［J］.针灸临床杂志, 2023, 39（5）: 16–21.

四、化疗所致潮热

化疗所致潮热（chemotherapy induced hot flashes，CIHF）是肿瘤患者化疗后常见并发症之一，多见于乳腺癌患者以及前列腺癌患者。潮热又名潮红，为一种发热热型，常伴出汗及心悸而出现的燥热症状，多数情况下，由面部或者胸部开始蔓延至全身，发作时可见到面部明显潮红。每次发作可持续20~30分钟，发作次数不定，可一周出现几次，也可一天出现几次，甚至每个小时都出现。现代医学认为潮热的发生可能是体内雌激素波动引起的血管舒缩功能异常所致，故又称为血管舒缩症状。调查相关研究表明，我国每年新发乳腺癌数量占全世界数量的12.22%，因乳腺癌死亡的患者占全世界9.6%，乳腺癌患者化疗后的潮热症状发病率在75%左右。

CIHF严重影响患者的生活质量，甚者可持续数年不缓解，影响后续治疗。目前药物治疗有激素替代疗法（hormone replacement therapy，HRT）和非激素类药物治疗，HRT虽然在健康女性中有较好的治疗作用，但在乳腺癌患者中存在疾病复发或新发原发性乳腺癌的风险，故临床上多以非激素治疗为主。非激素类药物主要包括选择性5-羟色胺再摄取抑制剂（SSRIs）、去甲肾上腺素再摄取抑制剂（SNRIs）、γ-氨基丁酸，以及α-肾上腺素能激动剂可乐定等。尽管上述药物在一定程度上可减少潮热的次数和严重程度，但也存在着明显的副作用，如恶心、口干、头晕、焦虑、睡眠障碍、性功能障碍以及药物依赖等。为追求安全、有效、不良反应小的治疗方法，针灸疗法在潮热治疗中逐渐被关注。

1　研究方法

1.1　纳入标准

①研究对象为肿瘤化疗后潮热患者；②治疗措施包括针刺、艾灸、穴位注射、穴位贴敷、耳针等，以及以上各种治疗方法的单用或联合使用；③对照组为空白对照、安慰对照或西医标准治疗对照；④文章类型为针灸疗法治疗化疗后潮热的指南、专家共识、系统评价/Meta分析和随机对照试验（RCTs），语言为中文或英文，检索起始时间不限。

1.2　排除标准

①试验组与对照组中应用的西药不一致；②两组治疗时间不一致的研究；③无法获取全文或数据不全。

1.3　检索策略

检索美国国立临床诊疗指南数据库（NGC, http：//www.guidelines.gov/）、英国国家卫生与服务优化研究（NICE, https：//www.nice.org.uk/）、澳大利亚临床实践指南数据库（https：//www.clinicalguidelines.gov.au/）、苏格兰校际指南网络（SIGN, https：//www.sign.ac.uk/）、新西兰指南工作组（NZGG, https：//www.health.govt.nz/），检索指南及专家共识。

采用计算机检索PubMed、The Cochrane Library、Web of Science、中国期刊全文数据库（CNKI）、维普数据库（VIP）、万方数据库建库至2023年11月1日针灸刺治疗癌症化疗所致潮热的随机对照试验、系统评价的文献。英文检索词包括"acupuncture""acupuncture therapy""acupuncture, ear""acupuncture points""acupuncture analgesia""neoplasms""cancer""vasomotor symptoms""hot flashes"等；中文检索词包括"血管舒缩症状""针灸""电针""艾灸""经皮穴位电刺激""耳针""耳穴贴压""揿针""穴位按压""穴位注射""潮热""血管收缩症状""癌症""肿瘤"等。

2　研究结果

2.1　指南

目前国内和国际上共有4个指南，6条针灸相关推荐，4个弱推荐，2个强推荐，5个C级证据，1个D级证据。2014年SIO认为针灸（包括电针）可减少乳腺癌患者的潮热次数，证据级别为C。2017年ACS发布的有关乳腺癌治疗期间并发症的临床指南，推荐针灸改善潮热现象，证据级别为C。2018年ASCO推荐针灸改善潮热，证据级别为C。2022年天津中医药大学实验针灸学研究中心的针灸防治乳腺癌患者潮热症状临床实践指南研究，推荐毫针、电针、耳穴贴压治疗肿瘤患者潮热症状，推荐级别分别为C、C、D。

序号	指南名称	年份	机构	推荐结果	证据级别	推荐强度
1	Clinical practice guidelines on the use of integrative therapiesas supportive care in patients treated for breast cancer	2014	SIO	针灸可以考虑改善潮热	C	弱推荐
2	Clinical practice guidelines on the evidence-based use of integrative therapies during and after breast cancer treatment	2017	ACS	针灸可以考虑改善潮热	C	弱推荐
3	Integrative Therapies During and After Breast Cancer Treatment: ASCO Endorsement of the SIO Clinical Practice Guideline	2018	ASCO	针灸可以考虑改善潮热	C	弱推荐
4	针灸防治乳腺癌患者潮热症状临床实践指南研究	2022	天津中医药大学实验针灸学研究中心	毫针、电针、耳穴贴压可用于治疗肿瘤患者潮热症状	毫针、电针为"C"；耳穴贴压为"D"	毫针、电针为强推荐；耳穴贴压为弱推荐

2.2　系统评价

纳入系统评价10篇，均表明针灸对于潮热有一定的治疗作用，部分（4篇）表明与假针比较影响不显著。

序号	文献	肿瘤类型	纳入研究数量	样本量	干预措施	对照措施	结局指标	结论
1	T.-J. Chien, 2019	乳腺癌	13	943	针刺/电针	假针刺/放松疗法/药物	Kupperman指数（潮热的频率和严重程度）	针灸能明显缓解更年期症状，但不能缓解潮热症状
2	Hsiao-Yean Chiu, 2016	乳腺癌	7	342	针刺/电针	假针刺/放松治疗/绝经期激素治疗	Kupperman指数	针灸对减少潮热频率和更年期相关症状的严重程度产生微小的影响
3	Tsai-Ju Chien, 2017	乳腺癌	13	844	针刺/电针	假针刺/放松治疗/激素治疗	Kupperman指数	针刺对潮热的频率和严重程度没有显著影响，但显著改善更年期症状
4	Alireza Salehi, 2016	乳腺癌	12	未表明	针刺/电针	假针刺/放松治疗/激素治疗	Kupperman指数	未能显示针刺对减少干预后潮热发生频率的有利影响
5	Soobin Jang, 2020	乳腺癌	19	1216	针刺/电针	假针刺/放松治疗/激素治疗	潮热的频率和严重程度	针灸对潮热的频率和严重程度没有显著影响
6	Myeong Soo Lee, 2008	乳腺癌	6	未表明	针刺/电针	假针刺/激素治疗/药物治疗	潮热频率	没有令人信服的证据表明针灸是治疗乳腺癌患者潮热的有效方法

续表

序号	文献	肿瘤类型	纳入研究数量	样本量	干预措施	对照措施	结局指标	结论
7	卢静，2018	乳腺癌	6	未表明	针刺	假针刺/安慰治疗/激素治疗	改善症状	针灸对潮热的频率和严重程度有显著影响
8	陶巍巍，2019	乳腺癌	5	692	针刺	假针刺	相关生命质量	针灸明显提高了患者相关生命质量
9	Luís Carlos Lopes-Júnior，2016	乳腺癌	5	346	针刺	假针刺	潮热的频率和严重程度	观察到传统针灸与假针灸相比略具优势。然而，没有很强的统计学关联
10	M. Kay Garcia，2015	乳腺癌	8	474	针刺/电针	假针刺/放松疗法/药物	未表明	真针疗法较基线有显著改善

2.3 RCTs

纳入RCT 13篇，均表明有显著影响。

序号	文献	肿瘤类型	样本量	干预措施	对照措施	结局指标	结论
1	林婉敏，2018	乳腺癌	62	电针+加巴喷丁片	假针刺+加巴喷丁片	Kupperman指数	治疗组治疗后KI评分较对照组在各个时间点均显著改善
2	Eleanor M. Walker，2009	乳腺癌	50	针刺治疗	文拉法辛治疗	the Hot Flash Diary测量潮热的次数和严重程度	治疗后2周，文拉法辛组潮热明显增加，而针灸组潮热仍保持在较低水平

续表

序号	文献	肿瘤类型	样本量	干预措施	对照措施	结局指标	结论
3	Elizabeth Nedstrand, 2006	乳腺癌	38	电针，其中3人还使用他莫昔芬	应用放松疗法，其中5人还使用他莫昔芬治疗	Kupperman指数（KI）	两组更年期症状在治疗期间均显著减轻，并在治疗后6个月保持不变。电针治疗组情绪改善明显
4	E. Nedstrand, 2005	乳腺癌	38	电针	放松	Kupperman指数	Kupperman指数评分在治疗后显著降低，并且在治疗结束后6个月保持不变
5	Annelie Liljegren, 2012	乳腺癌	74	针刺	非穴位非插入刺激	经验量表（未明确表明）	潮热和出汗的严重程度和频率有所改善，但两组之间无统计学差异
6	Grazia Lesi, 2016	乳腺癌	190	针灸+加强自我护理	加强自我护理	每日平均潮热评分	针灸与加强自我保健相结合，是一种有效的综合干预措施，可用于控制潮热和提高乳腺癌妇女的生活质量
7	Susanne Bokmand, 2013	乳腺癌	94	针刺治疗	假针刺治疗，未接受任何治疗	VAS	针灸能明显缓解潮热和睡眠障碍，对接受乳腺癌治疗的妇女来说是一种良好而安全的治疗方法
8	Gary Deng, Andrew J, 2007	乳腺癌	72	针刺	假针刺	潮热频率	针灸后乳腺癌患者的热潮频率有所降低

续表

序号	文献	肿瘤类型	样本量	干预措施	对照措施	结局指标	结论
9	J. Frisk，2008	乳腺癌	45	电针	激素治疗24个月	潮热次数以及潮热的干扰程度	电针是治疗乳腺癌患者潮热的一种可行方法
10	Sheila N. Garland, PhD，2017	乳腺癌	58	电针	加巴喷丁	潮热综合评分（HFCS）	在经历潮热的女性中，电针在改善睡眠质量方面的效果与加巴喷丁相当，尤其是在睡眠潜伏期和睡眠效率方面
11	Jill Hervik，2009	乳腺癌	59	针刺	假针刺	Kupperman指数	针灸能有效缓解接受他莫昔芬治疗的乳腺癌妇女白天和晚上的潮热症状
12	Jun J. Mao，2015	乳腺癌	120	电针（针刺，假针刺）	加巴喷丁（加巴喷丁，安慰剂）	潮热综合评分（HFCS）	在治疗乳腺癌幸存者的潮热方面，电针可能比加巴喷丁更有效，不良反应也更少
13	Jessica Frisk，2009	前列腺癌	31	电针	传统针刺	潮热次数	针灸能有效缓解因乳腺癌接受他莫昔芬治疗的妇女日夜潮热的症状

3 针灸处方

3.1 毫针

取穴：大敦、曲泉、风池、列缺、太溪、三阴交、关元、大陵、百会、印堂、少府、阴谷、行间。

操作方法：针刺穴位消毒后，采用单手进针或双手进针法。印

堂、百会平刺0.5~0.8寸；列缺向上斜刺0.5~0.8寸；其余均为直刺
0.5~1.0寸。采用平补平泻法，以局部出现酸、麻、胀、重感为度，
使之得气，不得气者加用循法。留针30分钟。

疗程：针刺2次/周，30分钟/次，连续4~6周。

注意事项：针灸前：应检查针具、预防晕针；进行针刺时，选择
舒适的体位；针灸时：手法不宜过强，避开血管，嘱患者不要随意变
动体位；针灸后：出针时，立即用消毒干棉球按压防止出血。

推荐建议：化疗所致潮热可应用针刺技术。[推荐级别：C级]

来　　源：7篇RCTs文献，针灸防治乳腺癌患者潮热症状临床实践
指南研究

3.2　电针

取穴：合谷、阴陵泉、间使、三阴交、关元、心俞、肾俞、次
髎、神门。

操作方法：化疗前2小时进行针刺，针刺入穴位有得气感以后，
接通电极。频率2Hz，持续为30分钟。

疗程：电针2次/周，频率2Hz，30分钟/次，连续4~6周。

注意事项：电针仪在使用前须检查性能是否良好。电针仪最大输
出电压在40V以上者，最大输出电流应控制在1mA以内，避免发生触
电事故。调节电流量时，应逐渐从小到大，切勿突然增强，防止引起
肌肉强烈收缩，患者不能忍受，或造成弯针、断针、晕针等意外。有
心脏病者，避免电流回路通过心脏。近延髓和脊髓部位使用电针时，
电流输出量宜小，切勿通电过大，以免发生意外。孕妇慎用。

推荐建议：化疗所致潮热可应用电针技术。[推荐级别：C级]

来　　源：5篇RCTs文献，针灸防治乳腺癌患者潮热症状临床实践
指南研究

3.3　耳穴

取穴：肾、肝、脾、心、神门、身心点。

操作方法：叮嘱患者坐位，用75%乙醇棉球对外耳及耳垂进行消

毒。左手手指持耳廓，右手用镊子夹取割好的方胶布，中心粘上准备好的药豆，对准穴位紧贴压其上，并轻轻按揉1~2分钟。另外当患者感到潮热时可立刻按压耳穴压豆。

疗程：每日按压所贴耳穴3~5次，每次每穴按压时间应不少于20秒；左右耳交替贴压，3日换1次，2次/周，中间休息1天，连压2周为1个疗程，连续按压4个疗程。

注意事项：①严格消毒，防止感染；②需双耳交替进行，以防单只耳朵由于长期摩擦按压发生破损。

推荐建议：化疗所致潮热可应用耳穴按压技术。[推荐级别：D级]

来　　源：1篇RCT文献，针灸防治乳腺癌患者潮热症状临床实践指南研究

—————— 参考文献 ——————

[1] Greenlee H, Balneaves LG, Carlson LE, et al. Clinical practice guidelines on the use of integrative therapies as supportive care in patients treated for breast cancer [J]. Natl Cancer Inst Monogr, 2014, 2014（50）: 346-358.

[2] Greenlee H, DuPont-Reyes MJ, Balneaves LG, et al. Clinical practice guidelines on the evidence-based use of integrative therapies during and after breast cancer treatment[J]. CA Cancer J Clin, 2017, 67（3）: 194-232.

[3] Lyman GH, Greenlee H, Bohlke K, et al. Integrative therapies during and after breast cancer treatment: ASCO endorsement of the SIO clinical practice guideline[J]. Clin Oncol, 2018, 36（25）: 2647-2655.

[4] 车文文, 王丹, 杨静雯, 等. 针灸防治乳腺癌患者潮热症状临床实践指南研究 [J]. 世界中医药, 2022, 17（22）: 3174-3179.

[5] Chien TJ, Liu CY, Fang CJ, et al. The maintenance effect of acupuncture on breast cancer-related menopause symptoms: A systematic review [J]. Climacteric, 2020, 23（2）: 130-139.

[6] Chiu HY, Shyu YK, Chang PC, et al. Effects of acupuncture on menopause-related symptoms in breast cancer survivors: A meta-analysis of randomized controlled trials [J]. Cancer Nurs, 2016, 39（3）: 228-237.

［7］ Chien TJ, Hsu CH, Liu CY, et al. Effect of acupuncture on hot flush and menopause symptoms in breast cancer–A systematic review and meta–analysis ［J］. PLoS One, 2017, 12（8）: e0180918.

［8］ Salehi A, Marzban M, Zadeh AR. Acupuncture for treating hot flashes in breast cancer patients: An updated meta–analysis ［J］. Support Care Cancer, 2016, 24（12）: 4895–4899.

［9］ Jang S, Ko Y, Sasaki Y, et al. Acupuncture as an adjuvant therapy for management of treatment–related symptoms in breast cancer patients: Systematic review and meta–analysis（PRISMA–compliant）［J］. Medicine（Baltimore）, 2020, 99（50）: e21820.

［10］卢静, 高岑, 陈欢, 等. 针刺疗法治疗乳腺癌术后潮热短期和中期有效性的 Meta 分析 ［J］. 南京医科大学学报（自然科学版）, 2018, 38（11）: 1533-1539.

［11］陶巍巍, 王跃, 宋春利. 针刺干预乳腺癌患者潮热症状的系统评价与 Meta 分析 ［J］. 中国实用护理杂志, 2019, 35（23）: 1836-1841.

［12］ Carlos L Lopes–Júnior, Cruz LA, Leopoldo VC, et al. Effectiveness of traditional chinese acupuncture versus sham acupuncture: A systematic review ［J］. Rev Lat Am Enfermagem, 2016, 24: e2762.

［13］ Garcia MK, Graham–Getty L, Haddad R, et al. Systematic review of acupuncture to control hot flashes in cancer patients ［J］. Cancer, 2015, 121（22）: 3948–3958.

［14］林婉敏, 彭小文. 针灸治疗乳腺癌患者潮热的长期随访研究 ［J］. 山西中医, 2018, 34（3）: 35–36, 38.

［15］ Walker EM, Rodriguez AI, Kohn B, et al. Acupuncture versus venlafaxine for the management of vasomotor symptoms in patients with hormone receptor-positive breast cancer: A randomized controlled trial ［J］. Clin Oncol, 2010 , 28（4）: 634–640.

［16］ Liljegren A, Gunnarsson P, Landgren BM, et al. Reducing vasomotor symptoms with acupuncture in breast cancer patients treated with adjuvant tamoxifen: A randomized controlled trial ［J］. Breast Cancer Res Treat, 2012, 135（3）: 791–798.

［17］ Lesi G, Razzini G, Musti MA, et al. Acupuncture as an integrative approach for the treatment of hot flashes in women with breast cancer: A prospective multicenter randomized controlled trial（AcCliMaT）[J]. Clin Oncol, 2016, 34（15）: 1795-1802.

[18] Bokmand S, Flyger H. Acupuncture relieves menopausal discomfort in breast cancer patients: A prospective, double blinded, randomized study [J]. Breast, 2013, 22（3）: 320-323.

[19] Garland SN, Xie SX, Li Q, et al. Comparative effectiveness of electro-acupuncture versus gabapentin for sleep disturbances in breast cancer survivors with hot flashes: A randomized trial [J]. Menopause, 2017, 24（5）: 517-523.

[20] Mao JJ, Bowman MA, Xie SX, et al. Electroacupuncture versus gabapentin for hot flashes among breast cancer survivors: A randomized placebo-controlled trial [J]. Clin Oncol, 2015, 33（31）: 3615-3620.

五、癌因性疲乏

癌因性疲乏（cancer related fatigue，CRF）是化疗患者最常见的不良反应，且会随着病情的进展而加重。2000年美国国家癌症网（national comprehensive cancer network，NCCN）将CRF定义为：一种痛苦的、持续的、主观的、有关躯体、情感或认知方面的疲乏感或疲惫感，与近期的活动量不符，与癌症和癌症的治疗有关，并且妨碍日常生活。与一般疲乏相比，CRF具有程度重、持续时间长、不能通过休息或睡眠缓解等特点。有研究表明约76%的接受肿瘤放疗的患者每个月至少有几天感到疲乏，30%的患者长时间持续经历疲乏，不仅干扰患者的日常生活及心理状态，导致病情加重，还可能导致抗癌治疗中断，影响治疗效果，严重地影响了患者的生活能力、生活质量和社会功能。关于癌因性疲乏的病因病机暂没有统一的认识，西医认为可能与5-羟色胺失调、肌肉改变和三磷酸腺苷能量代谢异常、下丘脑-垂体-肾上腺轴功能异常及迷走神经传入激活有关。现代研究发现针灸疗法对于癌因性疲乏具有很好的疗效，能够明显的改善癌因性疲乏患者的生活质量。

1　研究方法

1.1　纳入标准

①研究对象为癌因性疲乏患者；②治疗措施包括针刺、艾灸、穴位注射、穴位贴敷、耳针等，以及以上各种治疗方法的单用或联合使用；③对照组为空白对照、安慰对照或西医标准治疗对照；④文章类型为针灸疗法治疗癌因性疲乏的指南、专家共识、系统评价/Meta分析和随机对照试验（RCTs），语言为中文或英文，检索起始时间不限。

1.2　排除标准

①试验组与对照组中应用的西药不一致；②两组治疗时间不一致的研究；③无法获取全文或数据不全。

1.3　检索策略

检索美国国立临床诊疗指南数据库（NGC, http：//www.guidelines.gov/）、英国国家卫生与服务优化研究（NICE, https：//www.nice.org.uk/）、澳大利亚临床实践指南数据库（https：//www.clinicalguidelines.gov.au/）、苏格兰校际指南网络（SIGN, https：//www.sign.ac.uk/）、新西兰指南工作组（NZGG, https：//www.health.govt.nz/），检索指南及专家共识。

采用计算机检索PubMed、Embase、The Cochrane Library、中国期刊全文数据库（CNKI）、中国生物医学文献数据库（SinoMed）、维普数据库（VIP）、万方数据库。英文检索词包括"fatigue""cancer related fatigue""CRF""acupuncture""needle/needling""moxibus-tion""electroacupuncture""ear/auricular""hydro-acupuncture/point injec-tion""plum-blossom/dermal""intradermal""warm/warming""bleeding/bloodletting""acupoint""cupping""acupressure"等；中文检索词包括"化疗后疲乏""癌因性疲乏""肿瘤相关性疲乏""针灸疗法""针刺""电针""火针""温针""皮肤针""艾灸""刺血""穴位注

射""穴位埋线""穴位贴敷""拔罐""耳压""耳针""温针灸"等。采用主题词结合自由词的形式进行检索。

2 研究结果

2.1 指南

目前关于针灸治疗癌因性疲乏的指南数量并不多,4项指南中弱推荐使用针灸疗法治疗癌因性疲乏,1项指南中因证据级别不明确,推荐意见不明确。2007年美国胸科医师协会(ACCP)发布《癌症的补充治疗和综合肿瘤学临床实践指南》中,有呼吸困难、疲乏、化疗引起的神经病变、开胸手术后疼痛的肺癌患者建议使用针灸;2014年美国临床肿瘤学会(ASCO)发布《癌症成年幸存者疲劳的评估和管理:美国临床肿瘤学会临床实践指南的调整》,表示有证据表明针灸可能缓解癌症幸存者的疲劳;同年综合肿瘤协会(SIO)发布的《癌症患者使用综合治疗作为支持性护理的临床实践指南》中,针灸可考虑用于癌症治疗完成后疲劳;2017年美国癌症学会(ACS)发表的一项有关乳腺癌治疗期间并发症的临床指南中,针灸被推荐考虑用于改善癌症治疗后疲劳;2018年中华医学会肿瘤学分会肿瘤支持康复治疗学组发布的《中国癌症相关性疲乏临床实践诊疗指南》中,建议按摩及针灸治疗,可改善癌症患者CRF症状,提高其生活质量。

序号	指南名称	年份	机构	推荐结果	证据级别	推荐强度
1	Complementary Therapies and Integrative Oncology in Lung Cancer* ACCP Evidence-Based Clinical Practice Guidelines(2nd Edition)	2007	ACCP	有呼吸困难、疲乏、化疗引起的神经病变、开胸手术后疼痛的肺癌患者建议使用针灸	2C	弱推荐

续表

序号	指南名称	年份	机构	推荐结果	证据级别	推荐强度
2	Screening, Assessment, and Management of Fatigue in Adult Survivors of Cancer: An American Society of Clinical Oncology Clinical Practice Guideline Adaptation	2014	ASCO	有一些证据表明基于瑜伽和针灸可以减少癌症幸存者疲乏	/	/
3	Clinical Practice Guidelines on the Use of Integrative Therapies as Supportive Care in Patients Treated for Breast Cancer	2014	SIO	针灸可考虑用于癌症治疗完成后疲劳	C	弱推荐
4	Clinical Practice Guidelines on the Evidence-Based Use of Integrative Therapies During and After Breast Cancer Treatment	2017	ACS	针灸和瑜伽可考虑用于改善治疗后疲劳	C	弱推荐
5	中国癌症相关性疲乏临床实践诊疗指南	2021	中华医学会肿瘤学分会肿瘤支持康复治疗学组	建议按摩及针灸治疗,可改善癌症患者CRF症状、提高其生活质量	C	弱推荐

2.2　系统评价

纳入系统评价20篇,原始研究数量4~29篇,总样本量374~2254例,干预措施有手针、电针、穴位按压、耳穴贴压、经皮穴位电刺激、温针灸、艾灸,对照措施通常是假针、常规护理、等待治疗或空白对照等,研究发现针灸疗法可有效降低患者癌因性疲乏程度,提高患者的生活质量。

序号	文献	肿瘤类型	纳入研究数量	样本量	干预措施	对照措施	结局指标	结论
1	Xi Ran He, 2013	乳腺癌、其他不详	7	804	针灸、艾灸	假针、常规护理	疲劳评分(通过MFI测量)	针灸似乎是CRF的有效辅助治疗方法,迫切需要更多高质量的研究

续表

序号	文献	肿瘤类型	纳入研究数量	样本量	干预措施	对照措施	结局指标	结论
2	Seunghoon Lee, 2014	各种类型	4	374	间接艾灸和常规护理	常规护理	疲劳	很难得出艾灸是治疗CRF患者的有效和安全方法的结论
3	Yingchun Zeng, 2014	乳腺癌、其他不详	7	689	针灸	假针刺,教育干预＋常规护理、穴位按压、常规护理、空白	CRF变化值	需要标准的试验方法来确定针灸的有效性及其对CRF的长期影响
4	Yan Zhang, 2018	乳腺癌、妇科肿瘤以及未明确报告的其他肿瘤类型	10	1327	针刺、电针、温针灸	假针灸、常规护理、西洋参	疲乏	针灸对CRF管理有效,应推荐为CRF患者的一种有益的替代疗法,特别是对癌症患者和目前正在接受抗癌治疗的患者
5	Ma, H. L, 2019	乳腺癌、肺癌、胃癌、宫颈癌、食管癌、肝癌	22	1628	麦粒灸、隔姜灸、艾条灸、热敏盒灸、艾柱灸、激光灸、药灸、热敏灸、热敏盒灸联合隔姜灸	常规治疗、假激光灸、假隔姜灸	疲乏：BFI、EORTC QLQ-C30评分、PFS-R、癌症疲乏评分（CFS）；生活质量：EORTC QLQ-C30	艾灸可以改善癌症相关的疲劳和生活质量的大部分方面（除了失眠）

续表

序号	文献	肿瘤类型	纳入研究数量	样本量	干预措施	对照措施	结局指标	结论
6	袁超，2020	非小细胞肺癌、乳腺癌、甲状腺乳头状癌	11	832	针刺	假针、药物、基础治疗	疲乏症状改善	针灸可缓解癌症患者疲乏症状，尤其对于结束抗肿瘤治疗的患者效果明确，且不良反应极少
7	胡月，2020	未说明	28	2249	灸法与常规基础疗法联合应用	常规基础疗法	总有效率，CRF评分	相比于常规基础疗法，灸法联合治疗能提高患者的生活质量、抗癌有效性和安全性，并有效改善患者的抗癌免疫机能
8	余婷，2020	未说明	18	1409	艾灸、温灸加对症治疗	常规护理、对症治疗	Piper疲乏量表	灸法能改善癌因性疲乏的症状，一定程度上提升癌症患者的生活质量
9	Tan, J. B，2021	不同癌症、乳腺癌、甲状腺癌、肺癌、结直肠癌	15	1468	手针、穴位按压	假针+标准治疗/护理/药物	疲劳	确定了穴位刺激在改善CRF方面有一定的作用

序号	文献	肿瘤类型	纳入研究数量	样本量	干预措施	对照措施	结局指标	结论
10	韩金钱，2021	宫颈癌、卵巢癌、肺癌、非小细胞肺癌、乳腺癌、肝癌、其他混合型	13	899	艾灸	对症治疗、常规护理	疲乏程度、生活质量、中医症候群症状	在常规治疗和护理基础上进行艾灸可有效降低患者的癌因性疲乏程度，改善患者的生活质量、生存质量及中医症候群症状
11	黄双燕，2021	肺癌、胃癌、乳腺癌等	18	1312	艾灸、麦粒灸、药灸、红外激光灸治疗	常规治疗、安慰对照或需试验组联合与致其他疗法的灸法	疲乏	灸法能有效改善患者的癌因性疲乏，提高患者生活质量，安全性好，值得临床推广应用
12	Shu-Hua Hsieh，2021	各种癌症类型，如肺癌和乳腺癌	9	776	针刺	假针、常规护理	疲劳（VAS、BFI、CFS、FACIT-F、MDASI、TFRS、MFI等量表）	穴位按压能够有效缓解癌症相关疲劳
13	赵玢，2022	未说明	16	1355	灸法、灸法联合其他治疗	对症支持治疗、药物、常规干预、化疗+单纯观察	总有效率、Piper评分量表、KPS功能状态评分、EORTC-QLQ-C30评分、简易疲乏量表、免疫指标、血液学指标等	灸法治疗中晚期癌症患者癌因性疲乏的疗效肯定，且安全性高

续表

序号	文献	肿瘤类型	纳入研究数量	样本量	干预措施	对照措施	结局指标	结论
14	宋嘉婷，2022	未说明	18	1498	激光灸疗、电子艾灸、隔药灸、艾灸、艾灸+足浴、雷火灸、督灸、麦粒灸、扶阳火灸	假灸、常规护理	治疗有效率	灸法可有效降低肿瘤患者癌因性疲乏程度，提高患者的生活质量
15	刘芯言，2022	肺癌、乳腺癌、大肠癌、卵巢癌、头颈癌、胃癌、肝癌以及未提及的癌症类型患者	14	1044	耳穴贴压、耳穴贴压联合其他治疗方案	常规疗法	总有效率及癌因性疲乏评分	耳穴贴压可以改善CRF患者的疲乏程度，提高患者的生活质量
16	Yubo He，2022	转移性肿瘤、肺癌、胃肠道肿瘤及未说明的癌症类型	9	924	经皮穴位电刺激（TEAS）	常规护理、健康教育护理方法	疲乏，焦虑、抑郁，生活质量	TEAS有益于减少CRF、抑郁和焦虑，改善癌症患者的生活质量
17	Tae-Young Choi，2022	乳腺癌	12	1084	手针、电针	常规护理、假针或假电针、等待治疗	临床疗效、疲劳评分	针刺是治疗乳腺癌患者癌因性疲乏有效且安全的治疗方法

续表

序号	文献	肿瘤类型	纳入研究数量	样本量	干预措施	对照措施	结局指标	结论
18	周慧娟，2022	肺癌、急性白血病、肝癌、卵巢癌、乳腺癌	12	960	身体穴位指压、耳穴指压	伪穴位点、常规护理	疲劳评分	穴位指压能有效缓解癌因性疲乏
19	吴艾玲，2023	乳腺癌、胃肠道肿瘤、肺癌、妇科肿瘤、消化道肿瘤及其他未明确肿瘤	16	1133	耳穴贴压，耳穴贴压联合有氧运动、穴位按摩、盐酸氟西汀分散片、基础治疗、音乐放松训练、补中益气汤、脐敷、超声药物透入、磁珠	常规护理、基础治疗、有氧运动、盐酸氟西汀分散片、假耳穴贴压	疲乏评分、生活质量、睡眠质量、焦虑评分、抑郁评分、安全评估	耳穴贴压疗法是一种安全的干预方式，能够提升癌因性疲乏患者生活质量，降低患者疲乏评分、焦虑评分和抑郁评分
20	Xiao-QingWang，2023	各种类型，乳腺癌、肺癌、胃癌、肝癌、卵巢癌、宫颈癌等	29	2254	间接灸法：艾条、红外激光、暖箱艾柱灸、麦粒灸、督脉灸、雷火灸、隔药饼灸、热敏灸等	常规护理、假灸、空白对照	疲乏的严重程度	艾灸可能对癌因性疲乏有治疗作用

2.3 RCTs

纳入RCTs 8篇，样本量13~302例，干预措施有针刺、电针、激光穴位刺激、穴位按压，对照措施有假针、假电针、常规护理等，研究结果表明针刺治疗明显改善了肿瘤患者的疲乏。

序号	文献	肿瘤类型	样本量	干预措施	对照措施	结局指标	结论
1	Molassiotis A，2007	淋巴瘤、乳腺癌、消化道肿瘤、肺癌、妇科肿瘤、脑瘤	47	针刺、穴位按压	假穴位按压	疲劳评分：多维疲乏量表MFI	针灸和穴位按压均能明显减轻癌症疲劳，针灸比穴位按压或假穴位按压更有效
2	Balk J，2009	不清楚	27	针刺	假针刺	慢性病治疗功能评估-疲劳分量表（FACIT-F）	从基线到第10周，两组在疲劳、疲劳困扰、QOL和抑郁方面均有改善，但组间差异无统计学意义
3	Johnston MF，2011	乳腺癌	13	针刺联合认知行为教育	常规护理	简明疲乏量表BFI	与常规护理对照组相比，针刺联合认知行为教育组的疲劳程度下降
4	Molassiotis A，2012	乳腺癌	302	针刺	常规护理	多维疲乏量表MFI	针灸明显改善了疲劳
5	Deng G，2013	乳腺癌、宫颈癌、CNS癌、结肠癌、子宫内膜癌、霍奇金淋巴瘤、白血病、肺癌、非霍奇金淋巴瘤、卵巢癌、胰腺癌、腹膜癌、直肠癌、肉瘤	101	针刺	假针	简明疲乏量表BFI	各组间的BFI评分无明显差异
6	Smith C，2013	乳腺癌	30	针刺	假针和等待治疗	简明疲乏量表BFI	针灸在2周内明显减轻了患者疲劳，在6周内改善了患者健康状况
7	Mao JJ，2014	乳腺癌	67	电针EA	假电针（SA）和等待治疗（WLC）	简明疲劳量表（BFI）、匹兹堡睡眠质量指数（PSQI）、医院焦虑抑郁量表（HADS）	与WLC相比，EA改善了患者疲劳、焦虑和抑郁。相反，与WLC相比，SA没有减轻患者疲劳或焦虑症状，但改善了抑郁

续表

序号	文献	肿瘤类型	样本量	干预措施	对照措施	结局指标	结论
8	Mao H, 2016	肺癌、乳腺癌、结直肠癌、胃癌、肝癌、食管癌、卵巢癌、子宫内膜癌、宫颈癌、其他（胸腺癌、咽癌、膀胱癌）	78	激光穴位刺激	假激光穴位刺激	中文版简明疲乏量表（BFI-C）测量的疲乏评分	治疗组的疲劳程度较轻

3 针灸处方

3.1 毫针

取穴：百会、关元、气海、风池、足三里、三阴交、太溪。

操作方法：患者选合适的体位，穴位周围皮肤常规消毒。采用单手进针或双手进针法，直刺或斜刺。采用提插捻转法和补法，以局部出现酸、麻、胀、重感为度，使之得气，不得气者加用循法。得气后留针20分钟。

疗程：每天针刺1次，共14天。

注意事项：针灸前：应检查针具、预防晕针；进行针刺时，选择舒适的体位；针灸时：手法不宜过强，避开血管，嘱患者不要随意变动体位；针灸后：出针时，立即用消毒干棉球按压防止出血。

推荐建议：癌因性疲乏可应用针刺技术。[推荐级别：B级]

来　　源：4篇RCTs文献

3.2 电针

取穴：太溪、三阴交、足三里、合谷、气海。

操作方法：太溪、足三里接电针，频率1Hz。

疗程：每次30分钟，每周2次。

推荐建议：癌因性疲乏可应用电针技术。［推荐级别：B级］

来　　源：1篇RCT文献

3.3　穴位按压

取穴：足三里、三阴交、合谷、印堂、安眠、神门、太冲。

找到穴位后，施加足够的压力对其进行旋转按压，以患者感到酸、麻、胀、痛为度。

疗程：每天1次，每次1分钟，2周为1个疗程。

注意事项：切忌过分摩擦表皮；切忌力道过大。

推荐建议：癌因性疲乏可应用穴位按压技术。［推荐级别：B级］

来　　源：3篇RCTs文献

3.4　经皮穴位电刺激

取穴：足三里、神阙、关元、气海、血海。

操作方法：强度为6~12mA，频率10~100Hz，以身体相应部位出现轻微颤动为准，强度以患者可以耐受为宜。

疗程：每天1次，每次30分钟，每周5次。

注意事项：皮肤电极粘贴面应保持清洁，避免粘上灰尘及油性、黏性污物，使用前应清洗皮肤。

推荐建议：癌因性疲乏可应用经皮穴位电刺激技术。［推荐级别：B级］

来　　源：1篇RCT文献

3.5　耳穴疗法

取穴：肝、脾、胃、神门、交感。

操作方法：叮嘱患者坐位，用75%乙醇棉球对外耳及耳垂进行消毒。左手手指持耳廓，右手用镊子夹取割好的方胶布，中心粘上准备好的药豆，对准穴位紧贴压其上，并轻轻按揉1~2分钟。

疗程：每穴按压4~6次，3~5分钟/次，每次贴压一侧耳穴，3天后改为另侧耳穴，两耳交替进行，10次为1个疗程，共计1个月。

注意事项：①严格消毒，防止感染；②需双耳交替进行，以防单只耳朵由于长期摩擦按压发生破损。

推荐建议：癌因性疲乏可应用耳穴按压技术。[推荐级别：B级]

来　　源：1篇RCT文献

3.6　艾灸疗法

取穴：关元、气海、足三里、三阴交、神阙、天枢、悬钟、血海。

操作方法：暴露皮肤，将艾条点燃置于穴位2~3cm左右，使患者局部有温热感而无灼痛为宜，足三里可隔姜灸。

疗程：每穴位灸10~20分钟，1次/天，4周为1个疗程。

注意事项：皮肤有感染、瘢痕或肿瘤的部位，不宜针刺或艾灸；患者出现呼吸困难、心悸胸闷等情况，需立即停止干预。助患者平卧，打开门窗保持空气流通，予以服用温糖水；艾灸的温热作用使局部皮肤出现红晕属正常现象，但热力过强，可导致烫伤出现水疱，水疱较小可自行吸收，水疱较大需使用无菌注射器抽吸水疱内液体，消毒以防感染；艾灸后出现上火的症状，如口干口苦，注意根据患者体质对灸量及艾灸时间、强度进行调整。

推荐建议：癌因性疲乏可应用艾灸技术。[推荐级别：C级]

来　　源：1篇RCT文献

———— 参考文献 ————

[1] 谢晓冬, 张潇宇.癌因性疲乏最新进展——NCCN（2018版）癌因性疲乏指南解读 [J].中国肿瘤临床, 2018, 45（16）: 7-10.

[2] Borneman T, Koczywas M, Sun V, et al.Effectiveness of a clinical intervention to eliminate barriers to pain and fatigue management in oncology [J]. Palliat Med, 2011, 14（2）: 197-205.

[3] 牛宝英, 王玉英, 吴巧兰.人文关怀护理在肿瘤病人中的应用 [J].护理研究,

2017, 31（17）：2164-2166.

［4］马乐，郭琪，王妤函，等.针灸治疗化疗后癌因性疲乏的研究进展［J］.新疆中医药，2019, 37（3）：116-118.

［5］林学英，王云启.中医药治疗癌因性疲乏的研究进展［J］.中医药导报，2016, 22（24）：37-40.

［6］颜悦，于晓宇，郭姗琦，等.中医药治疗癌因性疲乏研究进展［J］.天津中医药，2019, 36（1）：96-100.

［7］刘建涛，孙永康，郭艳.针灸治疗癌因性疲乏的研究［J］.中国处方药，2018, 16（1）：17-18.

［8］Greenlee H, Balneaves L G, Carlson L E, et al. Clinical practice guidelines on the use of integrative therapies as supportive care in patients treated for breast cancer［J］. JNCI Monographs, 2014, 2014（50）：346-358.

［9］Smith C, Carmady B, Thornton C, et al. The effect of acupuncture on post-cancer fatigue and well-being for women recovering from breast cancer: A pilot randomised controlled trial［J］. Acupunct Med, 2013 Mar, 31（1）：9-15.

［10］Greenlee H, Dupont-reyes M J, Balneaves L G, et al. Clinical practice guidelines on the evidence-based use of integrative therapies during and after breast cancer treatment［J］. CA Cancer J Clin, 2017, 67（3）：194-232.

［11］张剑军，钱建新.中国癌症相关性疲乏临床实践诊疗指南（2021年版）［J］.中国癌症杂志，2021, 31（9）：852-872.

［12］He X R, Wang Q, Li P P. Acupuncture and moxibustion for cancer-related fatigue: A systematic review and meta-analysis［J］. Asian Pac J Cancer Prev, 2013, 14（5）：3067-3074.

［13］Lee S, Jerng U M, Liu Y, et al. The effectiveness and safety of moxibustion for treating cancer-related fatigue: A systematic review and meta-analyses［J］. Support Care Cancer, 2014, 22（5）：1429-1440.

［14］Zeng Y, Luo T, Finnegan-John J, et al. Meta-analysis of randomized controlled trials of acupuncture for cancer-related fatigue［J］. Integr Cancer Ther, 2014, 13（3）：193-200.

［15］Zhang Y, Lin L, Li H, et al. Effects of acupuncture on cancer-related fatigue: A meta-analysis［J］. Support Care Cancer, 2018, 26（2）：415-425.

［16］Fu HJ, Zhou H, Tang Y, et al. Tai Chi and other mind-body interventions for cancer-related fatigue: An updated systematic review and network meta-analyses protocol［J］. BMJ Open, 2022, 12（1）: e052137.

［17］袁超, 肖江, 秦玮珣, 等. 针灸治疗癌因性疲乏Meta分析［J］. 云南中医学院学报, 2020, 43（4）: 61-70.

［18］胡月, 蒋运兰, 李征, 等. 灸法治疗癌因性疲乏的临床有效性和安全性的系统评价［J］. 成都中医药大学学报, 2020, 43（3）: 65-72.

［19］余婷, 刘杰, 杨兵, 等. 灸法治疗癌因性疲乏临床疗效的荟萃分析［J］. 世界科学技术–中医药现代化, 2020, 22（12）: 4175-4184.

［20］Tan J B, Wang T, Kirshbaum M N, et al. Acupoint stimulation for cancer-related fatigue: A quantitative synthesis of randomised controlled trials［J］. Complement Ther Clin Pract, 2021, 45: 101490.

［21］韩金钱, 张宜佳, 蒋恩社, 等. 艾灸对癌症病人癌因性疲乏干预效果的Meta分析［J］. 循证护理, 2021, 7（6）: 719-726.

［22］黄双燕, 杨柳, 韩琼, 等. 灸法对癌因性疲乏患者疗效及安全性的Meta分析［J］. 中国当代医药, 2021, 28（1）: 4-9, 15.

［23］Hsieh S H, Wu C R, Romadlon D S, et al. The effect of acupressure on relieving cancer-related fatigue: A systematic review and meta-analysis of randomized controlled trials［J］. Cancer Nurs, 2021, 44（6）: E578-E588.

［24］赵玢, 黄仙保, 李巧林, 等. 灸法治疗中晚期癌症患者癌因性疲乏的系统评价和Meta分析［J］. 实用中西医结合临床, 2022, 22（10）: 92-97.

［25］宋嘉婷, 黄绮华, 文希, 等. 灸法改善癌因性疲乏效果的Meta分析［J］. 宁夏医科大学学报, 2022, 44（11）: 1148-1155.

［26］刘芯言, 云洁, 陈倩, 等. 耳穴贴压治疗癌因性疲乏的有效性与安全性的Meta分析［J］. 中国民间疗法, 2022, 30（1）: 60-66.

［27］He Y, Yuan M, He C, et al. The effects of transcutaneous acupoint electrical stimulation on cancer-related fatigue and negative emotions in cancer patients: A systematic review and meta-analysis of randomized controlled trials［J］. Contrast Media Mol Imaging, 2022, 2022: 1225253.

［28］Choi T Y, Ang L, Jun J H, et al. Acupuncture for managing cancer-related fatigue in breast cancer patients: A systematic review and meta-analysis［J］. Cancers（Basel）, 2022, 14（18）: 4419.

［29］Chou H C, Tsai H Y, Sun T C, et al. The effectiveness of acupressure in reducing cancer-related fatigue: A systematic review and meta-analysis［J］. Hu Li Za Zhi, 2022, 69（4）: 75-87.

［30］吴艾玲, 喻蓉, 马文琼, 等.耳穴贴压疗法在癌因性疲乏患者中应用效果的 Meta分析［J］.中文科技期刊数据库（全文版）医药卫生, 2023（6）: 192-198.

［31］Wang X Q, Qiao Y, Duan P B, et al. Efficacy and safety of moxibustion on cancer-related fatigue: A systematic review and meta-analysis of randomized controlled trials［J］. Support Care Cancer, 2023, 31（9）: 508.

［32］Johnston MF, Hays RD, Subramanian SK, et al. Patient education integrated with acupuncture for relief of cancer-related fatigue randomized controlled feasibility study［J］. BMC Complement Altern Med, 2011, 11: 49.

［33］Molassiotis A, Bardy J, Finnegan-John J, et al. Acupuncture for cancer-related fatigue in patients with breast cancer: A pragmatic randomized controlled trial ［J］. Clin Oncol, 2012, 30（36）: 4470-4476.

［34］Deng G, Chan Y, Sjoberg D, et al. Acupuncture for the treatment of post-chemotherapy chronic fatigue: A randomized, blinded, sham-controlled trial［J］. Support Care Cancer, 2013, 21（6）: 1735-1741.

［35］Smith C, Carmady B, Thornton C, et al. The effect of acupuncture on post-cancer fatigue and well-being for women recovering from breast cancer: A pilot randomised controlled trial［J］. Acupunct Med, 2013, 31（1）: 9-15.

［36］Mao JJ, Farrar JT, Bruner D, et al. Electroacupuncture for fatigue, sleep, and psychological distress in breast cancer patients with aromatase inhibitor-related arthralgia: A randomized trial［J］. Cancer, 2014, 120（23）: 3744-3751.

［37］Mao H, Mao JJ, Guo M, et al. Effects of infrared laser moxibustion on cancer-related fatigue: A randomized, double-blind, placebo-controlled trial［J］. Cancer, 2016, 122（23）: 3667-3672.

六、放射性口干症

头颈癌（head and neck cancer, HNC）是世界上最常见的癌症之一，最新的全球癌症统计数据显示，头颈癌新发病例超过100万例，约占所有恶性肿瘤的7.8%。治疗方式的选择取决于患者因素、原发部位、临床分期和肿瘤的可切除性。尽管化学药物治疗在头颈癌治疗中的作用越来越大，但放射性治疗和手术依然是主要的治疗方式。30%~40%的患者选择可修复的根治性手术或放疗的早期治疗。超过50%的患者在诊断时表现为局部区域晚期症状，需要接受完全手术切除，然后进行术后放疗或同时进行放、化疗。尽管采用了这种积极的双模式治疗方法，但患者的预后较差，5年生存率为30%~40%。

放射性口干症（radioactive xerostomia，RIX）是头颈癌放疗相关的常见并发症，是一种伴随有或没有唾液减少的口干的感觉，会影响咀嚼、吞咽、味觉和语言功能。据报道，RIX在头颈癌患者中的患病率高达90%。其病因是唾液腺组织中浆液性腺泡细胞的直接照射损伤。口腔位于头颈部放射治疗中电离辐射影响的范围内，特别是唾液腺对放射线较为敏感：唾液由3大唾液腺（腮腺、卜颌卜腺和舌下腺）及小唾液腺共同分泌，腮腺分泌浆液性唾液，下颌下腺、舌下腺以及小唾液腺分泌唾液中含有黏液蛋白，黏液蛋白有助于改善黏膜自觉湿润程度。腮腺半数耐受剂量为23Gy，下颌下腺的半数耐受剂量为42Gy，而肿瘤放射治疗中目标剂量常为50~70Gy。因此在常规的头颈部放射治疗中，如果未对唾液腺做特殊保护，根据对唾液腺的累积辐射剂量，唾液分泌功能就会受到不同程度的影响，可能发生永久性功能减退，这通常导致口干症的发展。

目前放射性口干症有几种常见治疗方案，包括严格的口腔卫生、氟化物剂、抗菌剂、唾液替代品和增加唾液分泌的唾液剂。然而，这些治疗方法的效果有限，而且常常引起诸如头痛、头晕和出汗等不良反应。已被美国食品和药物管理局批准用于降低放射性口干症的发生率和严重程度的治疗药物氨磷汀，同样存在潜在的不良反应，需要肠外给药，并且不能普遍应用。

现代放射治疗计划和实施等多项研究进展已使严重辐射诱发的口干症的发生率降低。此外，给予唾液替代品和刺激唾液反射的治疗剂可能会缓解症状。然而，还有相当比例的患者在头颈癌照射后仍患有唾液腺功能减退，治疗选择有限。针灸作为一种有效的姑息干预方式，一些研究表明针灸对口腔干燥有积极作用。2003年世界卫生组织发表了一份关于针灸治疗或缓解64种不同症状的疗效的报告，其中就包括口干症。

关于针灸如何增加唾液分泌有几种假设。针灸可以通过神经元激活刺激副交感神经和交感神经系统。此外，针灸疗法产生神经肽的释放，例如降钙素基因相关肽。这些神经肽对唾液腺具有抗炎特性和营养作用，并增加腺泡中的血流量。另一种解释是，针刺可直接影响唾液腺附近的局部血流，从而增加唾液分泌。综上所述，针灸治疗可利用神经元回路，激活脑桥中的唾液核，随后通过颅神经激活唾液腺。此外，针灸作为一种低风险疗法，其显著不良事件较少。

1　研究方法

1.1　纳入标准

①患者接受过头颈癌放疗；②试验组接受针灸治疗，包括电针、手针、耳针、针灸样经皮神经电刺激、经皮神经电刺激等作为预防措施；③如果有对照组，则对照组接受标准护理或药物治疗；④主要结局指标为口干症的评估；⑤仅纳入随机对照试验和干预性试验的文章。

1.2　排除标准

①重复的出版物、观察性研究、信件、评论或信息不完整、不正确的文章；②限制对全文的访问；③使用中文和英语以外的语言。

1.3　检索策略

检索美国国立临床诊疗指南数据库（NGC，http：//www.guidelines.gov/）、英国国家卫生与服务优化研究（NICE，https：//www.nice.org.uk/）、澳大利亚临床实践指南数据库（https：//www.clinicalguidelines.gov.au/）、苏格兰校际指南网络（SIGN，https：//www.sign.ac.uk/）、新西兰指南工作组（NZGG，https：//www.health.govt.nz/），检索指南及专家共识。

采用计算机检索PubMed、Embase、The Cochrane Library、中国期刊全文数据库（CNKI）、中国生物医学文献数据库（SinoMed）、维普数据库（VIP）、万方数据库建库至2023年12月20日针灸治疗放射性口干症的随机对照试验、系统评价、指南及专家共识。英文检索词包括"acupunct""acupoints""acupuncture""electroacupunct""auriculoacupunct""ear-acupunct""salivary gland diseases""salivary gland disease""salivary glands""saliva""salivation""saliva secretion""oral dryness""hyposalivation""asialia""dryness soft the mouth""xerostomia""mouth dryness""dry mouth""electroacupuncture""nausea""vomiting""drug therapy""chemotherapy""neoplasms""tumor""cancer"；中文检索词包括"针刺""电针""毫针""体针""穴位""经皮穴位电刺激""口干""放射治疗""放疗""肿瘤""癌症""恶性肿瘤"等。采用主题词结合自由词的形式进行检索。

2 研究结果

2.1 指南

2007年ACCP提出针灸治疗口干有重要临床意义，但推荐意见并不明确。

指南名称	年份	机构	推荐结果	证据级别	推荐强度
Complementary the rapies and integrative oncology in lung cancer: ACCP evidence-based clinical practice guidelines（2nd edition）	2007	ACCP	当疼痛控制不佳或副作用（如神经病变或口干症）具有临床意义时，建议将针灸作为补充疗法	推荐意见不明确	/

2.2　系统评价

纳入系统评价8篇。原始研究数量3~9篇，总样本量123~1732例。干预措施有针刺、耳针等，对照措施有假针刺、常规护理等。所有纳入的系统评价研究表明，受试者人数少和目前可用的单一研究的方法学缺陷使得不足以明确说明针灸的有效性。考虑到口干症的客观评估，未发现临床上有意义的改善。关于口干症的主观评估，一些研究报告的改善相当小。

序号	文献	肿瘤类型	纳入研究数量	样本量	干预措施	对照措施	结局指标	结论
1	O'Sullivan，2010	患有头颈癌（包括颈清扫术）的患者	3个RCTs	123	针灸（手针）	假针灸/安慰剂针灸，提供常规护理以控制病情，不尝试复制针灸体验	刺激和未刺激唾液流速（SSFR+USFR）主观结果；主观评估（量表未解释）；执行商数（XQ）调查问卷；口干症调查问卷（XI）	目前可用的单一研究的参与者数量少和单一研究方法上的缺陷不足以清楚地说明针灸的有效性
2	Zhuang，2012	头颈癌患者	4个RCTs	196	针灸（个性化治疗）	浅表/安慰剂针灸，假针灸，常规护理，标准口腔卫生	唾液流量（SFR）主观结果；患者自我报告的评分作为主观结果测量；口干症问卷问题（XQ；交流、进食、睡眠和日常功能）；辐射引起的口干症的治疗效果（通过口干症测量）MD安德森症状-头颈	目前可用的单一研究的参与者数量少和单一研究方法上的缺陷不足以清楚地说明针灸的有效性

序号	文献	肿瘤类型	纳入研究数量	样本量	干预措施	对照措施	结局指标	结论
3	Garcia,2013	患有辐射引起口干症的癌症患者	4个RCTs	145	针灸	常规护理,未报告	辐射引起的口干症,症状的发生率和严重程度	目前可用的单一研究的参与者数量少和单一研究方法上的缺陷不足以清楚地说明针灸的有效性
4	Furness,2013	4项口腔癌研究、3项干燥综合征研究、1项针对各种患者的研究（包括原发性和继发性干燥综合征、放疗和甲状腺功能减退症）、1项药物引起的口干症研究	9个RCTs	366	针刺手法和电刺激针刺手法	假针灸（安慰剂），常规护理	UWS或SWS主观结果；恒定Murley量表疼痛、疼痛（数字评定量表）、口干症量表；口干中位数（10分VAS评分）；口干症问卷	目前可用的单一研究的参与者数量少和单一研究方法上的缺陷不足以清楚地说明针灸的有效性
5	Mercadante,2017	癌症患者	3个RCTs	1732	针灸	浅表针灸,假针灸,教育口腔护理课程	刺激性和非刺激性唾液流率主观结果；口干症问卷；唾液功能；口干症状（QLQ-H&N35口干症问题+其他问卷）；生活质量（QLQC-30和H&N-35）	目前可用的单一研究的参与者数量少和单一研究方法上的缺陷不足以清楚地说明针灸的有效性

续表

序号	文献	肿瘤类型	纳入研究数量	样本量	干预措施	对照措施	结局指标	结论
6	Assy, 2018	8项针对头颈癌患者的研究（1项针对颈清扫术的研究）、1项针对干燥综合征的研究、1项针对各种患者的研究（包括原发性和继发性干燥综合征、放射治疗和甲状腺功能减退症）	8项RCTs、1项交叉设计研究、1项RCT和队列研究混合设计的研究（3项预防性研究）	503	耳穴疗法，中医针灸，中西医结合针灸，腮腺、颌下腺和唇腺为主的穴位，中医和生物医学针灸，针灸使用标准和特定解剖点的针灸，双耳穴、食指和额外的面部穴位	假针灸/安慰剂针灸：安慰剂耳穴疗法、安慰剂针灸（浅表）针刺或距穴位2cm的非穴位点；口腔卫生/常规护理（无治疗方式）；口腔护理课程（生活方式和饮食建议）	12个月的SFR主观结果；口干强度（VAS评分）；主观症状的变化；XQ评分；口干量表（XI）；生活质量问卷和头颈分量表	不足以清楚地说明针灸的有效性
7	Ni, 2020	头颈癌患者，包括颈清扫术患者	8个RCTs	725	针灸、耳针	假针灸（非穴位浅刺或非穴位非穿透针刺，或在非口干症适用的真穴位真针刺、假穴位真针刺、假穴位安慰剂针刺的混合疗法；常规护理；不治疗最大限度地减少辐射副作用；标准口腔护理控制	刺激唾液流速（SSFR）、未刺激唾液流速（USSFR）、唾液成分；具有临床意义的口干症发生率（分数>30分）静息唾液流速（RSFR）主观结果；XQ（口干症问卷）Constant–Murley分数；改良Constant–Murley评分；XI（口干症量表）；疼痛NRS QLQC30；（H&N–35）；生活质量	不足以清楚地说明针灸的有效性

续表

序号	文献	肿瘤类型	纳入研究数量	样本量	干预措施	对照措施	结局指标	结论
8	Bonomo，2021	鳞状细胞癌患者	1 个病例对照队列，4 个 RCTs	633	针灸	标准护理，假针灸（SA）或标准护理（SC）	静息唾液流量（RSFR）、刺激唾液流量（SSFR）；严重口干症的发生率（XQ）30）主观结果；通过改良的口干症调查问卷（4项VAS），患者报告的口干症；患者报告的口干症通过口干症问卷调查得出的口干症（8项）；通过MDADI（总分和分量表得分）患者报告的吞咽困难；可行性；通过EORTCH&N 35+4个研究特定项目报告的患者口干症总体生活质量评分；不良事件	不足以清楚地说明针灸的有效性

2.3 RCTs

纳入RCT研究共11篇。多项临床研究探讨了针灸治疗和预防鼻咽癌和头颈癌患者口干症的效果。

序号	文献	肿瘤类型	样本量	干预措施	对照措施	结局指标	结论
1	Wong, 2003	头颈癌	37	针刺样经皮神经电刺激	选穴对照	口干症生活质量量表；视觉模拟量表（VAS）；安德森头/颈部症状清单（MDASI-HN）；口腔干燥量表（XI）；全唾液生产量（WSP）	经皮神经刺激法可改善辐射引起的口腔干燥症患者的整个唾液分泌和相关症状，治疗效果可持续至少6个月
2	Braga, 2011	头颈癌	24	针刺	空白对照	唾液流量（SFR）；视觉模拟量表（VAS）	针灸治疗能明显减轻辐射引起的口腔干燥的严重程度
3	Meng, 2012	头颈癌	84	针刺	常规护理	口干症问卷（XQ）；唾液流量（SFR）；安德森头/颈部症状清单（MDASI-HN）	在放疗的同时进行针灸治疗，可明显减轻口干症，提高生活质量
4	Wong, 2012	头颈癌	47	针刺样经皮神经电刺激	/	口干症生活质量量表	经皮电神经刺激疗法（ALTENS）在减轻辐射引起的口腔干燥症方面具有可行性
5	Zhiqiang Meng, 2013	头颈癌	86	针刺	标准治疗	口干症问卷（XQ）和MD安德森头/颈部症状清单（MDASI-HN）	针灸与放疗同时进行可显著减少口干症，并改善生活质量
6	Simcock, 2013	头颈癌	145	针刺	口腔护理	患者报告的口干严重程度变化	针灸有助于缓解口干症状，并且比单独的口腔护理有更大的益处
7	Zhiqiang Meng, 2013	头颈癌	23	针刺	假针刺	口干症问卷（XQ）和MD安德森头/颈癌症状清单（MDASI-HN）	与假针刺相比，真针刺与放疗同时给予可显著减轻口干症状并改善生活质量

续表

序号	文献	肿瘤类型	样本量	干预措施	对照措施	结局指标	结论
8	Wong, 2015	头颈癌	95	针刺样经皮神经电刺激	毛果芸香碱	口干症生活质量表；全唾液生产量（WSP）	接受经皮电神经刺激疗法（TENS）组的口腔干燥情况与对照组无明显差异
9	Garcia MK, 2019	头颈癌	339	针刺	假针刺/标准护理对照	口干症问卷（XQ）	与鳞状细胞癌相比，针灸对治疗1年后导致的口干症状显著减少和减轻
10	Paim, 2019	头颈癌	68	TENS	常规护理	唾液流量的自我知觉；华盛顿大学生活质量问卷；受刺激的唾液流量	与常规治疗相比，接受针灸治疗的患者的疼痛、功能障碍和口腔干燥症明显减轻
11	lovoli, 2020	头颈癌	30	TENS	A组每周治疗4次；B组每周治疗2次	口干症生活质量表	两种经皮电神经刺激疗法（TENS）治疗方案都安全、耐受性良好，而且似乎同样有效

3 针灸处方

3.1 毫针

取穴：局部取承浆、颊车、金津、玉液。远部取商阳、三间、列缺、合谷、内关、下廉、曲池、足三里、三阴交、太溪、水泉、大钟、照海、太冲，均取双侧。

操作方法：针刺时采用常规刺法，可采用平补平泻法，以局部出现酸、麻、胀、重感为度，使之得气，不得气者加用循法，留针20分钟。

疗程：自患者放疗第1天开始每周3次，6周为1个疗程。

注意事项：针灸前：应检查针具、预防晕针；进行针刺时，选择舒适的体位；针灸时：手法不宜过强，避开血管，嘱患者不要随意变动体位；针灸后：出针时，立即用消毒干棉球按压，防止出血。

推荐建议：放射性口干症可应用毫针针刺技术。[推荐级别：C级]

来　　源：3篇RCTs文献，2篇观察性文献

3.2　耳穴贴压

取穴：神门、内分泌、肾、脾、口、渴点、咽喉、唾液腺、皮质下、胰腺、内分泌。

操作方法：每个穴位用75%乙醇消毒，然后用1cm×1cm的胶布将药豆以轻微力度进行按压，直到每点上感觉到轻微的酸痛，两只耳交替进行。

疗程：每天进行3次按压，每次持续5~10分钟，持续4周。

注意事项：①严格消毒，防止感染；②需双耳交替进行，以防单只耳朵由于长期摩擦按压发生破损。

推荐建议：放射性口干症可应用耳穴按压技术。[推荐级别：C级]

来　　源：2篇RCTs文献

3.3　经皮穴位电刺激

取穴：三阴交、足三里、合谷、承浆。

操作方法：持续250ms的非极化、平衡、双相方形电脉冲，以4Hz的重复频率进行，在合谷穴使用主动电极，承浆穴使用中性电极，调整每个穴位的刺激强度使患者在电极的附着点产生轻微疼痛感。每个穴位每次随机刺激10秒，每次治疗持续时间共20分钟。

疗程：每周治疗2次，6周为1个疗程。

注意事项：每个穴位进行严格消毒，对于带有心脏起搏器、局部感觉缺失和对电过敏的患者慎用。

推荐建议：放射性口干症可应用经皮穴位电刺激技术。[推荐级别：
　　　　　C级]

来　　　源：4篇RCTs文献

————— 参考文献 —————

［ 1 ］ Bray F, Ferlay J, Soerjomataram I, et al. Global cancer statistics 2018: GLOBOCAN estimates of incidence and mortality worldwide for 36 cancers in 185 countries ［ J ］. CA: A cancer journal for clinicians, 2018，68（9）：394-424.

［ 2 ］ Jensen S B, Pedersen A M L, Vissink A, et al. A systematic review of salivary gland hypofunction and xerostomia induced by cancer therapies: Prevalence, severity and impact on quality of life ［ J ］. Supportive Care in Cancer: Official Journal of the Multinational Association of Supportive Care in Cancer, 2010, 18（8）：1039-1060.

［ 3 ］ 郭星铜, 侯黎莉, 李兰.针灸应用于头颈肿瘤患者放射性口干：系统性文献综述（英文）［ J ］.中西医结合护理（中英文）, 2023,9（7）：141-147.

［ 4 ］ Chambers MS, Rosenthal DI, Weber RS.Radiation-induced xerostomia[J]. Head Neck, 2007, 29(1):58-63.

［ 5 ］ Naik P N, Kiran R A, Yalamanchal S, et al. Acupuncture: An alternative therapy in dentistry and its possible applications[J]. Medical Acupuncture, 2014, 26(6): 308-314.

［ 6 ］ O' Regan D, Filshie J. Acupuncture and cancer ［ J ］. Autonomic Neuroscience: Basic & Clinical, 2010, 157（1-2）：96-100.

［ 7 ］ Assy Z, Brand H S. A systematic review of the effects of acupuncture on xerostomia and hyposalivation ［ J ］. BMC complementary and alternative medicine, 2018, 18（1）：57.

［ 8 ］ Braga F do P F, Lemos Junior C A, Alves F A, et al. Acupuncture for the prevention of radiation-induced xerostomia in patients with head and neck cancer ［ J ］. Brazilian Oral Research, 2011, 25（2）：180-185.

［ 9 ］ Meng Z, Garcia M K, Hu C, et al. Randomized controlled trial of acupuncture for prevention of radiation-induced xerostomia among patients with nasopharyngeal carcinoma [J] . Cancer, 2012, 118（13）: 3337–3344.

[10] Wong R K W, James J L, Sagar S, et al. Phase 2 results from Radiation Therapy Oncology Group Study 0537: A phase 2/3 study comparing acupuncture–like transcutaneous electrical nerve stimulation versus pilocarpine in treating early radiation–induced xerostomia [J] . Cancer, 2012, 118（17）: 4244–4252.

[11] Meng Z, Garcia M K, Hu C, et al. Randomized controlled trial of acupuncture for prevention of radiation–induced xerostomia among patients with nasopharyngeal carcinoma [J] . Cancer, 2012, 118（13）: 3337–3344.

[12] Simcack R, Fallowfield L, Monson K, et al. ARIX: A randomised trial of acupuncture v oral care sessions in patients with chronic xerostomia following treatment of head and neck cancer–ScienceDirect [EB/OL] . [2023–11–20] . https: //www.sciencedirect.com/science/article/pii/S0923753419371418 ? via%3Dihub.

[13] Meng Z, kay Garcia M, Hu C, et al. Sham–controlled, randomized, feasibility trial of acupuncture for prevention of radiation–induced xerostomia among patients with nasopharyngeal carcinoma–PMC [EB/OL] . [2023–11–20] . https: //www.ncbi.nlm.nih.gov/pmc/articles/PMC3832185/.

[14] Wong R K W, Deshmukh S, Wyatt G, et al. Acupuncture–like transcutaneous electrical nerve stimulation versus pilocarpine in treating radiation–induced xerostomia: Results of RTOG 0537 phase 3 Study [J] . International Journal of Radiation Oncology, Biology, Physics, 2015, 92（2）: 220–227.

[15] Garcia M K, Meng Z, Rosenthal D I, et al. Effect of true and sham acupuncture on radiation–induced xerostomia among patients with head and neck cancer [J]. JAMA Network Open, 2019, 2（12）: e1916910.

[16] Pfister D G, Cassileth B R, Deng G E, et al. Acupuncture for pain and dysfunction after neck dissection: Results of a randomized controlled trial [J] . Journal of Clinical Oncology: Official Journal of the American Society of Clinical Oncology, 2010, 28（15）: 2565–2570.

[17] Iovoli A J, Ostrowski A, Rivers C I, et al. Two–versus four–times weekly acupuncture–like transcutaneous electrical nerve stimulation for treatment of radiation–induced xerostomia: A pilot study [J] . Journal of Alternative

and Complementary Medicine（New York, N.Y.），2020, 26（4）：323-328.

[18] Garcia M K, Meng Z, Rosenthal D I, et al. Effect of true and sham acupuncture on radiation-induced xerostomia among patients with head and neck cancer: A randomized clinical trial［J］. JAMA network open, 2019, 2（12）：e1916910.

七、化疗引起周围神经病变

化疗引起周围神经病变（chemotherapy-induced peripheral neuropathy, CIPN）是化疗后以感觉或运动功能异常或者自主神经病变为主要表现的并发症之一，与CIPN相关的化疗药物的主要类别是铂类药物、紫杉烷类、长春花生物碱、硼替佐米和沙利度胺。铂类药物的神经毒性最大，其中奥沙利铂引起CIPN的患病率最高。有研究表明使用铂类药物周围神经毒性发生率为70%~100%；紫杉类药物神经毒性的发生率为11%~87%；长春碱类药物神经毒性发生率达20%。一些CIPN可累及自主神经症状，包括腹泻或便秘、出汗、头晕或体位性低血压。这些症状可导致化疗剂量减少或早期停药，潜在地影响癌症治疗的效果并影响生活质量。目前，对于化疗引起的周围神经病变的治疗尚无有效的办法，常以营养周围神经药物如B族维生素、甲钴胺等或者改善周围感觉异常的药物如加巴喷丁等进行药物治疗，且治疗CIPN的药物可能会与化疗药物发生反应，甚至降低化疗效果。

针灸作为中国传统医学的重要组成部分，能够通过经络系统从整体上调节身体功能，在现代研究中，针灸已被证实是通过调节神经生理和神经激素发挥疗效的。

1 研究方法

1.1 纳入标准

①研究对象为肿瘤患者；②治疗措施包括针刺、艾灸、穴位注射、穴位贴敷、耳针等，以及以上各种治疗方法的单用或联合使用；

③对照组为空白对照、安慰对照或西医标准治疗对照；④文章类型为针灸疗法治疗化疗引起的周围神经病变的指南、专家共识、系统评价/Meta分析和随机对照试验（RCTs），语言为中文或英文，检索起始时间不限。

1.2　排除标准

①试验组与对照组中应用的西药不一致；②两组治疗时间不一致的研究；③无法获取全文或数据不全。

1.3　检索策略

检索美国国立临床诊疗指南数据库（NGC，http：//www.guidelines.gov/）、英国国家卫生与服务优化研究（NICE，https：//www.nice.org.uk/）、澳大利亚临床实践指南数据库（https：//www.clinicalguidelines.gov.au/）、苏格兰校标指南网络（SIGN，https：//www.sign.ac.uk/）、新西兰指南工作组（NZGG，https：//www.health.govt.nz/），检索指南及专家共识。

采用计算机检索PubMed、Embase、The Cochrane Library、中国期刊全文数据库（CNKI）、中国生物医学文献数据库（SinoMed）、维普数据库（VIP）、万方数据库建库至2023年5月1日针灸治疗化疗后周围神经病变的随机对照试验、系统评价。检索策略以主题词结合自由词方法进行检索。英文检索词包括"acupuncture""moxibus-tion""transcutaneous acupoint electrical stimulation""electroacupunc-ture""paraneoplastic polyneuropathy""chemotherapy induced peripheral neuropathy""platinum""vinca alkaloids""taxanes""thalidomide and bortezomib""cyclophosphamide or methotrexate"等；中文检索词包括"针刺""针灸""电针""艾灸""经皮穴位电刺激""微针""化疗周围神经病变""化疗周围神经毒性""化疗""神经毒性""神经病变""周围神经病变""神经毒素"等。

2 研究结果

2.1 指南

2020年发表的《成人癌症幸存者化疗诱发周围神经病变的预防和处理：ASCO更新指南》并不推荐使用针灸疗法，原因是一项随机对照试验表明停止化疗后，电针组的神经病变恢复速度实际上比假手术组慢，针灸疗效有待验证。近年来虽然相继出现了多篇关于针灸防治化疗后周围神经病变的系统评价及Meta分析。但由于纳入的文献证据质量低，研究结局尚存在异质性。

指南名称	年份	机构	推荐结果	证据级别	推荐强度
Prevention and Management of Chemotherapy-Induced Peripheral Neuropathy in Survivors of Adult Cancers: ASCO Guideline Update	2020	ASCO	在临床试验范围外，无法推荐针灸用于预防、治疗CIPN	/	不推荐

2.2 系统评价

2022年一项纳入了5篇RCTs的Meta分析显示，与安慰剂针灸相比，针灸在减轻化疗后引起的周围神经病变的疼痛严重程度和疼痛对患者日常功能的干扰方面是一种安全且有效的方法。此外，针灸可以改善CIPN患者的生活质量。结果表明针灸在治疗癌症患者或幸存者的癌症相关周围神经病变方面具有巨大潜力。

文献	肿瘤类型	纳入研究数量	样本量	干预措施	对照措施	结局指标	结论
Xu ZH, 2022	任何类型或阶段的癌症	5	225	电针	假针刺	相关功能障碍、神经毒性、生活质量、安全事件	与安慰剂针灸相比，针灸在减轻疼痛方面可能更好、更安全。针灸可以改善CIPN患者的生活质量

2.3　RCTs

共纳入31篇文献，1973例患者，其中针灸干预组1030例，对照组943例。疾病包括乳腺癌、多发性骨髓瘤、胃肠道癌症（胃癌、结肠癌、直肠癌）、输卵管癌、卵巢癌、宫颈癌、前列腺癌、肺癌、血液肿瘤及未明显分类的肿瘤。其中中国发表文献数量多达20篇，其次是以色列2篇、美国2篇、德国2篇，巴西、哥伦比亚、韩国和加拿大各发表1篇，中国和伊朗联合发表1篇。

序号	文献	肿瘤类型	样本量	干预措施	对照措施	结局指标	结论
1	Eduardo Guilherme D'Alessandro，2022	乳腺癌、胃肠道癌症、血液肿瘤	29	手针	足部/手部护理管理指南	EORTC QLQ-C30、NCI CTCAE VAS、FIM	针灸对这一患者群体存在有益的影响，但临床意义仍不清楚
2	Thomas Friedemann，2022	乳腺癌、结直肠癌、淋巴瘤、卵巢癌、白血病	60	手针	等待治疗组	SNAP、SMCV、MNAP、MNCV、DML	针灸可以增强神经传导测量的CIPN结构再生，表现为主观改善和神经系统检查结果
3	Chien-Chen Huang，2021	乳腺癌	20	手针	假针组	BPI-SF、FACT/GOG-NTX-13、WHOQOL-BREF	针灸可以减轻CIPN的神经性疼痛，提高触觉感知阈值
4	Ting Bao，2021	肺癌、结肠癌、直肠癌、黑色素癌、头颈癌、卵巢癌、宫颈癌、胰腺癌、子宫癌	51	手针	假针组	FACT/GOG-Ntx、HADS、ISI、BFI	针灸可以改善持续性CIPN癌症幸存者的CIPN相关症状和生活质量

序号	文献	肿瘤类型	样本量	干预措施	对照措施	结局指标	结论
5	Weibin Chen，2018	大肠癌	80	手针	甲钴胺	NCI-CTC，adverse event	针刺治疗奥沙利铂化疗后引起周围神经病变的大肠癌患者疗效显著，可有效减轻神经功能障碍
6	Weiwei Zhang，2018	胃肠道肿瘤	30	电针	化疗	Special Levi Neurotoxicity grades for oxaliplatin，KPS，NCI-CT-CAE4.0	电针刺激阳明经穴能明显改善奥沙利铂所致周围神经毒性症状，同时能提高化疗期间患者的功能状态，并能改善呕吐症状，但对于化疗所致腹泻症状未见明显疗效
7	Shiqiang Zhang，2017	胃癌、肠癌、肺癌、卵巢癌、乳腺癌	37	电针	手针	Special Levi Neurotoxicity grades for oxaliplatin，KPS	电针可缓解CIPN，改善中医临床症状和生活质量，但不影响免疫功能
8	Haifu Huang，2017	不区分肿瘤	80	温针灸	常规化疗	Incidence of neurotoxicity and quality of life score	通过温针灸防治化疗神经毒性，在降低神经毒性发生率的同时，使生存质量显著得到改善

续表

序号	文献	肿瘤类型	样本量	干预措施	对照措施	结局指标	结论
9	Raimond Wong，2016	各种癌症	40	经皮穴位电刺激	常规护理	mTNS，Numbness score，ESAS	经皮穴位电刺激显著降低CIPN症状、患者的神经病变评分和麻木感
10	Xianjun Sun，2012	各种肿瘤	66	电针	谷胱甘肽	Special Levi Neurotoxicity grades for oxaliplatin，nerve conduction velocity	电针联合谷胱甘肽治疗奥沙利铂神经毒性优于谷胱甘肽单独治疗，同时可以提高外周神经传导速度
11	Yijiang Yan，2012	肺癌、乳腺癌、胃癌、食管癌、结直肠癌、白血病、多发性骨髓瘤	72	手针	维生素B	CIPN occurrence rate	针刺治疗CIPN，对轻中度感觉障碍显效较快，操作方便、无毒副作用，具有较好的应用前景
12	Haikun Hou，2011	肺癌、乳腺癌、结直肠癌	40	手针	甲氧氯普胺	NCI criteria，adverse reactions of digestive tract，incidence and score comparison of peripheral neurotoxicity	针刺可以减轻化疗药物所致消化道不良反应的严重程度，对周围神经毒性的影响尚需要大样本的研究
13	Yanping Tian，2011	胃肠肿瘤	76	温针灸	神经营养素	Special Levi Neurotoxicity grades for oxaliplatin，KPS	应用温针灸治疗由奥沙利铂引起的外周神经毒性具有较好的效果

续表

序号	文献	肿瘤类型	样本量	干预措施	对照措施	结局指标	结论
14	Bin Wang, 2011	大肠癌	60	手针	腺普胺	CIPNPeripheral neuropathy grading of the questionnaire	针刺治疗大肠癌患者奥沙利铂化疗引起的周围神经病变疗效与腺普胺肌内注射无差别。针刺治疗大肠癌患者奥沙利铂化疗引起的不同程度周围神经病变疗效无明显差异
15	Deli Cui, 2011	胃肠癌	62	温针灸	常规化疗	Special Levi Neurotoxicity grades for oxaliplatin	应用温针灸可以防治奥沙利铂化疗引起的神经毒性，与西药还原型谷胱甘肽合用具有协同治疗作用
16	Weiru Xu, 2010	肺癌、乳腺癌、卵巢癌、肠癌、胃癌	64	手针	腺普胺	Clinical efficacy of sensory nerve disorders	针刺优于腺钴胺治疗化疗药物引起的感觉神经障碍，尤以紫杉醇引起的中、重度感觉神经障碍疗效为佳
17	Bo Liu, 2009	结肠癌、直肠癌、胃癌、乳腺癌、肺癌	60	手针	维生素B	Grading of peripheral neurotoxicity	针刺治疗化疗所致的周围神经毒性可取得良好的效果，大大缩短了化疗所致周围神经毒性的自愈时间

序号	文献	肿瘤类型	样本量	干预措施	对照措施	结局指标	结论
18	Yun Xiang，2018	不区分	18	手针	甲钴胺	VAS、Likert Recovery self-score	电针联合西药治疗可以缓解化疗所致病理性神经痛
19	Somayeh Iravani，2020	乳腺癌、结直肠癌、肺癌、前列腺癌、卵巢癌	38	手针	维生素B_1、加巴喷丁胶囊	NRS、NCI-CTCAE、NCS	针灸作为一种传统的中医治疗方法，在治疗CIPN方面具有显著的有效性和安全性。此外，针灸比使用维生素B_1和加巴喷丁作为常规治疗更有效
20	Zijian Su，2019	胃肠道癌症	66	皮内针	甲钴胺	CIPNmorbidity，NCI-CTCAE v4.0，TNS，NCV	皮内针疗法可以降低奥沙利铂所致周围神经损伤的发病率；化疗同步应用皮内针疗法可延缓奥沙利铂所致周围神经损伤的发生；皮内针疗法能够在一定程度上降低化疗所致周围神经病变的严重程度；

续表

序号	文献	肿瘤类型	样本量	干预措施	对照措施	结局指标	结论
20	Zijian Su, 2019	胃肠道癌症	66	皮内针	甲钴胺	CIPNmorbidity, NCI–CTCAE v4.0, TNS, NCV	皮内针疗法在预防CIPN的临床应用中操作简便、疗效确切、无明显毒副作用,患者依从性好,具有良好的应用前景
21	M.Rostock, 2013	淋巴瘤、乳腺癌、卵巢癌	60	电针	维生素B	CIPNPeripheral neuropathy grading of the questionnaire, NRS, NCI, CTC, EORTC QLQ–C30	使用的电针、水电浴和维生素B并不优于安慰剂。因此针灸对CIPN的影响尚不清楚
22	Eran Ben-Arye, 2022	乳腺癌或妇科癌症、血液系统恶性肿瘤	168	手针	常规护理、手针+CIM	FACT-TAX、EORTC QLQ–C30	单独针灸或与其他综合肿瘤学方式联合使用可能有助于减轻神经病变相关症状
23	Wanglei, 2022	多发性骨髓瘤	54	手针	止痛药+维生素B+谷胱甘肽	FACT/GOG-Ntx、nerve conduction velocity	针灸是多发性骨髓瘤CIPN的有效干预手段之一,可提高患者的生活质量

续表

序号	文献	肿瘤类型	样本量	干预措施	对照措施	结局指标	结论
24	Weidong Lu，2020	乳腺癌	40	电针	常规护理	PNQ sensory score、FACT–NTX summary score、BPI–SF pain severity score、QLQ–C30	接受紫杉烷类辅助治疗后患有CIPN的女性神经性症状得到显著改善
25	Alexander Molassiotis，2019	乳腺癌、头颈癌、结直肠癌、多发性骨髓瘤或妇科癌症	87	手针	标准护理	BPI、FACT/GOG–Ntx、the 10–item Symptom Distress scale、Quality of Life scale（FACT–G）	针灸是一种有效的干预措施，用于治疗化疗引起的周围神经病变，改善患者的生活质量和神经毒性相关症状，具有明显的长期效果
26	Heather Greenlee，2017	乳腺癌	63	电针	假针刺	BPI–SF、FACT/GOG–NTX、NPS、FACT–TAX	在第12周时，两组之间的疼痛或神经病变没有差异。EA受试者的恢复速度比SEA受试者慢。未来的研究应侧重于EA的治疗，而不是预防CIPN
27	Xiaoyan Han，2017	多发性骨髓瘤	98	甲钴胺+针灸	甲钴胺	FACT/GOG–Ntx、VAS、MCV、NCV	针灸联合甲钴胺治疗CIPN比单独使用甲钴胺有更好的效果

续表

序号	文献	肿瘤类型	样本量	干预措施	对照措施	结局指标	结论
28	Kaiyin Chan，2022	结直肠癌	55	电针	假针刺	FACT/GOG-Ntx、NRS、（EORCTC）-QLQC30、vibration sense test and light touch test	与假针刺相比，电针化疗期间CIPN严重程度明显减轻。此外，电针还改善了结直肠癌患者的身体功能、角色功能和社会功能。然而，在振动或轻触感测试中没有显著差异。此外，电针似乎是CIPN的安全治疗方法，在化疗期间对转移性结直肠癌患者来说既可行又可接受
29	W Iris Zhi，2023	乳腺癌、结肠癌、直肠癌、睾丸癌、子宫内膜癌	68	手针	假针刺、常规护理	TDT、VDT、THDT、THT	经过8周的手针治疗后，我们观察到与常规护理相比，脚部的振动检测阈值和手部的冷热检测阈值有显著改善。与假针刺相比，没有发现显著差异
30	Ming-Cheng Huang，2023	结直肠癌	32	手针	假针刺	NCV、BPI-SF、FACT/GOG-Ntx	预防性针灸可能对机械或触觉阈值产生神经保护作用

续表

序号	文献	肿瘤类型	样本量	干预措施	对照措施	结局指标	结论
31	Eran Ben-Arye，2023	乳腺癌、妇科癌症	103	手针	针灸和手-心-身疗法	FACT-Tax、EORTC QLQ-C30	单独针灸或与其他综合肿瘤学方式联合使用可能有助于减轻神经病变相关症状

3　针灸处方

3.1　毫针

取穴：气海、百会、足三里、三阴交、合谷、曲池、太冲、八邪（上肢）、八风（下肢）。

操作方法：双侧取穴，针刺穴位消毒后，采用单手进针或双手进针法，直刺1~1.5寸，八风、八邪直刺0.5~1寸。采用平补平泻法，以局部出现酸、麻、胀、重感为度，使之得气，不得气者加用循法。留针20分钟。

疗程：每周进行3次，持续4周。

注意事项：针灸前：应检查针具、预防晕针；进行针刺时，选择舒适的体位；针灸时：手法不宜过强，避开血管，嘱患者不要随意变动体位；针灸后：出针时，立即用消毒干棉球按压，防止出血。

推荐建议：化疗诱导的周围神经病变可应用针刺技术。[证据等级：B级]

来　　源：1篇RCT文献

3.2　电针

取穴：手三里、内关、曲池、足三里、三阴交、合谷、太冲、八邪（上肢）、八风（下肢）。

操作方法：双侧取穴，直刺1~1.5寸。电刺激以 2Hz 频率（脉冲宽度200ms）进行连续波，并使用 EA 仪器调整至患者的最小刺激感（范围2~5mA）。留针25分钟。

疗程：每次20分钟，每周1次，共治疗12周。

推荐建议：化疗诱导的周围神经病变可应用电针技术。［证据等级：C级］

来　　源：2篇RCTs文献

3.3　温针灸

取穴：合谷、阳溪、外关、手三里、曲池、太冲、足三里、阳陵泉、气海、丰隆。

操作方法：双侧取穴，患者取卧位用75%乙醇常规消毒局部皮肤，用 5cm 一次性无菌针灸针进针，穴区有麻、胀、沉及放射感后，即取得针感，行中等强度刺激手法。针刺得气后施以泻法，留针30分钟，留针过程中在合谷、外关、阳陵泉、足三里针柄上插上艾条施灸，艾条烧完后除去灰烬，每针温灸三柱，后将针取出，每日1次。

疗程：每日1次，连续3周。

注意事项：注意观察艾条燃烧进度，避免烫伤患者。

推荐建议：化疗诱导的周围神经病变可应用温针灸技术。［推荐级别：C级］

来　　源：3篇RCTs文献

3.4　针灸联合经皮穴位电刺激

取穴：气海、足三里、三阴交、合谷、曲池、太冲、八邪（上肢）、八风（下肢）。

操作方法：使用不干凝胶电极贴片（直径3cm）。如果双手和双脚都出现症状，则将正极电极放置在胸7棘突旁边，如果仅脚受累，则放置在腰3棘突旁边。在合谷和太冲上双侧放置负极，对于涉及手或脚的更严重症状，分别放置在曲池或足三里上。持续时间为250ms

的方波电脉冲以4Hz的重复频率。电极之间的随机切换用于防止耐受。每次治疗持续20分钟。

经皮穴位电刺激后,进行手针治疗,气海、三阴交、足三里、曲池采用补法进行针刺,在患者呼气时进针,拔针后按压穴位。使用泻法将八风和八邪针扎至2~3mm深,患者吸气时进针;拔针后未按压穴位。对于特定手指或脚趾的严重麻木和功能障碍,用泻法针刺相应的穴位,每次治疗持续30分钟。

疗程:针灸每周2次,在6~8周内进行12次治疗。

注意事项:每个穴位进行严格消毒,对于带有心脏起搏器、局部感觉缺失和对电过敏的患者慎用。

推荐建议:化疗诱导的周围神经病变可应用针灸联合经皮穴位电刺激技术。[推荐级别:C级]

来　　源:1篇RCT文献

—————— 参考文献 ——————

[1] Burgess J, Ferdousi M, Gosal D, et al. Chemotherapy-induced peripheral neuropathy: Epidemiology, pathomechanisms and treatment [J]. Oncol Ther, 2021, 9(2): 385-450.

[2] Park S B, Kwok J B, Loy C T, et al. Paclitaxel-induced neuropathy: Potential association of MAPT and GSK3B genotypes [J]. BMC Cancer, 2014, 12(14): 993.

[3] Ness K K, Jones K E, Smith W A, et al. Chemotherapy-related neuropathic symptoms and functional impairment in adult survivors of extracranial solid tumors of childhood: Results from the St. Jude Lifetime Cohort Study [J]. Arch Phys Med Rehabil, 2013, 94(8): 1451-1457.

[4] Flatters S, Dougherty P M, Colvin L A. Clinical and preclinical perspectives on Chemotherapy-Induced Peripheral Neuropathy(CIPN): A narrative review [J]. Br J Anaesth, 2017, 119(4): 737-749.

[5] Liang F, Chen R, Cooper E L. Neuroendocrine mechanisms of acupuncture [J]. Evid Based Complement Alternat Med, 2012, 2012: 792-793.

［6］Loprinzi C L, Lacchetti C, Bleeker J, et al. Prevention and management of chemotherapy-induced peripheral neuropathy in survivors of adult cancers: ASCO guideline update［J］. Clin Oncol, 2020, 38（28）: 3325-3348.

［7］Greenlee H, Crew K D, Capodice J, et al. Randomized sham-controlled pilot trial of weekly electro-acupuncture for the prevention of taxane-induced peripheral neuropathy in women with early stage breast cancer［J］. Breast Cancer Res Treat, 2016, 156（3）: 453-464.

［8］Xu Z, Wang X, Wu Y, et al. The effectiveness and safety of acupuncture for chemotherapy-induced peripheral neuropathy: A systematic review and meta-analysis［J］. Front Neurol, 2022, 13: 963358.

［9］Chan K, Lui L, Lam Y, et al. Efficacy and safety of electroacupuncture for oxaliplatin-induced peripheral neuropathy in colorectal cancer patients: A single-blinded, randomized, sham-controlled trial［J］. Acupunct Med, 2023, 41（5）: 268-283.

［10］Han X Y, Wang L J, Shi H F, et al. Acupuncture combined with methylcobalamin for the treatment of chemotherapy-induced peripheral neuropathy in patients with multiple myeloma［J］. BMC CANCER, 2017, 17（1）: 40.

［11］Huang C C, Ho T J, Ho H Y, et al. Acupuncture relieved chemotherapy-induced peripheral neuropathy in patients with breast cancer: A pilot randomized sham-controlled trial［J］. Clin Med, 2021, 10（16）: 3694.

［12］Huang M C, Chang S C, Liao W L, et al. Acupuncture may help to prevent chemotherapy-induced peripheral neuropathy: A randomized, sham-controlled, single-blind study［J］. Oncologist, 2023 Jun 2, 28（6）: e436-e447.

［13］Molassiotis A, Suen L, Cheng H L, et al. A randomized assessor-blinded wait-list-controlled trial to assess the effectiveness of acupuncture in the management of chemotherapy-induced peripheral neuropathy［J］. Integr Cancer Ther, 2019, 18: 1-12.

［14］Zhang S, Wu T, Zhang H, et al. Effect of electroacupuncture on chemotherapy-induced peripheral neuropathy in patients with malignant tumor: A single-blinded, randomized controlled trial［J］. J Tradit Chin Med, 2017, 37（2）: 179-184.

[15] 陈为斌.针刺对大肠癌患者奥沙利铂化疗引起周围神经病变的临床观察 [J].世界最新医学信息文摘,2018,18(5):144-145.

[16] 崔德利,王立新,符成杰.温针灸治疗奥沙利铂神经毒性的临床观察 [J]. 甘肃中医,2011,24(2):45-46.

[17] 侯海鲲,程海英.针刺防治肿瘤患者化疗后周围神经毒性及消化道不良反应20例临床研究 [J].中医杂志,2011,52(23):2031-2033.

[18] 黄海福.温针灸防治化疗神经毒性的临床观察 [J].内蒙古中医药,2017, 36(16):115-116.

[19] 刘柏,张力文,徐凯,等.针刺治疗化学治疗药物所致周围神经系统毒性的临床观察 [J].河北中医,2009,31(7):1040-1041.

[20] 苏子舰.皮内针疗法预防胃肠癌患者化疗致周围神经病变的临床研究 [D]. 上海:上海中医药大学,2019.

[21] 孙贤俊,何胜利,陈颢,等.电针为主治疗奥沙利铂神经毒性的临床研究 [J].上海针灸杂志,2012,31(10):727-729.

[22] 田艳萍,张莹,贾英杰.温针灸对奥沙利铂化疗后外周神经毒性的疗效观察 [J].天津中医药,2011,28(3):212-213.

[23] 王彬.针刺治疗大肠癌患者奥沙利铂化疗后引起周围神经病变的临床研究 [D].北京:北京中医药大学,2011.

[24] 王磊,徐晓度,姚利娟,等.针灸对多发性骨髓瘤患者化疗相关周围神经病变的干预效果 [J].实用临床医药杂志,2022,26(2):28-30.

[25] 向云,许娜,眭明红.电针联合西药治疗化疗所致病理性神经痛的疗效观察 [J].中西医结合心脑血管病杂志,2018,16(9):1168-1171.

[26] 许炜茹,花宝金,侯炜,等.针刺治疗化疗药物所致周围神经病变:随机对照研究 [J].中国针灸,2010,30(6):457-460.

[27] 闫昱江,何春玲,董昌虎.针刺治疗化疗所致周围神经病变临床研究 [J]. 辽宁中医药大学学报,2012,14(8):230-231.

[28] 张微微.电针刺激阳明经穴对防治奥沙利铂神经毒性的临床对照研究 [D]. 大连:大连医科大学,2018.

[29] Ben-Arye E, Gamus D, Samuels N, et al. Acupuncture and integrative oncology for taxane-induced peripheral neuropathy: A randomized multicentered study [J]. Int J Gynecol Cancer, 2023, 33(5):792-801.

[30] Ben-Arye E, Hausner D, Samuels N, et al. Impact of acupuncture and

integrative therapies on chemotherapy-induced peripheral neuropathy: A multicentered, randomized controlled trial [J] . Cancer, 2022, 128 (20) : 3641-3652.

[31] Bao T, Baser R, Chen C, et al. Health-related quality of life in cancer survivors with chemotherapy-induced peripheral neuropathy: A randomized clinical trial [J] . Oncologist, 2021, 26 (11) : e2070-e2078.

[32] Zhi W I, Baser R E, Talukder D, et al. Mechanistic and thermal characterization of acupuncture for chemotherapy-induced peripheral neuropathy as measured by quantitative sensory testing [J] . Breast Cancer Res Treat, 2023, 197 (3) : 535-545.

[33] Friedemann T, Kark E, Cao N, et al. Acupuncture improves chemotherapy-induced neuropathy explored by neurophysiological and clinical outcomes – The randomized, controlled, cross-over ACUCIN trial [J] . Phytomedicine, 2022, 104: 154294.

[34] Rostock M, Jaroslawski K, Guethlin C, et al. Chemotherapy-induced peripheral neuropathy in cancer patients: A four-arm randomized trial on the effectiveness of electroacupuncture [J] . Evid Based Complement Alternat Med, 2013, 2013: 349653.

[35] D' Alessandro E G, Nebuloni N D, de Brito C, et al. Acupuncture for chemotherapy-induced peripheral neuropathy: A randomised controlled pilot study [J] . BMJ Support Palliat Care, 2022, 12 (1) : 64-72.

[36] Lu W, Giobbie-Hurder A, Freedman R A, et al. Acupuncture for chemotherapy-induced peripheral neuropathy in breast cancer survivors: A randomized controlled pilot trial [J] . Oncologist, 2020, 25 (4) : 310-318.

[37] Wong R, Major P, Sagar S. Phase 2 study of acupuncture-like transcutaneous nerve stimulation for chemotherapy-induced peripheral neuropathy [J] . Integr Cancer Ther, 2016, 15 (2) : 153-164.

[38] Iravani s, Kazemi M A, Emami R S, et al. Effectiveness of acupuncture treatment on chemotherapy-induced peripheral neuropathy: A pilot, randomized, assessor-blinded, controlled trial [J] . Pain Res Manag, 2020, 2020: 2504674.

八、肿瘤相关淋巴水肿

肿瘤相关淋巴水肿是恶性肿瘤治疗后的一种并发症，具有慢性迁延、不可逆转和严重影响患者生活质量等特点。临床上以患侧上肢肿胀为主要表现，可伴有患侧上肢麻木、疼痛、功能障碍、感觉异常等症状。术后早期患肢即可出现沉重感、皮肤发紧等，伴随淋巴管阻塞加重肢体出现增粗、变形和肿胀等变化，严重者甚至出现肌肉疼痛和肩肘关节功能丧失，病程较长者会出现皮肤组织增厚和纤维化相关病理变化，又会加重患肢淋巴管炎反复发作情况。

乳腺癌相关淋巴水肿（breast cancer related lymphedema，BCRL）是一种乳腺癌根治手术淋巴结清扫后淋巴管道损伤引发的常见外科术后并发症，发病率为13%~65%。据统计，乳腺癌根治术后的上肢淋巴水肿是较常见的继发性水肿，其发生率为20%~50%。近年来，为降低乳腺癌术后上肢淋巴水肿的发病率，开展了前哨淋巴结活检，但术后淋巴水肿的发病率仍为6%~10%。淋巴水肿的发病时间一般是术后3个月至3年，术后18个月达到高峰，而术后3年的发生率可达77%，之后每年发生率会呈小幅度增加。

水肿一旦发生，较难逆转，在没有合理的干预治疗情况下，会反复、持续地加重。患者需要花费巨额治疗费用来缓解症状，治疗常不能达到治愈目的，发展至晚期，患者会丧失肢体活动功能，有并发蜂窝组织炎、淋巴管炎和罕见的淋巴管肉瘤的风险，其对患者身心的折磨不亚于恶性肿瘤本身。长期的水肿严重影响患肢的形态和功能，导致患者生活质量低，容易焦虑或抑郁，难以融入社会，乳腺癌术后上肢淋巴水肿患者已成为一个不可忽视的群体。

在我国，由于临床尚未建立淋巴水肿的系统诊疗方案，大众对于该疾病的认识程度较低，关于术后淋巴水肿患者诊治的相关数据匮乏。目前淋巴水肿的诊断标准尚未达成一致，并且尚无治疗肿瘤相关淋巴水肿的有效方法。因此，肿瘤相关淋巴水肿仍是临床医师及科研人员面临的一项亟待解决的难题。

中医学中并无乳腺癌相关淋巴水肿对应的病名治则治法概念，多将其归属于"水肿"的范畴。中医针灸疗法历史悠久，其起效快、简便、副作用小的优势在现代治疗中有着不可替代的作用。许多研究报道了针灸治疗乳腺癌相关淋巴水肿的疗效，相关学者对相关文献的循证分析评价结论也证实了针灸治疗本病的疗效和优势，针灸疗法治疗乳腺癌相关淋巴水肿具有起效快、操作简便、成本低廉、依从性高等优点。

1 研究方法

1.1 纳入标准

①研究对象为肿瘤相关淋巴水肿患者；②治疗措施包括针刺、艾灸、穴位注射、穴位贴敷、耳针等，以及以上各种治疗方法的单用或联合使用；③对照组为空白对照、安慰对照或西医标准治疗对照；④文章类型为针灸疗法治疗肿瘤相关淋巴水肿的指南、专家共识、系统评价/Meta分析和随机对照试验（RCTs），语言为中文或英文，检索起始时间不限。

1.2 排除标准

①试验组与对照组中应用的西药不一致；②两组治疗时间不一致的研究；③无法获取全文或数据不全。

1.3 检索策略

检索美国国立临床诊疗指南数据库（NGC，http：//www.guidelines.gov/）、英国国家卫生与服务优化研究（NICE，https：//www.nice.org.uk/）、澳大利亚临床实践指南数据库（https：//www.clinicalguidelines.gov.au/）、苏格兰校际指南网络（SIGN，https：//www.sign.ac.uk/）、新西兰指南工作组（NZGG，https：//www.health.

govt.nz/），检索指南及专家共识。

采用计算机检索PubMed、Embase、The Cochrane Library、Web of Science、中国期刊全文数据库（CNKI）、中国学术期刊数据库（CSPD）、中文科技期刊数据库（CCD）建库至2023年5月1日针灸治疗淋巴水肿的随机对照试验、系统评价。英文检索词包括"acupuncture""electroacupuncture""lymphedema""neoplasms""tumor""cancer"等；中文检索词包括"针刺""电针""毫针""体针""穴位""淋巴水肿""肿瘤""癌症""恶性肿瘤"等。

2　研究结果

2.1　系统评价

纳入系统评价2篇，原始研究数量7~14个，总样本量422~758例，干预措施有火针、艾灸、针刺等，对照措施通常有西药和常规护理，针灸对乳腺癌相关淋巴水肿的治疗有很好的疗效，针灸联合艾灸治疗效果最好。

序号	文献	肿瘤类型	纳入研究数量	样本量	干预措施	对照措施	结局指标	结论
1	Wang S, 2023	乳腺癌	7	422	火针、针灸（面部）、艾灸、热敏灸、针灸联合艾灸	西药、物理训练、功能疗法	手臂围度；生物抗阻差异；肿胀程度；KPS评分	针灸对乳腺癌相关淋巴水肿具有很高的疗效和安全性。针灸联合艾灸对缩小臂围最有效，针灸（面部）镇痛效果最大
2	Gao Y, 2021	乳腺癌	14	758	针刺、艾灸	常规护理、西药（地奥司明）、循环驱动治疗	肿胀程度；关节活动范围；臂围；疼痛	针刺对治疗乳腺癌相关淋巴水肿有效

2.2 RCTs

纳入RCTs 16篇，结果指标方面：相关文献循证评价表明针灸相关疗法治疗乳腺癌相关淋巴水肿疗效显著，总有效率为93.42%，对照组总有效率为70.30%。各文献针灸相关疗法刺激参数信息表明：针刺刺激时间在10~30分钟；艾灸以温和灸为主，刺激时间在5~30分钟。其他协同干预方法中推拿以穴位揉按刺激为主，频率30次/分，5分钟/穴。

序号	文献	肿瘤类型	样本量	干预措施	对照措施	结局指标	结论
1	Wang C，2019	乳腺癌	48	艾灸	循环驱动治疗	手臂围度；Piper疲劳量表评分；视觉模拟量表；肿胀评分	艾灸对乳腺癌相关淋巴水肿有潜在影响
2	Li QW，2018	乳腺癌	82	针灸	循环驱动治疗、功能训练	手臂围度；生物抗阻差异	针灸干预安全且耐受性良好。但没有显著降低BCRL
3	Zhu H，2017	乳腺癌	200	针刺+常规护理	假针刺+常规护理	患肢绝对减少体积比（ARLVR）；生活质量评分；不良事件发生率	针灸可能是一个有希望补充或替代传统淋巴水肿治疗的方法
4	Yao C，2016	乳腺癌	30	温针灸	常规护理	臂围；关节活动度；生活质量评分	与地奥司明相比，温针治疗可有效降低疼痛程度，提高生活质量。温针灸临床安全性好，对血液和心血管系统无不良反应
5	Yeh CH，2019	乳腺癌	108	温针灸	常规护理	臂围；体积；皮肤硬度；不良事件	温针灸可以作为BCRL有效治疗的方式

续表

序号	文献	肿瘤类型	样本量	干预措施	对照措施	结局指标	结论
6	Lu C，2023	乳腺癌	52	经皮穴位电刺激（TEAS）联合温针灸	淋巴水肿综合消肿治疗（CDT）4周	臂围、肿胀程度	TEAS联合温针灸可有效减轻BCRL患者患肢的肿胀感，效果优于单纯CDT治疗
7	杨小慧，2022	乳腺癌	60	毫火针	针刺、常规护理	上肢患-健侧周径差值；DASH；FACT-B	毫火针是治疗乳腺癌相关淋巴水肿的有效方式
8	刘恒，2020	乳腺癌	40	药艾灸	艾灸	臂围周径测量；自觉肿胀感评分；Piper疲乏量表	药艾灸相比于单纯艾灸对减轻乳腺癌相关淋巴水肿的臂围、肿胀程度效果更好
9	玛丽亚，2011	乳腺癌	70	热敏灸	循环驱动治疗	上肢臂围；自觉肿胀感评分；生存质量特异量表（QLQ-BR23）评分	热敏灸是治疗乳腺癌相关淋巴水肿的有效方式
10	韩玉静，2020	乳腺癌	30	温针灸	非经非穴浅刺	上肢臂围；水肿程度分级；水肿相关纤维化程度；VAS肿胀评分；上肢功能评分	温针灸是治疗乳腺癌相关淋巴水肿的有效方式
11	茅传兰，2020	乳腺癌	150	手术侧上肢循经艾灸	常规护理	上肢水肿程度	手术侧上肢循经艾灸可有效减轻乳腺癌淋巴水肿上肢水肿程度
12	巴特，2019	乳腺癌	58	温针灸	地奥司明	上肢功能评定；上肢臂围	温针灸是治疗乳腺癌相关淋巴水肿的有效方式
13	赵莹，2022	乳腺癌	72	电针+耳针+空气波压力治疗仪	空气波压力治疗仪	患肢上臂周径平均值差值；中医临床证候积分；观察体力状况评分（KPS评分）	电针联合耳针可有效减轻乳腺癌淋巴水肿肿胀程度

续表

序号	文献	肿瘤类型	样本量	干预措施	对照措施	结局指标	结论
14	陈倩倩，2023	乳腺癌	82	中药+温针灸+常规治疗	常规治疗（口服地奥司明、淋巴引流和功能训练）	中医证候积分；上肢周径差值；上肢功能（DASH）评分	温针灸联合中药是治疗乳腺癌相关淋巴水肿的有效方式
15	董得喜，2022	宫颈癌	60	温针灸+肌内效贴	常规治疗	患侧肢体周径；术后下肢淋巴水肿情况	温针灸是治疗宫颈癌相关淋巴水肿的有效方式
16	马凤芹，2022	宫颈癌	94	针刺+系统性康复护理	常规护理	GCLQ	针刺是治疗宫颈癌相关淋巴水肿的有效方式

3 针灸处方

3.1 毫针

取穴：中脘、中极、外关、内关、肩髃、臂臑、曲池、足三里、阴陵泉。

操作方法：采用单手进针或双手进针法，直刺或斜刺，平补平泻手法，使患者有酸、麻、重、胀等得气感。

疗程：每2日1次，每次30分钟，连续治疗观察4周，治疗结束后第3天进行随访。

注意事项：针灸前：应检查针具、预防晕针；进行针刺时，选择舒适的体位；针灸时：手法不宜过强，避开血管，嘱患者不要随意变动体位；针灸后：出针时，立即用消毒干棉球按压针孔，防止出血。

推荐建议：肿瘤相关淋巴水肿可应用针刺技术。[推荐级别：C级]

来　　源：2篇RCTs文献

3.2 温针灸

取穴：手三里、曲池、臂臑、肩髃、外关、肩髎、中脘、水分、气海、三阴交、阴陵泉。选取肩髃、外关、肩髎三个穴位进行温针灸，将艾条（经加工的艾叶，长度为3cm）置于针的游离端，点燃30分钟。

操作方法：实验组在患侧上臂从肩关节到腕关节的6个穴位（手三里、曲池、臂臑、肩髃、外关、肩髎）隔日针刺，疗程30天。选取肩髃、外关、肩髎三个穴位进行温针灸，将艾条（经加工的艾叶，长度为3cm）置于针的游离端，点燃30分钟。温针灸的穴位皮肤上垫厚纸防止任何可能落下的热灰造成烧伤。

疗程：每次30分钟，隔天1次，共治疗30天。

推荐建议：肿瘤相关淋巴水肿可应用温针灸技术。[推荐级别：C级]

来　　源：1篇RCT文献

3.3　经皮穴位电刺激

取穴：极泉、天泉、臑会、少海、曲泽、尺泽、手三里、外关、内关、合谷、液门。

操作方法：患者取坐位或卧位，以95%乙醇对患者穴位局部脱脂后，将不干凝胶电极贴片（直径3cm）贴于穴位，频率为2~100Hz，测试电流强度以穴位局部明显抽动或麻、痛但能耐受为宜，治疗过程中可根据患者感觉适量增加电流强度。

疗程：每周2次，每次30分钟，治疗4周。

注意事项：每个穴位进行严格消毒，对于带有心脏起搏器、局部感觉缺失和对电过敏的患者慎用。

推荐建议：肿瘤相关淋巴水肿可应用经皮穴位电刺激技术。[推荐级别：D级]

来　　源：3篇RCTs文献

3.4　艾灸

取穴：合谷、曲池、臂臑、肩髎、肩贞、肩髃、外关、阴陵泉、足三里、阿是穴。

操作方法：患者取仰卧位，患肢暴露，选择患臂穴位，将艾条对准选定穴位，距离皮肤3cm处温和艾灸，以患者局部皮肤轻微发红、感觉温暖无烧灼感为宜。

疗程：隔日1次，每次30分钟，持续4周。

注意事项：皮肤有感染、瘢痕或肿瘤的部位，不宜针刺或艾灸；患者出现呼吸困难、心悸胸闷等情况，需立即停止干预。助患者平卧，打开门窗保持空气流通，予以温糖水口服；艾灸的温热作用使局部皮肤出现红晕属正常现象。但热力过强，可导致烫伤出现水疱，水疱较小可自行吸收，水疱较大需使用无菌注射器抽吸水疱内液体，消毒以防感染；艾灸后出现上火的症状，如口干口苦，注意根据患者体质对灸量及艾灸时间、强度进行调整。

推荐建议：肿瘤相关淋巴水肿可应用艾灸技术。[推荐级别：C级]

来　　源：2篇系统评价

3.5　穴位按摩

取穴：肩前、肩髃、肩井、肩贞、天宗、曲池、外关、内关、少海。

操作方法：按压力度以患者出现酸、胀、麻等得气感为宜。

疗程：每个穴位分别按摩3~5分钟，频率为30次/分，早晚各按摩1次。

注意事项：切忌过分摩擦表皮。

推荐建议：肿瘤相关淋巴水肿可应用穴位按摩技术。[推荐级别：B级]

来　　源：1篇指南，1篇专家共识

—— 参考文献 ——

[1] Bao T, Iris Zhi W, Vertosick EA, et al. Acupuncture for breast cancer–related lymphedema: A randomized controlled trial [J]. Breast Cancer Res Treat, 2018, 170（1）: 77–87.

[2] Zhu H, Li J, Peng Z, et al. Effectiveness of acupuncture for breast cancer related lymphedema: protocol for a single–blind, sham–controlled, randomized,

multicenter trial［J］. BMC Complement Altern Med, 2017, 17（1）: 467.

［3］Yao C, Xu Y, Chen L, et al. Effects of warm acupuncture on breast cancer-related chronic lymphedema: A randomized controlled trial［J］. Curr Oncol, 2016, 23 （1）: e27-34.

［4］Yeh CH, Zhao TY, Zhao MD, et al. Comparison of effectiveness between warm acupuncture with local-distal points combination and local distribution points combination in breast cancer-related lymphedema patients: A study protocol for a multicenter, randomized, controlled clinical trial［J］. Trials, 2019, 20（1）: 403.

［5］Lu C, Li GL, Deng DH, et al. Transcutaneous electrical acupoint stimulation combined with warm acupuncture for breast cancer related upper limb lymphedema: A retrospective cohort study［J］. Chin J Integr Med, 2023, 29（6）: 534-539.

［6］Wang SH, Zhang FX, Tang HQ, et al. The efficacy and safety of acupuncture and moxibustion for breast cancer lymphedem: A systematic review and network meta-analysis［J］. Gland Surg, 2023, 12（2）: 215-224.

［7］Gao Y, Ma TT, Han M, et al. Effects of acupuncture and moxibustion on breast cancer-related lymphedema: A systematic review and meta-analysis of randomized controlled trials［J］. Integr Cancer Ther, 2021, 20: 1-13.

［8］国家中医药管理局医政司.95个中医优势病种中医诊疗方案［EB/OL］. （2019-01-24）［2023-01-23］.https: //www.cacm.org.cn/zhzyyxh/tzgg/lanmutzgg.shtml

［9］中医优势病种诊疗方案和临床路径制定与实施项目组.乳岩（乳腺癌巩固期）中医临床路径与诊疗方案［J］.世界中西医结合杂志, 2022, 17（10）: 2101-2105.

九、肿瘤术后肠梗阻

任何重大外科手术（包括癌症手术）后，预计会出现持续3~5日的暂时性肠梗阻，称为术后肠梗阻（postoperative ileus, POI）。POI的临床表现包括腹痛、恶心、呕吐以及肠胃气和粪便排出延迟，其治疗的主要目标是减少首次肠胃气胀和排便的时间。梗阻后期，由于肠壁水肿及肠管内压力增高，易发生肠缺血坏死，严重时还可并发脓毒血症、感染性休克、多器官功能衰竭，危及生命。证据表明POI的发病率为10%~30%，增加了围手术期并发症的发生率和再住院率，延长了术后住院时间，最终将显著增加医疗费用。尽管手术患者围手术期管理有所改善，但长期肠梗阻的发生率仍保持在4.5%~5%之间。

当前的治疗方法主要有：①选择性地使用鼻胃管进行胃减压，避免感染风险的增加。②肠道动力药物治疗。阿维莫泮用于促进术后胃肠功能恢复，普卢卡必利用于促进结肠运动，以及作为泻药应用。③临床灌肠护理。④针灸治疗。

针灸作为治疗术后胃肠道症状和肠道蠕动障碍的有效方法，越来越受到关注，并且针刺作为绿色健康、利民便民的治疗手段，已被广泛接受与熟知。临床研究以及动物实验均表明，针刺相关腧穴可以促进胃肠蠕动。现通过对针刺治疗癌症术后并发肠梗阻相关文献进行检索与整理，为针刺治疗POI提供相应证据支持。

1 研究方法

1.1 纳入标准

①纳入研究类型为针灸疗法治疗肿瘤患者、癌症患者术后并发肠梗阻症状随机对照试验文献，语言不限，检索起始时间不限。文献来源不限，期刊论文、会议论文、学位论文等均可纳入；②研究对象为有肠梗阻症状的成年（≥18岁）肿瘤或癌症患者，严重并发症除外，不限定性别、病情严重程度；③治疗措施包括针刺、艾灸、穴位注射、穴位贴敷、穴位按摩、耳针等，以及以上各种治疗方法的单用或联合使用；④纳入RCT文献对照组为空白对照、安慰对照或西医标准治疗对照。

1.2　排除标准

排除试验方案为针灸治疗方法与中西药联合应用，且试验方案与对照方案中应用的中西药不一致的文献；两组治疗时间不一致的文献；若作者及内容基本相同的论文同时出现在会议论文和期刊中，则排除会议论文；若作者及内容基本相同的论文多次发表，则排除发表时间靠后的文献。

1.3　检索策略

采用计算机检索PubMed、Embase、The Cochrane Library、Web of Science、中国期刊全文数据库（CNKI）、中国生物医学文献数据库（SinoMed）、维普数据库（VIP）、万方数据库。英文检索词包括"gastrointestinal diseases""intestinal diseases""intestinal obstruction ileus""intestinal obstruction""ileus""intestinal pseudo-obstruction""colonic pseudo-obstruction"and"cancer""carcinoma""tumor""tumour""neoplasm""core""phyma""acupuncture""needle/needling""moxibustion""electroacupuncture""ear/auricular""hydro-acupuncture/point injection""intradermal""warm/warming""acupoint""acupressure"；中文检索词包括"肠梗阻""肠道疾病""肠假性梗阻""肿瘤""癌""针刺""电针""火针""温针""皮肤针""艾灸""穴位注射""穴位埋线""穴位贴敷""耳压""耳针""温针灸"。

2　研究结果

2.1　系统评价

纳入系统评价3篇，针灸治疗对术后肠梗阻有积极的改善作用，但是需要进一步改善设计研究方案，提高证据质量。

序号	文献	肿瘤类型	纳入研究数量	样本量	干预措施	对照措施	结局指标	结论
1	Cheon, Soyeon, 2014	直肠癌、结肠癌	2	140	足三里穴位注射	常规治疗；维生素B₁对照注射足三里	患者首次排便时间	/
2	Liu, Yi-Hua, 2017	胃癌、结肠癌、直肠癌	10	776	手针、电针	假针刺、常规护理	首次肠胀气时间、首次排便时间、缩短住院时间	针刺和穴位按压增强肿瘤患者术后肠功能的效果较大，质量明显较差或较差。需要进一步有力的证据
3	Liu, Yihong, 2018	结直肠癌、结肠癌或直肠癌	22	1628	电针、手针、穴位按压、艾灸、穴位应用和激光针灸	假针刺/安慰剂针刺或相关治疗，或无其他干预措施	第一次肠鸣音时间、肠胀气时间、首次排便时间、首次饮食时间、肠鸣音频率	CRC手术后增加针灸干预利于胃肠功能恢复

2.2 RCTs

纳入RCTs 27篇，针刺、穴位注射、穴位按摩、艾灸治疗对术后肠梗阻具有治疗作用，可以积极改善肿瘤术后肠梗阻结局指标。

序号	文献	肿瘤类型	样本量	干预措施	对照措施	结局指标	结论
1	王慧明, 2010	恶性肿瘤	64	传统针刺疗法	常规对症支持治疗	记录患者首次排气、排便时间，饮食、腹痛、腹胀、呕吐情况，腹部X线片	传统针刺疗法治疗癌性不全肠梗阻疗效肯定
2	申莉萍, 2011	部分包括大肠癌、胃癌	116	西医常规治疗＋穴位注射＋电针治疗	西医常规治疗	治疗前及治疗3天后清晨空腹抽取肘静脉血5ml，用于IL-6、TNF-α、MOT测定，记录患者首次排气、排便时间，饮食、腹痛、腹胀、呕吐情况	电针加穴位注射为主治疗EPISBO疗效显著，可抑制炎性因子的释放以减轻肠壁水肿，促进MOT的分泌以增强肠蠕动，从而促进胃肠功能的恢复

序号	文献	肿瘤类型	样本量	干预措施	对照措施	结局指标	结论
3	Deng G，2013	结肠癌	81	电针	假电针	首次耐受固体食物的时间，首次排气或排便时间；每天评估疼痛、恶心、呕吐和止痛药的使用	针灸治疗POI的效果不显著
4	Ng s，2013	直肠癌、结肠癌	165	电针	假针刺，不电针	主要结局是排便时间；次要结局包括术后镇痛需求、行走时间和住院时间	电针减少了结直肠癌腹腔镜手术后肠梗阻的持续时间、活动时间和术后镇痛需求
5	邵丹，2016	胃癌、直肠癌	42	艾灸，耳穴埋籽，厚朴贴敷神阙	常规护理	肛门排气时间及肠鸣音恢复时间，患者出现肠梗阻的例数，肠梗阻发生率	在常规护理的基础上对消化道肿瘤切除术患者进行中医护理技术，可有效缩短患者的肛门排气时间及肠鸣音恢复时间，促进患者的肠功能恢复，推荐临床应用
6	Jung SY，2017	胃癌	36	常规护理+针灸	常规护理	主要结局指标是腹部X线片上小肠中残留坐姿标志物的数量；次要结局指标是手术结局，包括首次肠胃气胀、首次排便、开始饮水和开始软饮食的时间，以及住院时间和实验室检查结果	针灸促进了小肠中残留坐姿标志物的通过，表明针灸降低术后肠梗阻的可能性
7	吴德平，2017	/	112	实施常规治疗+温针灸	实施常规治疗	记录患者肠鸣音，进食情况，评价治疗有效率	温针灸联合胃肠减压治疗腹部肿瘤术后不完全性肠梗阻，可提高治疗总有效率，促进患者康复，具有临床价值

续表

序号	文献	肿瘤类型	样本量	干预措施	对照措施	结局指标	结论
8	肖戈，2016	直肠癌	60	西医常规治疗+穴位埋线	西医常规治疗	肠鸣音恢复时间，肛门恢复排气、排便时间，症状完全消失时间	穴位埋线能有效改善结直肠癌术后早期炎性肠梗阻患者的临床症状及体征，加快炎症的消除，促进胃肠功能恢复
9	张艳玲，2017	胃癌、结肠癌、卵巢癌、直肠癌、宫颈癌	128	对症支持常规治疗+温针灸	对症支持等常规治疗	治疗7天后，评价患者疗效；记录患者腹胀腹痛缓解时间、肛门恢复排气时间和进食时间；采用简明健康状况调查量表（SF-36）评价其生活质量	温针灸联合胃肠减压治疗腹部肿瘤术后不完全性肠梗阻，能缩短术后肠道功能恢复时间，减少并发症，提高生活质量
10	相文芝，2017	结肠癌、直肠癌、卵巢癌、子宫癌	41	常规护理+中药湿热敷小腹诸穴+神阙穴温灸	常规护理	观察2组中医症状改善情况，比较两组肠鸣音消失、排便、排气、腹痛消失时间及腹部透视液平面消失时间	针对腹部恶性肿瘤术后并发粘连性肠梗阻患者实施中药湿热敷联合神阙穴隔姜温灸法，对改善症状、促进康复具有积极作用
11	You X，2018	胃癌	268	足三里穴位注射新斯的明1.0mg	臀肌注射新斯的明1.0mg、足三里穴位针刺、标准治疗	主要结局是蠕动恢复的有效率；次要结局是肠鸣恢复时间、首次肠胃气胀时间和首次排便时间；三级结局是药物相关的不良事件，包括腹痛、腹泻、恶心、呕吐、流泪、谵妄、癫痫发作和焦虑	足三里穴位注射新斯的明治疗麻痹性术后肠梗阻安全有效
12	Chen KB，2018	胃癌	63	经皮电针	未接受任何治疗	主要结局是第一次肠胃气胀或排便的数小时，鼻胃管拔除的时间，流质和半流质饮食的时间以及住院时间；次要结局包括术后症状评估和并发症	经皮电针可加速胃切除术后排便，缓解胃切除术后肠梗阻，缩短住院时间

续表

序号	文献	肿瘤类型	样本量	干预措施	对照措施	结局指标	结论
13	张璐，2020	/	86	温针灸联合胃肠减压治疗措施	常规胃肠减压治疗	统计病情缓解时间、排气时间、禁食时间，生活质量评分	对腹部肿瘤术后发生不完全性肠梗阻的患者提供温针灸联合胃肠减压治疗能够提高治疗有效率，缩短恢复时间，提高患者的生活质量
14	蒋钰，2020	胃癌、直肠癌、宫颈癌、结肠癌	100	临床常规治疗+温针灸	临床常规治疗	记录首次排气、排便、饮食、腹胀、腹痛缓解时间，腹痛、腹胀、恶心、呕吐、排气、排便症状体征评分，生活质量评分应用生存质量测量量表简表（WHOQOL-BREF）经问卷调查	温针灸联合胃肠减压治疗腹部肿瘤术后不完全性肠梗阻可明显改善临床症状，提高治疗效果，促进患者早期恢复，提高患者生活质量
15	付文胜，2020	结肠肿瘤	112	对症治疗+关元穴贴敷+艾灸	对症治疗	治疗前及治疗后第7天观察体力状况，Karnofsky功能状态（KPS）评分评估患者的生存质量；生存质量评分；症状分级及毒性反应分级	痛舒膏外用关元穴加艾灸能提高恶性肠梗阻患者的临床疗效和生存质量，值得临床上推广应用
16	李倩，2020	结直肠癌	84	对症治疗+按摩组/膏摩组	对症治疗	主要指标：首次排便、排气时间、肠鸣音恢复时间；次要指标：VAS疼痛评分表、《中药新药临床研究指导原则》腹胀分级评分、GSRS胃肠道症状反馈评分、胃肠疾病中医证候评分、术后并发症发生情况记录	膏摩可缩短肛门首次排气、首次排便时间，降低GSRS评分和术后并发症的发生，能有效促进胃肠功能恢复；同时随着时间变化，膏摩可有效减轻结直肠癌患者术后腹痛、腹胀症状；膏摩还可缩短患者术后住院时长，在一定程度上降低总住院费用

序号	文献	肿瘤类型	样本量	干预措施	对照措施	结局指标	结论
17	龙莹，2021	大肠癌	60	常规基础治疗+电针肺经原穴太渊、络穴列缺	常规基础治疗	术后肠鸣音恢复时间、首次排气时间、首次排便时间、恢复流质饮食时间以及术后住院时间，不良反应如腹胀腹痛、恶心呕吐、肺部感染等的发生情况，并评价其安全性	电针肺经原络穴治疗大肠癌术后肠梗阻操作安全、简便，能明显地减少术后肠梗阻的发生率、减少患者术后的住院时间，无严重不良反应
18	万晓燕，2021	/	80	温针灸联合胃肠减压治疗措施	常规胃肠减压治疗	治疗总有效率，生活质量评分	对腹部肿瘤术后发生不完全性肠梗阻的患者，选择温针灸联合胃肠减压治疗措施，其临床效果较好，能够有效缓解患者的临床症状，并提升患者的生活质量，具有一定的优越性，适合临床推广、应用
19	迟春艳，2021	胃肠肿瘤	60	针刺+耳穴治疗	常规对症治疗	临床治疗效果判定标准，记录患者治疗后的首次排气时间与首次排便时间	针刺配合耳穴治疗方法简单，易操作，对于胃肠肿瘤腹部手术术后肠梗阻患者具有良好的治疗效果，能够有效缩短患者首次排气时间和排便时间，改善预后
20	王东，2021	乙状结肠癌及直肠癌	75	西医常规治疗+TEAS	西医常规治疗	记录首次排气和首次排便时间、首次经口进食流质饮食时间、首次独自下床活动时间，NRS评分及腹胀评分表，记录患者术前及术后24小时、48小时、72小时炎症细胞因子（IL-6、TNF-α）的水平变化，观察两组患者术后发生切口感染、肺部感染、吻合口瘘的例数，出院后，记录患者术后住院天数	①TEAS能有效改善腹腔镜乙状结肠及直肠癌根治术后患者胃肠功能障碍，促进术后恢复质量，缓解术后胃肠道反应的不适症状。②TEAS可降低腹腔镜乙状结肠及直肠癌术后患者血浆中炎症细胞因子水平，减轻炎性反应，减少术后并发症的发生，并缩短术后继续住院天数，可作为加速康复外科中的一种治疗方法

续表

序号	文献	肿瘤类型	样本量	干预措施	对照措施	结局指标	结论
21	吴晓芳，2021	胃癌、直肠癌、结肠癌、卵巢癌、子宫内膜癌、胰腺癌、胆囊癌、十二指肠癌、小肠癌	63	西医常规治疗+神阙穴穴位贴敷	西医常规治疗	记录治疗前、后排气、排便时间，肠鸣音恢复时间，胃液引流量与呕吐量，卡氏（KPS）功能状态评分疗效；安全性观察指标：生命体征、血常规、肝肾功能、电解质水平、心电图、不良事件	"温阳行气通腑方"神阙穴穴位贴敷可更好的改善患者的肠梗阻症状、体征、立位腹平片情况，尤其在腹痛、腹胀、腹寒、呃逆嗳气症状改善上更优于对照组，且安全有效，复发率较低，因此可以作为临床治疗恶性肿瘤术后局部寒凝气滞型IAIO的有效方法之一
22	王小玲，2021	输尿管上皮细胞癌、卵巢癌、胃癌、宫颈癌、直肠癌、肺癌、乳腺癌	40	内科治疗+穴位艾灸+神阙贴敷+神灯照射	内科治疗	疗效评价标准：完全缓解：治疗结束后腹痛、腹胀、呕吐等症状完全消失，腹部X线检查肠管积液、积气消失；改善：治疗结束后腹痛、腹胀、呕吐症状有明显减轻，肛门有排气、排便，胃肠道功能部分恢复，腹部X线检查肠道梗阻征象部分缓解；无效：治疗结束后临床症状未消失或加剧，X线检查肠道内仍有气液平面、积气、肠腔扩张。积分判定标准（排气排便时间、恶心呕吐积分制）	癌性肠梗阻早期在常规治疗基础上及时配合艾灸、脐敷、神灯照射能明显提高患者的治愈率，减轻患者痛苦，提高生活质量
23	Yang JW，2022	直肠癌	105	常规护理+电针足三里（ST36），常规护理+电针天枢（ST25）	常规护理	首次肠胃气胀时间和排便时间	与单独的标准治疗相比，标准护理联合ST36的EA，可显著增强腹腔镜择期结直肠切除术结直肠癌患者术后肠道功能的恢复

续表

序号	文献	肿瘤类型	样本量	干预措施	对照措施	结局指标	结论
24	刘鹏，2022	肿瘤盆腹腔转移、消化道原发肿瘤、妇科肿瘤、其他肿瘤	60	常规对症支持+针刺+穴位贴敷	常规对症支持治疗	卡氏（KPS）功能状态评分疗效，梗阻症状评分，生活质量评分，安全性评价	针刺联合穴位贴敷治疗MBO具有较好的临床疗效
25	He Y，2022	胃肠道癌	90	常规治疗+电针	常规治疗	分别分析EA预期对术后首次排气时间、术后首次排便时间和术后住院时间的影响	EA可缓解胃肠道癌剖腹术后肠梗阻症状，减轻疼痛，缩短住院时间
26	Wang Y，2023	直肠癌	248	电针	假电针	主要结局是首次排便的时间；次要结局包括其他患者报告的结局指标、术后住院时间、30天内的再入院率以及术后并发症和不良事件的发生率	与SA相比，在接受腹腔镜手术治疗的结直肠癌患者中，与SA相比，EA缩短了POI的持续时间并降低了延长POI的风险。EA可作为ERAS方案的辅助手段，以促进胃肠道功能恢复并防止术后POI延长
27	朱丽，2023	胃癌、宫颈癌、直肠癌、结肠癌	80	常规胃肠减压治疗+温针灸法	常规胃肠减压治疗	临床指标情况：排气、排便、饮食、腹痛、腹胀、恶心呕吐等胃肠反应体征评分，免疫功能指标：CD4、CD3、NK	温针灸辅助常规胃肠减压治疗腹部肿瘤术后化疗间歇期并发肠梗阻，可缓解患者恶心、呕吐等胃肠反应，提高免疫功能，有助于早期患者恢复

3 针灸处方

3.1 毫针

取穴：合谷、天枢、气海、足三里、上巨虚、太冲、支沟。

操作方法：针刺穴位用75%乙醇棉球消毒后，以适当深度与角度刺入穴位，采用提、插、捻、转为主要运针手法，使之得气，以局部出现酸、麻、胀、重感为度，留针30分钟。

疗程：术后每日1次，共治疗7天。

注意事项：针灸前：应检查针具、预防晕针；进行针刺时，选择舒适的体位；针灸时：手法不宜过强，避开血管，嘱患者不要随意变动体位；针灸后：出针时，立即用消毒干棉球按压防止出血。

推荐建议：术后肠梗阻可应用针刺技术。[推荐级别：B级]

来　　源：3篇RCTs文献

3.2　电针

取穴：足三里、三阴交、上巨虚、阴陵泉、太冲、合谷。

操作方法：术前1天进行治疗，针刺入穴位有得气感以后，将足三里、上巨虚、阴陵泉、太冲按负极到正极连接。连续波频率2Hz，强度3~5mA。

疗程：术后每日1次，每次20分钟，共治疗7天。

推荐建议：术后肠梗阻可应用电针技术。[推荐级别：B级]

来　　源：3篇RCTs文献

3.3　经皮穴位电刺激

取穴：足三里、内关、合谷。

操作方法：患者取仰卧位，充分暴露腧穴，穴位体表定位准确后，使用95%乙醇棉签涂抹局部皮肤进行脱脂，再将电极片粘贴于穴位表面，必要时予以绷带捆扎防止电极片脱落。接通电源，选择疏密波模式，频率2~100Hz，从零开始调节刺激电流强度，直到患者不能耐受之前（10~15mA）。

疗程：术后6小时以及术后第1~3天（9~10am、16~17pm），每次持续30分钟。

注意事项：每个穴位进行严格消毒，对于带有心脏起搏器、局部感觉缺失和对电过敏的患者慎用。

推荐建议：术后肠梗阻可应用经皮穴位电刺激技术。[推荐级别：C级]

来　　源：2篇RCTs文献

3.4 穴位注射

取穴：足三里。

操作：使用无菌注射器吸取新斯的明（1.0mg），分别在双侧足三里常规消毒后，迅速刺入皮肤，得气后，回抽无血，缓慢注入新斯的明，每侧注射0.5mg。

疗程：术后连续治疗7天。

注意事项：严格遵守无菌操作规则，防止感染；使用穴位注射时，应向患者说明本疗法的特点和注射后的正常反应。如注射局部出现酸胀感、4~8小时内局部有轻度不适，或不适感持续较长时间，但是一般不超过1天；要注意药物的有效期，并检查药液有无沉淀变质等情况，防止过敏反应的发生。

推荐建议：术后肠梗阻可应用穴位注射技术。[推荐级别：C级]

来　　源：1篇RCT文献

3.5 针刺配合耳穴疗法

针刺取穴：合谷、足三里、中脘、阳陵泉、脾俞、天枢。

耳穴取穴：脾（单）、大肠（单）、直肠（单）、皮质下（单）、交感位（单）。

操作方法：针刺穴位用75%乙醇棉球消毒后，以适当深度与角度刺入穴位，采用提、插、捻、转为主要运针手法，使之得气，以局部出现酸、麻、胀、重感为度，留针30分钟。耳穴按摩叮嘱患者取坐位，用75%乙醇棉球对耳及耳垂进行消毒。左手手指持耳廓，右手用镊子夹取割好的方胶布，中心粘上准备好的药豆，对准穴位紧贴压其上，并轻轻按揉1~2分钟。

疗程：针刺治疗时间为术后每日1次，共治疗7天。耳穴按摩与针刺治疗同期开始与结束，按摩3~4次/天，每次至少3分钟，治疗持续7天。

注意事项：①严格消毒，防止感染；②需双耳交替进行，以防单只耳朵由于长期摩擦按压发生破损。

推荐建议：术后肠梗阻可应用针刺配合耳穴按压技术。[推荐级别：C级]

来　　源：1篇RCT文献

3.6　针刺联合穴位贴敷

针刺取穴：合谷、曲池、足三里、上巨虚、太冲。

贴敷取穴：中脘、神阙、天枢、大横。

针刺操作方法：针刺穴位用75%乙醇棉球消毒后，以适当深度与角度刺入穴位，采用提、插、捻、转为主要运针手法，使之得气，以局部出现酸、麻、胀、重感为度，留针30分钟。

贴敷操作方法：采用北京中医药大学深圳医院肿瘤科经验中药复方"肠通方"贴进行穴位贴敷治疗。"肠通方"贴主要由生大黄、大腹皮、延胡索、丹参、制附片、肉苁蓉、莱菔子、生甘草、赤芍、白芍、蜈蚣、肉桂、厚朴、生白术、桃仁、红花、枳实、当归等组成，具有活血化瘀、理气通腑的功效。将规格为 15cm×10cm 的"肠通方"贴贴敷在脐腹部穴位。

疗程：针刺治疗时间为术后每日1次，共治疗7天。穴位贴敷与针刺治疗同期开始与结束，每次贴敷4小时，1次/天，共治疗7天。

注意事项：选择舒适的体位，防止患者晕针。行针手法不宜过强，避开血管，嘱患者不要随意变动体位。出针时用消毒干棉球按压防止出血。如果贴敷部位因手术切口影响，则从切口处外移3~5cm。对刺激性强、毒性大的药物，贴敷穴位不宜过多，贴敷面积不宜过大，贴敷时间不宜过长，以免发疱过大或发生药物中毒；对久病体弱消瘦以及有严重心脏病、肝脏病等的患者，使用药量不宜过大，贴敷时间不宜过久，并在贴敷期间注意病情变化和有无不良反应；对于孕妇、幼儿应避免贴敷刺激性强、毒性大的药物；对于残留在皮肤的药膏等，不可用汽油或肥皂等刺激性物品擦洗。

推荐建议：术后肠梗阻可应用针刺联合穴位敷贴技术。[推荐级别：B级]

来　　源：1篇RCT文献

3.7　温针灸疗法

取穴：中脘、下脘、天枢、上巨虚、下巨虚、三阴交、足三里。

操作方法：充分暴露已标识穴位部位，将针刺入腧穴得气后并给予适当补泻手法，在毫针针刺留针过程中，以艾绒裹以枣核大小粗艾绒制成的艾团放在针尾上，或用长约1~2cm的艾条，插在针柄上，一般从艾团（条）下面点燃施灸。燃尽后除去艾绒灰，续装续灸。待规定壮数灸毕，即可出针。在燃烧过程中，为防止落灰或温度过高灼伤皮肤，可在该穴区放置硬纸片以作防护。

疗程：术后每日1次，共治疗7天。

注意事项：①所放置的艾团要紧缠于针柄之上，切忌松散，以防脱落烫伤。②皮肤感染与有炎症的穴区忌用。③治疗时叮嘱患者勿动，防止烫伤。

推荐建议：术后肠梗阻可应用温针灸技术。[推荐级别：B级]

来　　源：6篇RCTs文献

3.8　膏摩疗法

取穴：脾俞、胃俞、大肠俞、小肠俞、足三里、上巨虚。

操作方法：采用一指禅偏锋法、点法、按法、揉法、㨰法、摩法等常用手法。穴位按摩以患者感到相应穴位酸、麻、胀、痛为得气。膏摩以大承气汤膏为按摩介质，每次按摩取大承气汤膏10g。组方为：大黄12g、厚朴24g、枳实12g、冰片2g，将以上中药研成粉末，用醋浸泡24小时。按1∶3比例加入凡士林150g，加热至沸腾，然后放入大黄、厚朴、枳实末，不断搅拌，用慢火将药末熬枯，过滤药渣，待其温度降至30℃，则加入冰片，搅拌均匀即可收膏。

疗程：从术后前1天开始，相应穴位各按摩2~3分钟，每次按摩15~20分钟，每日2次。持续4天。

注意事项：操作时摆好屏风，保护患者隐私，保持室温为22~24℃；操作者在按摩前必须修剪指甲，以防刮伤患者皮肤；禁止使用暴力，用力柔和、均匀、持久；禁止在皮肤破溃、伤口及瘢痕处按摩；询问药物过敏史，有皮肤过敏者慎用；密切观察患者局部皮肤及全身情况，如出现红疹、瘙痒、水疱等过敏症状，及时停止使用，报告医生并配合处理。

———— 参考文献 ————

[1] 范为民，韦建宝.中西医结合治疗术后粘连性肠梗阻的研究进展[J].大众科技，2023, 25（9）：74-76, 41.

[2] 钟鉴宏，苏家勇，马良.术后肠梗阻的研究现状与展望[J].中华全科医学，2023, 21（9）：1576-1580.

[3] MacVicar E, Cullen F, Kastora SL, et al. A systematic review of the impact of post-operative oral fluid intake on ileus following elective colorectal surgery[J]. Int J Surg, 2022, 103: 106651.

[4] Cheon S, Zhang X, Lee IS, et al. Pharmacopuncture for cancer care: a systematic review[J]. Evid Based Complement Alternat Me, 2014, 2014: 14.

[5] Liu YH, Dong GT, Ye Y, et al. Effectiveness of acupuncture for early recovery of bowel function in cancer: A systematic review and meta-analysis[J]. Evid Based Complement Alternat Med, 2017, 2017: 15.

[6] Liu Y, May BH, Zhang AL, et al. Acupuncture and related therapies for treatment of postoperative ileus in colorectal cancer: A systematic review and meta-analysis of randomized controlled trials[J]. Evid Based Complement Alternat Med, 2018, 2018: 18.

[7] 王慧明，谭晶，周广申.针刺治疗癌性不全肠梗阻[J].针灸临床杂志，2010, 26（9）：26.

［8］申莉萍，雷春华，丁开云.电针加穴位注射对术后早期炎性肠梗阻患者血浆促炎因子及胃动素水平的影响［J］.中国针灸，2011，31（9）：795-798.

［9］Deng G, Wong WD, Guillem J, et al. A phase Ⅱ, randomized, controlled trial of acupuncture for reduction of Postcolectomy Ileus［J］. Ann Surg Oncol, 2013, 20（4）：1164-9.

［10］Ng S, Leung WW, Mak T, et al. Electroacupuncture reduces duration of postoperative ileus after laparoscopic surgery for colorectal cancer［J］. Gastroenterology, 2013, 144（2）：307-313.

［11］邵丹.中医护理技术综合用于消化道肿瘤切除术后促进肠功能恢复浅析［J］.大家健康（学术版），2016，10（3）：38-39.

［12］Jung SY, Chae HD, Kang UR, Kwak MA, Kim IH. Effect of acupuncture on postoperative ileus after distal gastrectomy for gastric Cancer［J］. Gastric Cancer, 2017, 17（1）：11-20.

［13］吴德平.温针灸联合胃肠减压治疗腹部肿瘤术后不完全性肠梗阻效果研究［J］.养生保健指南，2017（52）：131.

［14］肖戈.穴位埋线对结直肠癌术后早期炎性肠梗阻的临床研究［D］.长沙：湖南中医药大学，2016.

［15］张艳玲，姚亚民，冯伟宇，等.温针灸联合胃肠减压治疗腹部肿瘤术后不完全性肠梗阻临床研究［J］.中医学报，2017，32（8）：1397-1399.

［16］相文芝，李颖.中药湿热敷联合神阙穴位温灸在恶性肿瘤术后粘连性肠梗阻患者中的应用效果［J］.中西医结合护理（中英文），2017，3（4）：60-62.

［17］You X, Wang Y, Wu J, et al. Zusanli（ST36）acupoint injection with neostigmine for paralytic postoperative ileus following radical gastrectomy for gastric cancer: A randomized clinical trial［J］. J Cancer, 2018, 9（13）：2266-2274.

［18］Chen KB, Lu YQ, Chen JD, et al. Transcutaneous electroacupuncture alleviates postoperative ileus after gastrectomy: A randomized clinical trial［J］. World J Gastrointest Surg, 2018, 10（2）：13-20.

［19］张璐，万晓燕.温针灸联合胃肠减压治疗腹部肿瘤术后不完全性肠梗阻临床研究［J］.饮食保健，2020，7（30）：84-85.

［20］蒋钰.温针灸联合胃肠减压治疗腹部肿瘤术后不完全性肠梗阻的研究［J］.

现代中西医结合杂志, 2020, 29（1）: 91-94.

[21] 付文胜, 聂奔, 陈静, 等. 痛舒膏外用关元穴加艾灸治疗恶性肠梗阻临床观察 [J]. 四川中医, 2020, 38（6）: 195-197.

[22] 李倩. 膏摩对结直肠癌腹腔镜术后胃肠功能恢复的影响研究 [D] 南宁: 广西中医药大学, 2020.

[23] 龙莹, 张子敬, 黄展明, 等. 电针肺经原络穴治疗大肠癌术后肠梗阻的临床观察 [J]. 广州中医药大学学报, 2021, 38（3）: 518-523.

[24] 万晓燕, 白雪峰. 温针灸联合胃肠减压治疗腹部肿瘤术后不完全性肠梗阻的效果评价 [J]. 饮食保健, 2021（14）: 88.

[25] 迟春艳, 智明. 针刺配合耳穴治疗胃肠肿瘤腹部手术患者术后肠梗阻的效果 [J]. 中国医药指南, 2021, 19（16）: 113-114.

[26] 王东. 经皮穴位电刺激（TEAS）对腹腔镜乙状结肠及直肠癌术后胃肠功能及炎症细胞因子的影响研究 [D]. 成都: 成都中医药大学, 2021.

[27] 吴晓芳. 中药贴敷治疗恶性肿瘤术后不全性粘连性肠梗阻局部寒凝气滞型临床观察 [D]. 北京: 北京中医药大学, 2021.

[28] 王小玲, 徐冬琴, 朱燕. 艾灸、脐敷、神灯照射对癌性不完全肠梗阻的干预研究 [J]. 当代护士, 2021, 28（3）: 106-108.

[29] Yang JW, Shao JK, Wang Y, et al. Effect of acupuncture on postoperative ileus after laparoscopic elective colorectal surgery: A prospective, randomised, controlled trial [J]. EClinicalMedicine, 2022, 49: 101472.

[30] 刘鹏, 徐联洋, 彭昭文, 等. 针刺联合穴位贴敷治疗恶性肠梗阻的临床疗效及安全性评价 [J]. 现代中医临床, 2022, 29（2）: 13-18.

[31] 赫英, 鲁凌云, 陈名金, 等. 电针治疗胃肠道恶性肿瘤开腹术后肠麻痹: 随机对照研究 [J]. 中国针灸, 2022, 42（1）: 45-48.

[32] Wang Y, Yang JW, Yan SY, et al. Electroacupuncture vs sham electroacupuncture in the treatment of postoperative ileus after laparoscopic surgery for colorectal cancer: a multicenter, randomized clinical trial [J]. JAMA Surg, 2023, 158（1）: 20-27.

[33] 朱丽, 韩添龙, 季进锋. 温针灸辅助常规胃肠减压治疗腹部肿瘤术后化疗间歇期并发肠梗阻的疗效及对免疫功能的影响 [J]. 四川中医, 2023, 41（4）: 195-198.

十、肿瘤相关性失眠

肿瘤相关性失眠（cancer-related insomnia，CRI）指在肿瘤患者身上发生的睡眠紊乱，是一种继发性睡眠障碍，临床表现为入睡困难、眠浅易醒、醒后难以入眠、早醒等症状，严重时甚至出现认知功能障碍、精神与性格异常变化等，尤其多见于乳腺癌、肺癌、头颈部肿瘤患者。古代医籍中多将其归篇于"不寐"的范畴，而"不寐"最早可以追溯到《黄帝内经》。CRI是由于放、化疗药物进入人体后，正邪交争于内，导致阴阳失衡，从而引发失眠；除此之外，肿瘤本身属于本虚标实，多因痰瘀互结，影响脏腑功能，痰蒙心神，瘀阻气机，故至此病。

现代研究表明，失眠是肿瘤患者最常见的症状之一，仅次于疲乏，世界卫生组织统计显示，我国有21.5%的人患有失眠障碍，恶性肿瘤患者的失眠率是普通人群的2倍及以上，占52.6%~67.4%。目前临床上批准的大多数药物，例如苯二氮䓬类、抗惊厥类、褪黑素激动剂等，有一定的治疗效果，但同时也有许多不良作用，如产生耐药性、记忆力下降和依赖性等，治疗不仅花费时间久，还增加了患者及家庭的经济负担，影响到患者个人的长期生存质量。因此，寻找一种有效且低廉的替代疗法已经成为当务之急。中医疗法历史悠久，其起效快、简便、副作用小的优势在现代医学中有着不可替代的作用。而针灸疗法作为一种非药物干预手法，与其他替代疗法相比，对大多数患者来说，从身体到心理、精神方面都有着一定的益处。2017年综合肿瘤学会（society for integrative oncology，SIO）制定了一项关于在乳腺癌治疗期间和之后使用综合疗法的循证指南，该指南被确定为美国临床肿瘤学会（ASCO）认可指南。SIO在共识中指出，针灸可治疗癌症患者出现的诸多症状，但还没有针对睡眠障碍制定的针灸治疗实践指南。

1　研究方法

1.1　纳入标准

①研究类型：随机对照试验（RCT）。②研究人群：所有成年肿瘤患者符合美国《National Comprehensive Cancer Network》癌症诊断标准和《精神疾病诊断与统计手册》第五版（DSM-5）失眠诊断标准，不限癌症类型、阶段或病程。③干预措施：针刺、电针、经皮穴位电刺激、耳针；艾灸或穴位按压排除在外；对照组为西药、常规护理治疗或假针灸等。④结局指标：通过任何经过验证的工具测量针灸对CRI的疗效。疗效评定指标包括以下任意一种：匹兹堡睡眠质量指数（PSQI评分）、失眠严重程度量表（ISI）、睡眠有效率、睡眠障碍日志等。

1.2　排除标准

①针药并用或者针灸联合其他治疗干预的文章。②不是由于肿瘤或癌症所导致的失眠。③结局指标不符合纳入标准，资料和信息不全的文章。④重复发表的文章。

1.3　检索策略

计算机检索PubMed、Embase、The Cochrane Library、Web of Science、中国期刊全文数据库（CNKI）、维普数据库（VIP）、万方数据库。检索时间为建库到2023年7月。采用"主题词+自由词"的检索策略，英文检索词包括"neoplasia""tumor""cancer""cancer-related-insomnia""malignancy""acupuncture""electroac-upuncture""acupuncture therapy""insomnia""sleep""sleep or-der""CRI"等；中文检索词包括"肿瘤相关性失眠""睡眠障碍""失眠""肿瘤""癌""针灸""电针""针刺""耳针""经皮穴位电刺激""温针灸"等。

2 研究结果

2.1 系统评价

序号	文献	纳入研究数量	肿瘤类型	干预措施	对照措施	结局指标	结果
1	Ou, 2023	31	不限	针灸	假针灸、药物、其他疗法	PSQI	针灸是 CRI 的有效且相对安全的治疗方法，推荐顺序为 TEAS、针灸和耳针
2	金梦洁, 2023	13	不限	单一针灸治疗	中西医常规治疗	临床总有效率、PSQI	针灸可提高肿瘤患者失眠的临床疗效，降低评分，且远期疗效好；但对患者生活质量及不良反应发生率的改善效果不确切
3	MA, 2023	30	不限	针灸	常规西药或护理	PSQI	与常规药物相比，AMT 加常规药物治疗可显著降低 PSQI
4	Zhang, 2022	22	乳腺癌	针灸	西药、常规护理、不治疗、假针刺	PSQI	针灸在治疗癌症幸存者癌症相关性失眠方面具有很大的潜力
5	Wan, 2022	13	不限	针灸	假针灸、常规护理、药物治疗、认知行为疗法	PSQI、ISI	针灸与改善癌症失眠无关，无论是短期还是长期影响
6	Yu, 2022	13	不限	针灸	西药、常规护理、假针灸	PSQI、ISI	针灸一定程度上可以改善 CRI 患者的症状
7	Wang, 2022	14	不限	针灸	常规药物、假针灸	PSQI	针灸在控制 CRI 方面显示出积极的效果
8	王田田, 2022	11	不限	针灸	常规护理、安慰剂、西药	PSQI、有效率	针灸治疗 CRI 能降低 PSQI 评分情况并提高临床有效率，而且具有不易反复性
9	Liu, 2020	7	不限	躯体穴位刺激（SAS）	常规护理、假针灸	PSQI	SAS 是缓解癌症相关睡眠障碍的有效方法

2.2　RCTs

序号	文献	肿瘤类型	样本量	干预措施	对照方式	结局指标	结果
1	Bao, 2021	乳腺癌、结肠癌、肺癌、卵巢癌、子宫内膜癌等13种癌症	75	电针	假电针、常规护理	ISI	针灸可改善持续性CIPN癌症幸存者的CIPN相关症状和生活质量
2	Bokman, 2013	乳腺癌	94	毫针刺	假针刺、不治疗	睡眠障碍(日志记录为是或否)	针灸可以显著缓解潮热和睡眠障碍
3	Feng, 2011	肺癌、胃癌、淋巴瘤、乳腺癌、结直肠癌、卵巢癌等7种恶性肿瘤	80	毫针刺	氟西汀胶囊	PSQI	与氟西汀相比，针灸能显著改善抑郁症和睡眠质量
4	Frisk, 2012	乳腺癌	45	电针	激素治疗(他莫昔芬/托里米芬)	睡眠障碍日志，每晚睡眠小时数;夜间起床次数	EA增加了HRQOL评分和睡眠质量
5	Garland, 2017	乳腺癌	58	电针	加巴喷丁片	PSQI、特定PSQI域	电针在睡眠质量方面比加巴喷丁有更好的效果
6	Garland, 2019	乳腺癌、前列腺癌、血液肿瘤	160	毫针刺	认知行为治疗	ISI、PSQI	CBT-I和针灸在临床上都显著降低了失眠的严重程度，但CBT-I优于针灸
7	Lee, 2022	乳腺癌、甲状腺癌和其他癌症	22	电针	假电针、常规护理	ISI、PSQI	癌症相关失眠症患者对EA的依从性很高
8	Mao, 2014	乳腺癌	67	电针	假电针、等待名单对照	PSQI	与等待名单对照组相比，EA组睡眠障碍方面的改善不显著

续表

序号	文献	肿瘤类型	样本量	干预措施	对照方式	结局指标	结果
9	Zhang, 2021	乳腺癌	28	电针	等待名单对照	ISI、PSQI	针灸治疗放、化疗后乳腺癌患者相关失眠是安全、可行、有效的
10	彭晓虹, 2016	肿瘤类型不明	208	毫针刺	艾司唑仑片	PSQI、有效率	针灸能显著改善肿瘤患者的睡眠状况且长期效果较好
11	Höxtermann, 2021	乳腺癌	52	耳针	心理教育	PSQI	耳针可能是短期内治疗乳腺癌患者失眠的有效和安全的干预措施,并可能减轻压力、焦虑和疲劳
12	宋建蓉, 2015	肿瘤类型不明	120	毫针刺	艾司唑仑片	PSQI、有效率	针灸治疗肿瘤患者失眠症状疗效同药物治疗相当,但远期效果较好,无副作用
13	沈陆斐, 2016	肺癌	100	电针	镇痛药物联合唑吡坦	PSQI	电针可以有效改善肺癌疼痛患者睡眠质量,并能在一定程度上缓解患者焦虑和抑郁等负面情绪
14	周瑛昊, 2022	胃癌	60	电针	麻醉	PSQI、AIS	电针预处理能降低胃癌根治术后患者PSQI和AIS评分,改善术后睡眠质量
15	陈思源, 2021	肺癌	64	毫针刺联合耳穴	常规治疗	有效率	针刺联合耳穴贴压治疗晚期肺癌患者的疗效显著,可改善患者的睡眠质量

续表

序号	文献	肿瘤类型	样本量	干预措施	对照方式	结局指标	结果
16	李魏，2020	妇科肿瘤	80	经皮穴位电刺激（TEAS）	假刺激	PSQI、AIS	TEAS用于老年妇科肿瘤术后患者，可改善其睡眠质量和短期临床预后
17	Zhang，2023	乳腺癌	138	毫针刺联合耳穴	假针刺	ISI、PSQI	积极的针灸疗法可作为化疗相关失眠的一种有效治疗选择
18	Yang，2023	慢性疼痛癌症	268	电针	常规护理	PSQI	与接受常规治疗相比，使用针灸缓解疼痛的患者睡眠质量有更大的改善

3　针灸处方

3.1　毫针

取穴：百会、神庭、印堂、神门、足三里、三阴交、太溪、太冲、丰隆、阴陵泉、血海、四神聪、内关、心俞、脾俞、肾俞、腰阳关。

操作方法：针刺穴位消毒后，采用单手进针或双手进针法，采用平补平泻法，以局部出现酸、麻、胀、重感为度，不得气者加用循法。

疗程：每日1次，每次30分钟，连续治疗观察7天，治疗结束后第7天进行随访。

注意事项：针灸前：应检查针具、预防晕针；进行针刺时，选择舒适的体位；针灸时：手法不宜过强，避开血管，嘱患者不要随意变动体位；针灸后：出针时，立即用消毒干棉球按压防止出血。

推荐建议：肿瘤相关性失眠可应用针刺技术。[推荐级别：C级]

来　　源：3篇RCTs文献

3.2　电针

取穴：印堂、百会、神门、间使、大钟、金门、四神聪、内关、神庭、三阴交、关元、合谷、天枢、照海、足三里、太溪、太冲、太白、公孙、血海、通里、风池、丰隆、后溪、侠溪。

操作方法：穴位常规消毒，均采用平补平泻法，得气后同侧接电针仪，采用疏密波，频率2~5Hz，留针30分钟。

疗程：每天1次，治疗4周。

注意事项：电针仪使用前须检查其性能是否良好，输出是否正常；事先告知患者做好思想准备；孕妇慎用电针，年老、体弱、醉酒、饥饿、过饱、过劳者均不宜使用电针。

推荐建议：肿瘤相关性失眠可应用电针技术。[推荐级别：C级]

来　　源：1篇RCT文献

3.3 耳穴疗法

取穴：神门、交感神经、心、脾、脑、皮质下、内分泌。

操作方法：选用颗粒大小适中且饱满的药豆，置于胶布上，用乙醇棉球消毒耳廓后，施予药豆压贴，贴紧后，稍加压力使患者感到酸痛、麻胀、发热感为度。双侧交替施予药豆压贴。

疗程：每日自行按压所贴耳穴3次，每次每穴按压时间为1分钟。

注意事项：对久病体弱、消瘦，有严重心、肝、肾脏病者时间不宜过长，力道不宜过大。

推荐建议：肿瘤相关性失眠可应用耳穴按压技术。[推荐级别：C级]

来　　源：1篇RCT文献

—————— 参考文献 ——————

[1] 陆旸钖, 郭勇.肿瘤相关性失眠的中医治疗研究进展 [J].名医, 2021,（3）：102-104.

[2] Induru RR, Walsh D. Cancer-related insomnia [J]. Am J Hosp Palliat Care, 2014 Nov, 31（7）：777-785.

[3] Reilly CM, Bruner DW, Mitchell SA, et al. A literature synthesis of symptom prevalence and severity in persons receiving active cancer treatment [J].

Support Care Cancer, 2013, 21（6）: 1525–1550.

[4] 金梦洁, 钱丽君, 吕欣妮, 等. 针灸治疗肿瘤相关性失眠的Meta分析 [J]. 中医临床研究, 2023, 15（13）: 97–103.

[5] Wilt TJ, MacDonald R, Brasure M, et al. Pharmacologic treatment of insomnia disorder: An evidence report for a clinical practice guideline by the american college of physicians [J]. Ann Intern Med, 2016, 165（2）: 103–112.

[6] Asnis GM, Thomas M, Henderson MA. Pharmacotherapy treatment options for insomnia: A primer for clinicians [J]. Int J Mol Sci, 2015, 17（1）: 50.

[7] Zhao K. Acupuncture for the treatment of insomnia [J]. Int Rev Neurobiol, 2013, 111: 217–34.

[8] Greenlee H, DuPont-Reyes MJ, Balneaves LG, et al. Clinical practice guidelines on the evidence-based use of integrative therapies during and after breast cancer treatment [J]. CA Cancer J Clin, 2017, 67（3）: 194–232.

[9] Lyman GH, Greenlee H, Bohlke K, et al. Integrative therapies during and after breast cancer treatment: ASCO endorsement of the SIO clinical practice guideline [J]. Clin Oncol, 2018, 36（25）: 2647–2655.

[10] Feng Y, Wang XY, Li SD, et al. Clinical research of acupuncture on malignant tumor patients for improving depression and sleep quality [J]. Tradit Chin Med, 2011, 31（3）: 199–202.

[11] Garland SN, Xie SX, DuHamel K, et al. Acupuncture versus cognitive behavioral therapy for insomnia in cancer survivors: A randomized clinical trial [J]. Natl Cancer Inst, 2019, 111（12）: 1323–1331.

[12] Yang M, Liou KT, Garland SN, et al. Acupuncture versus cognitive behavioral therapy for pain among cancer survivors with insomnia: An exploratory analysis of a randomized clinical trial [J]. NPJ Breast Cancer, 2021, 7（1）: 148.

[13] Mao JJ, Farrar JT, Bruner D, et al. Electroacupuncture for fatigue, sleep, and psychological distress in breast cancer patients with aromatase inhibitor-related arthralgia: A randomized trial [J]. Cancer, 2014, 120（23）: 3744–3751.

[14] Höxtermann MD, Buner K, Haller H, et al. Efficacy and safety of auricular acupuncture for the treatment of insomnia in breast cancer survivors: A

randomized controlled trial[J]. Cancers（Basel），2021, 13（16）: 4082.

十一、肿瘤相关性抑郁

肿瘤相关性抑郁（cancer-related depression，CRD）是指在恶性肿瘤诊断与治疗过程中出现的病理性抑郁状态或综合征，其发病与多种因素有关，如肿瘤患者心理因素、癌性疼痛、癌性疲乏、睡眠障碍、手术创伤、放疗、化疗等，症状表现主要为情绪低落、兴趣减退、精力不足、体力缺乏、悲观伤感、自罪观念与自杀倾向，并非精神病性抑郁（肿瘤相关抑郁状态中医诊疗专家共识）。CRD的患病率随癌症患病率的增长而呈现大幅增长趋势，国内外有关CRD调查文献较多，不同癌症类型及不同抑郁诊断标准导致CRD患病率差异较大，国内肿瘤患者伴有抑郁状态的发病率为17.5%~95.3%，国外发病率为12.5%~33.4%。肿瘤相关性抑郁是一种多因素疾病，涉及心理学、社会学、生物学甚至医源性原因，生物学机制主要包括组织损伤、炎症介质和慢性应激反应，以及免疫和内分泌途径。目前恶性肿瘤相关性抑郁主要采用三环类抗抑郁药（TCA）和选择性5-羟色胺再摄取抑制剂（SSRIs）两种药物治疗，然而这些药物的确切作用机制尚未完全确定，并且SSRIs通常会加重呕吐和恶心，TCAs的抗胆碱能作用可能会加重与化疗相关的谵妄。

针对恶性肿瘤相关性抑郁的危害以及抗抑郁药物的种种缺陷，临床急需一种补充替代疗法来改善此类患者病情和生活质量。有研究数据表明，电针可以通过调节HPA轴起抗抑郁作用，电针百会和印堂穴后，抑郁症大鼠中HPA轴相关指标都明显降低。Liu Y等在实验中发现，针刺能通过调节促炎细胞因子和抗炎细胞因子的平衡起抗抑郁作用。针灸作为中医治疗的一部分，经临床实践证明对肿瘤相关性抑郁有较好的疗效，且避免了药物带来的副作用，不良反应少，使用便捷，成本低廉，易于被患者所接受，为改善此类患者生存和生活质量提供了更多的手段。

1 研究方法

1.1 纳入标准

①研究对象为肿瘤相关性抑郁患者；②治疗措施包括针刺、艾灸、穴位注射、穴位贴敷、耳针等，以及以上各种治疗方法的单用或联合使用；③对照组为空白对照、安慰对照或西医标准治疗对照；④文章类型为针灸疗法治疗肿瘤相关性抑郁的指南、专家共识、系统评价/Meta分析和随机对照试验（RCTs），语言为中文或英文，检索起始时间不限。

1.2 排除标准

①试验组与对照组中应用的西药不一致；②两组治疗时间不一致的研究；③无法获取全文或数据不全。

1.3 检索策略

检索美国国立临床诊疗指南数据库（NGC，http：//www.guidelines.gov/）、英国国家卫生与服务优化研究（NICE，https：//www.nice.org.uk/）、澳大利亚临床实践指南数据库（https：//www.clinicalguidelines.gov.au/）、苏格兰校际指南网络（SIGN，https：//www.sign.ac.uk/）、新西兰指南工作组（NZGG，https：//www.health.govt.nz/），检索指南及专家共识。

采用计算机检索PubMed、Embase、The Cochrane Library、中国期刊全文数据库（CNKI）、中国生物医学文献数据库（SinoMed）、维普数据库（VIP）、万方数据库建库至2023年12月1日的随机对照试验、系统评价。英文检索词包括"acupuncture""electroacupuncture""ac-upuncture therapy""depression""chemotherapy""radio-therapy""neoplasms""tumor""cancer"等；中文检索词包括"针刺""电针""毫针""体针""穴位""抑郁""化疗""放疗""肿瘤""癌症""恶性肿瘤"等。

2 研究结果

2.1 指南

序号	指南名称	年份	机构	推荐结果	证据级别
1	综合疗法作为乳腺癌患者的支持治疗	2014	SIO	总的来讲，长期持续的抗抑郁治疗效果更加明显。针灸治疗焦虑伴随疲劳的等级为C	C
2	乳腺癌治疗期间和治疗后综合治疗	2017	SIO	针灸能够缓解乳腺癌患者抑郁情绪障碍	C
3	Integrative Therapies During and After Breast Cancer Treatment: ASCO Endorsement of the SIO Clinical Practice Guideline	2018	ASCO	在指南中提出针灸对于提高癌症患者生活质量的推荐意见C级	C
4	成人癌症患者失眠诊疗专家意见	2021	中国肿瘤科相关专家小组	推荐使用具有镇静作用的抗抑郁药物治疗癌症患者伴有焦虑、抑郁症状的失眠	C

2.2 系统评价

序号	文献	肿瘤类型	纳入研究数量	样本量	干预措施	对照措施	结局指标	结论
1	Li H, 2021	任何类型或阶段的癌症	20	1709	针刺	假针刺、传统药物常规护理	量表评分	针刺可显著减轻乳腺癌幸存者的多种治疗相关症状
2	Fangfang MA, 2023	任何类型或阶段的癌症	30	2483	针刺	假针刺、传统药物常规护理	汉密尔顿抑郁量表（HAMD）和抑郁自评量表（SDS）以及抑郁有效率	与传统药物相比，AMT在SDS、抑郁有效率和QOL方面的表现更好

2.3 RCTs

序号	文献	肿瘤类型	样本量	干预措施	对照措施	结局指标	结论
1	肖彬，2014	乳腺癌	60	针刺＋耳穴贴压	盐酸氟西汀胶囊	HAMD[①]	针刺配合耳穴贴压治疗乳腺癌抑郁症具有较好的抗抑郁效果，且不良反应少、安全性高，疗效优于口服盐酸氟西汀胶囊
2	曾晓林，2015	乳腺癌	60	靳三针（针刺）	盐酸舍曲林片	HAMD	运用"靳三针"调神针法治疗肿瘤相关性抑郁，临床疗效优于一线用药舍曲林，是一种有效、经济、切实可行的治疗方法
3	刘艳屏，2019	/	80	针刺	艾司西酞普兰/盐酸舍曲林	HAMD/PHQ-9	针刺联合抗抑郁药物治疗肿瘤后抑郁的疗效较好，无明显不良反应
4	邓小月，2019	妇科恶性肿瘤、肺癌、胃癌、甲状腺癌、直肠癌、肛管癌、睾丸癌、前列腺癌、乳腺癌	60	针刺联合盐酸舍曲林片	盐酸舍曲林片	HAMD	针刺联合盐酸舍曲林片比单纯盐酸舍曲林片治疗肿瘤相关抑郁状态效果好，同时能改善肿瘤患者的伴发症状，提高肿瘤患者生活质量
5	李薇晗，2019	乳腺癌	58	针刺	西酞普兰、草酸艾司西酞普兰、盐酸帕罗西汀片、盐酸舍曲林片	HAMD	疏肝调神针法、SSRIs均可改善乳腺癌相关抑郁患者的抑郁情绪和生理状况，提高睡眠效率、日间活动率，减少WASO、日间久坐时长，降低TNF-α水平，提高BDNF水平。不良反应少，疗程短，患者依从性高

续表

序号	文献	肿瘤类型	样本量	干预措施	对照措施	结局指标	结论
6	连建伦，2021	肺癌、胃癌、肝癌、鼻咽癌、乳腺癌、胰腺癌、直肠癌、前列腺癌、宫颈癌、卵巢癌、淋巴癌	120	针刺联合盐酸舍曲林片	盐酸舍曲林片	SDS[②]、HAMD	调督解郁法针刺联合盐酸舍曲林片可有效缓解肿瘤相关性抑郁患者的抑郁状态，疗效优于单纯盐酸舍曲林片，其作用机制可能与调节机体免疫相关细胞因子表达有关
7	杨惠宇，2021	大肠癌	68	温针灸	枸橼酸莫沙必利片	HAMD	治疗组不仅能改善大肠癌术后化疗引起的便秘症状、中医证候，且能改善患者伴随焦虑、抑郁状态
8	王意，2022	胸部肿瘤、乳腺癌、消化道肿瘤、妇科肿瘤	60	温针灸+盐酸帕罗西汀片	盐酸帕罗西汀片	HAMD	在治疗肿瘤相关性抑郁中，温针灸联合盐酸帕罗西汀片较单纯服用盐酸帕罗西汀片疗效更为显著，能够明显改善抑郁症状
9	刘晓芳，2019	乳腺癌	80	温针灸	地奥司明	SDS	温针灸在乳腺癌术后治疗中疗效显著，能有效改善水肿，降低抑郁焦虑风险，提高患者生活质量，值得临床推广应用
10	王雨，2015	乳腺癌	80	五行针灸+健康教育	健康教育	SDS	五行针灸可以显著改善晚期乳腺癌化疗患者的焦虑、抑郁情绪
11	Feng Y，2011	肺癌、胃癌、乳腺癌、结直肠癌、淋巴癌、宫颈癌、卵巢癌	80	针刺	氟黄环丁酮	SDS，HAMD	针灸可有效减轻与恶性肿瘤相关的抑郁，改善睡眠质量，有助于提高癌症患者的生活质量

续表

序号	文献	肿瘤类型	样本量	干预措施	对照措施	结局指标	结论
12	Bao T, 2021	乳腺癌、结直肠癌、睾丸癌、黑色素瘤、卵巢癌、宫颈癌、胰腺癌、鳞状细胞癌、子宫内膜癌	48	电针	常规护理	HADS[3]	针灸和耳穴敷贴联合疗法在治疗乳腺癌抑郁症方面具有抗抑郁作用，且副作用小、安全性高。疗效优于盐酸氟西汀胶囊
13	Jun J Mao, 2014	乳腺癌	44	电针	常规护理	HADS	与常规护理相比，EA在疲劳、焦虑和抑郁方面有明显改善

注：纳入研究特征表

[1] HAMD：汉密尔顿抑郁量表（Hamilton depression scale）。

[2] SDS：抑郁自评量表（Self-Rating Depression Scale）。

[3] HADS：医院焦虑抑郁量表（Hospital Anxiety and Depression Scale）。

3　针灸处方

3.1　毫针刺法

取穴：神门、内关、合谷、印堂、百会、足三里、气海、三阴交、阴陵泉。

配穴：肝气郁结型加期门；痰气郁结型加中脘、丰隆；气郁化火型加曲池、行间、外关；心脾两虚型加心俞、脾俞；肝肾亏虚型加肝俞、太溪。

操作方法：针刺穴位消毒后，采用单手进针或双手进针法，神门直刺0.3~0.5寸；内关、合谷、直刺0.5~1寸；印堂向下平刺0.3~0.5寸，百会平刺0.5~0.8寸；足三里、阴陵泉直刺1~2寸；气海、三阴交直刺1~1.5寸。采用平补平泻法，以局部出现酸、麻、胀、重感为度，使之得气，不得气者加用循法。留针30分钟。

疗程：每天针刺1次，每次20分钟，每周1次。

注意事项：针灸前：应检查针具，预防晕针；进行针刺时，选择舒适的体位；针灸时：手法不宜过强，避开血管，嘱患者不要随意变动体位；针灸后：出针时，立即用消毒干棉球按压防止出血。

推荐建议：肿瘤相关性抑郁可应用针刺技术。[推荐级别：C级]

来　　源：7篇RCTs文献

专家共识：两次专家调查问卷

3.2　电针疗法

取穴：气海、合谷、太溪、三阴交、足三里、肾俞、心俞、百会、神门、内关、太冲。

操作方法：针刺入穴位有得气感以后，接上电针仪，采取疏密波、频率2Hz，根据患者的耐受能力来确定电流强度，持续20分钟。

疗程：每次30分钟，每周2次。

推荐建议：肿瘤相关性抑郁可应用电针技术。[推荐级别：C级]

来　　源：3篇RCTs文献

专家共识：两次专家调查问卷

3.3　耳穴疗法

取穴：神门、皮质下、三焦、肝、交感、心、肾、内分泌。

操作方法：叮嘱患者坐位，用75%乙醇棉球将外耳及耳垂进行消毒。左手手指持耳廓，右手用镊子夹取割好的方胶布，中心粘上准备好的药豆，对准穴位紧贴压其上，并轻轻按揉1~2分钟。另外当患者感到呕吐时可立刻按压耳穴药豆。

疗程：左右两耳交替使用，每周更替2次，每穴3~5分钟。每天1次。

注意事项：①严格消毒，防止感染；②需双耳交替进行，以防单只耳朵由于长期摩擦按压发生破损。

推荐建议：肿瘤相关性抑郁可应用耳穴按压技术。[推荐级别：C 级]

来　　　源：2 篇 RCTs 文献

专家共识：两次专家调查问卷

3.4　艾灸疗法

取穴：百会、神门、内关、太冲、肝俞、足三里、血海、三阴交、中脘。

操作方法：充分暴露已标识穴位部位，取 0.3cm 厚鲜姜片数片，用针刺出数个小孔，将带孔姜片置于所选穴位上，点燃艾条一端后，距皮肤约 2~3cm，采用温和悬灸法，以患者感局部温热而不灼痛，局部皮肤呈红晕为度。

疗程：每次温和灸 20 分钟，每天 1 次。

注意事项：皮肤有感染、瘢痕或肿瘤的部位，不宜针刺或艾灸；患者出现呼吸困难、心悸胸闷等情况，需立即停止干预。助患者平卧，打开门窗保持空气流通，予以服用温糖水。艾灸的温热作用使局部皮肤出现红晕属正常现象，但热力过强，可导致烫伤出现水疱，水疱较小者可自行吸收，水疱较大需使用无菌注射器抽吸水疱内液体，消毒以防感染；艾灸后出现上火的症状，如口干口苦，注意根据患者体质对灸量及艾灸时间、强度进行调整。

推荐建议：肿瘤相关性抑郁可应用艾灸技术。[推荐级别：C 级]

来　　　源：2 篇 RCTs 文献

专家共识：两次专家调查问卷

十二、化疗后骨髓抑制

化疗后骨髓抑制（myelosuppression after chemotherapy，MAC）是指在进行化疗治疗后，由于化疗药物对骨髓造血功能的抑制作用，导致骨髓中的造血细胞数量减少，从而影响血液中的白细胞、红细胞和血小板的生成和功能。化疗药物主要针对快速分裂的细胞，包括肿瘤细胞和正常细胞，因此也会对正常骨髓细胞产生抑制作用。骨髓抑制分为急性骨髓抑制和潜在骨髓损伤2种类型。当放化疗导致各系造血祖细胞（hemato poieticprogenitor cells，HPCs）耗竭时，则出现急性骨髓抑制。当选择性作用于造血干细胞（hemato poieticstem cells，HSCs）的毒性化疗药物或高剂量放疗使HSCs的自我更新能力受损时，则出现潜在骨髓损伤。骨髓抑制通常表现为外周血细胞数量的变化，包括中性粒细胞、血小板和血红蛋白计数减少（贫血），三者可单独出现，也可相互兼夹，通常发生在抗肿瘤药物治疗后。80%以上的化疗药物能导致骨髓抑制，以中性粒细胞、血小板减少为主，化疗相关性贫血的发生率约为70%~90%。靶向药物、免疫治疗药物导致骨髓抑制的发生率明显低于化疗，以贫血、血小板减少为主。

据统计，80%的患者在肿瘤化疗过程中会发生骨髓抑制，从而出现贫血、出血、乏力等症状，影响生活质量，同时干扰抗肿瘤治疗的进程。因此，防治骨髓抑制对肿瘤治疗的成功至关重要。目前，治疗骨髓抑制常用的方法为各种集落刺激因子及成分输血等，虽有疗效，但存在着费用高、不良反应多等缺点，例如粒细胞集落刺激因子会引起慢性纤维性肺炎或休克，反复输注血小板可导致同种抗体的形成等。

近年来针灸逐渐被报道用于改善化疗后骨髓抑制，并逐渐受到关注。针灸治疗化疗后骨髓抑制，不仅可以改善患者的贫血、血小板减少等症状，还可以提高患者的生活质量，加速康复进程，并且具有安全、无副作用的特点。然而，目前关于针灸治疗化疗后骨髓抑制的临床研究数量和质量尚有待提高，且缺乏大样本、高质量的循证医学证据支持其疗效和安全性。故应进一步开展高质量的临床试验和系统评价，探讨针灸治疗化疗后骨髓抑制的最佳方案和适用范围，为临床提供更加安全、有效的治疗方法。同时，加强针灸疗法与其他传统医学和非药物疗法的联合应用研究，以期为癌症患者提供更加全面、综合的治疗方案。

1　研究方法

1.1　纳入标准

①研究对象为放化疗后骨髓抑制的患者；②治疗措施包括针刺、电针、穴位按压、穴位注射、穴位贴敷、穴位埋线、耳穴治疗、艾灸、隔姜灸等，以及以上各种治疗方法的单用或联合使用；③对照组为空白对照、安慰对照或西医标准治疗对照；④文章类型为针灸疗法治疗骨髓抑制相关的指南、专家共识、系统评价/Meta分析和随机对照试验（RCTs），语言为中文或英文，检索起始时间不限。

1.2　排除标准

①试验方案为针灸治疗方法与对照方案中应用的西药不一致；②两组治疗时间不一致的研究；③无法获取全文或数据不全。

1.3　检索策略

检索美国国立临床诊疗指南数据库（NGC，http：//wwworg.uk/）、澳大利亚临床实践指南数据库（https：//www.clinicalguidelines.gov.au/）、苏格兰校际指南网络（SIGN，https：//www.guidelines.gov/）、英国国家卫生与服务优化研究（NICE，https：//www.nice.org.uk/）、新西兰指南工作组（NZGG，https：//www.health.govt.nz/），检索指南及专家共识。

采用计算机检索PubMed、Embase、The Cochrane Library、中国期刊全文数据库（CNKI）、中国生物医学文献数据库（SinoMed）、维普数据库（VIP）、万方数据库建库至2023年7月1日针灸治疗化疗后骨髓抑制的随机对照试验、系统评价。英文检索词包括"acupuncture""electroacupuncture""moxibustion""bonemarrow suppression""myelosuppression""leukopenia""neutropenia""chemotherapy""tumor"等；中文检索词包括"针刺""电针""艾灸""骨髓抑制""白细胞减少""中性粒细胞减少""放疗""化疗""肿瘤""恶性肿瘤"等。

2 研究结果

2.1 指南

序号	指南名称	年份	机构	推荐结果	证据级别	推荐强度
1	肿瘤放化疗后白细胞减少症中西医结合治疗专家共识	2022	中国中西医结合学会血液病专业委员会	推荐外治预防：针灸、穴位贴敷、耳穴、中药外洗等有效预防外治法	/	B
				推荐中医外治法治疗：针灸、穴位贴敷、耳穴压豆、中药外洗的有效疗法		
2	抗肿瘤药物引起骨髓抑制中西医结合诊治专家共识	2021	中国临床肿瘤学会中西医结合专家委员会	推荐中医外治法治疗：针刺治疗、灸法、穴位贴敷、穴位注射、耳穴、循经刮痧、穴位埋线等	/	/
3	化疗后白细胞减少症中医药防治与评估专家共识	2018	北京中医药大学东直门医院	预防时不建议使用常规性预防药物，首先推荐非药物预防——针灸等预防方法	/	/
				治疗时建议使用相应的中药汤剂、中成药、针灸等治疗方法		

目前尚无明确的国际指南，国内有3个专家共识，5个条目提及针灸，1个强推荐，2个弱推荐。2018年化疗后白细胞减少症中医药防治与评估专家共识中指出预防时不建议使用常规性预防药物，首先推荐非药物的针灸预防方法。治疗时建议使用针灸的治疗方法。2021年CSCO推荐中医外治法治疗，包括针刺治疗、灸法、穴位贴敷、穴位注射、耳穴、循经刮痧、穴位埋线等。2022年，中国中西医结合学会血液病专业委员会在专家共识中强推荐针灸作为预防疗法和中医外治疗法的治疗。

2.2 系统评价

纳入系统评价7篇，包含了各种类型或阶段的癌症状态，以及有关针灸的一系列干预措施，主要结局指标为最能体现骨髓抑制状态的白细胞计数，评价结果均显示出针灸可增加化疗后白细胞计数，降低骨髓抑制发生率，提高临床治疗效果。

序号	文献	肿瘤类型	纳入研究数量	样本量	干预措施	对照措施	结局指标	结果
1	Yi Wei, 2023	肺癌	6	534	TEAS	常规治疗	主要结局指标为血常规指标（白细胞计数、血小板计数、红细胞计数和血红蛋白计数），次要结局是舒适度评分（GCQ，一般舒适度问卷）	TEAS可以降低肺癌化疗患者的骨髓抑制风险，提高舒适度
2	Jiayun Nian, 2022	任何类型或阶段的癌症	15	1130	针灸治疗，包括体针、腹针、电针、火针，排除穴位刺激（无针）、艾灸、穴位注射、经皮电刺激等	假针刺、空白对照、常规治疗	主要结果指标为白细胞计数；次要结局指标为治疗后观察中性粒细胞绝对计数（ANC）、骨髓抑制发生率、临床有效性和穿刺相关副作用。根据不良事件通用术语标准（CTCAE）对骨髓抑制进行分级	针刺可增加化疗后白细胞计数，降低骨髓抑制发生率，提高临床治疗效果
3	YaWen Shih, 2021	任何阶段诊断为乳腺癌并接受化疗	10	650	电针、针刺、艾灸、穴位埋线、穴位埋线+艾灸法	假电针、西药常规治疗、常规护理、西药及中药汤剂	白细胞计数	针灸可能改善化疗引起的白细胞减少症，针灸后WBC和中性粒细胞值显著增加

续表

序号	文献	肿瘤类型	纳入研究数量	样本量	干预措施	对照措施	结局指标	结果
4	Huimin Jin, 2020	不明确	17	1206	穴位注射、艾灸、隔姜灸、穴位注射联合西医治疗、温针灸联合西医治疗、艾柱灸、针刺联合西药治疗、艾灸联合西医治疗	常规治疗	白细胞计数	针灸治疗化疗所致白细胞减少症的临床疗效和提高白细胞计数方面，以及患者的Karnofsky行为评分方面优于药物治疗。表明针灸治疗是CIL患者安全有效的替代治疗
5	JiHye Lee, 2016	癌症类型不限（子宫内膜癌、乳腺癌、肺癌、鼻咽癌、胃癌、结肠癌、卵巢癌）	8	482	针刺、穴位注射、温针灸、火针	常规护理	白细胞计数	针刺和火针对化疗所致的白细胞减少症有一定的治疗作用
6	Tae-YoungChoi, 2014	接受化疗并诊断患有白细胞减少症的任何类型的癌症	6	681	任何类型的艾灸治疗（艾柱直接灸和艾柱间接灸以及条灸）和艾灸联合化疗	西医常规治疗（口服药、皮下注射、化疗）；中成药	主要结局指标：①旨在评估化疗副作用的生物学参数的变化［例如白细胞计数（WBC）和血小板（PLT）计数］②通过经过验证的仪器测量生活质量次要结局：①主要结局测量中提到的症状以外的症状变化（例如疲劳、睡眠障碍、厌食、恶心/呕吐等）②不良事件：艾灸不良反应的发生以及因不良反应而改变癌症治疗方法	艾灸在治疗化疗引起的白细胞减少症方面优于药物疗法

续表

序号	文献	肿瘤类型	纳入研究数量	样本量	干预措施	对照措施	结局指标	结果
7	WLu，2007	各种癌症（包括乳腺癌、肺癌、食管癌、淋巴瘤、胃癌、鼻咽癌）	11	682	手针、电针、温针和穴位注射	未知	白细胞计数	针灸的使用与白细胞的增加有关

2.3 RCTs

纳入RCTs 99篇，发表年份为1990—2023年，包括各种类型或阶段的癌症状态。治疗组中多为常规放化疗方案联合针灸，其中针灸包括毫针刺、电针、穴位按压、穴位注射、耳穴、穴位贴敷、穴位埋线、艾灸、麦粒灸、温针灸、隔姜灸。对照组一般为常规放化疗方案。结果皆显示绝大多数针灸治疗增加了骨髓抑制患者的白细胞计数，改善了放化疗后骨髓抑制的病理状态，有显著疗效且差异均有统计学意义。

序号	文献	肿瘤类型	样本量	干预措施	对照措施	结局指标	结论
1	CarmenSylvia Varella AllizSicart，2023	乳腺癌	26	针刺以及蒽环类药物化疗、粒细胞刺激因子	蒽环类药物化疗、粒细胞刺激因子	生活质量和外周血细胞水平	针刺促进了接受蒽环类药物化疗的乳腺癌女性的骨髓保护作用，针刺改善了生活质量
2	侯艳红，2023	乳腺癌	90	中药脐灸配合足三里艾灸。同时化疗治疗，服用利血生片。并配合相关的营养及饮食护理	化疗治疗，服用利血生片。并配合相关的营养及饮食护理	总有效率、中医证候积分、白细胞计数、免疫功能指标	中药脐灸配合足三里艾灸辅助治疗肿瘤化疗后白细胞减少效果较好

续表

序号	文献	肿瘤类型	样本量	干预措施	对照措施	结局指标	结论
3	樊杜英，2023	非小细胞肺癌	80	强髓升白散穴位贴敷联合艾灸治疗，同时紫杉醇与顺铂联合（TP）化疗方案	采用紫杉醇与顺铂联合（TP）化疗方案	血常规指标、造血因子、中医证候积分、免疫功能指标	强髓升白散穴位贴敷联合艾灸治疗不仅能防治NSCLC患者化疗后骨髓抑制的发生，还能改善其中医临床症状及免疫功能
4	花小梅，2022	小细胞肺癌	80	以穴位注射地塞米松联合细胞刺激因子，EP化疗方案	细胞刺激因子治疗，EP化疗方案	血常规指标、血常规包括及住院时间、生活质量，并记录不良反应情况	穴位注射地塞米松联合细胞刺激因子可加快化疗后Ⅲ°~Ⅳ°白细胞减少患者的白细胞、中性粒细胞水平恢复正常
5	黄杰文，2022	乳腺癌	50	健脾补肾方联合艾灸治疗，接受含蒽环化疗方案	健脾补肾方，接受含蒽环化疗方案	临床疗效、不同时间点中性粒细胞计数及粒细胞-集落刺激因子使用情况	艾灸联合中药可防治乳腺癌化疗后白细胞减少，有显著疗效

续表

序号	文献	肿瘤类型	样本量	干预措施	对照措施	结局指标	结论
6	匡云凤，2022	原发性肺癌	120	常规中西医结合治疗，并给予三皇五穴针刺法联合参芪扶正注射液治疗	常规中西医结合治疗，其中非鳞癌患者均采用PC方案，鳞癌患者均采用TP方案	Piper量表评分、功能状态评分（KPS）、骨髓抑制指标及安全性指标的变化情况、疲乏改善疗效	三皇五穴针刺法联合参芪扶正注射液能明显改善气血亏虚型肺癌患者疲乏症状，提高患者生活质量，并能减轻化疗所致的骨髓抑制
7	林琪，2022	肺癌	78	应用穴位贴敷联合艾灸治疗，紫杉醇联合顺铂方案进行化疗治疗	紫杉醇联合顺铂方案进行化疗治疗	血细胞指标与中医症状积分，以及骨髓抑制发生率	肺癌化疗患者采用穴位贴敷联合艾灸在血红蛋白计数、粒细胞计数、白细胞计数、血小板计数方面均高于对照组，差异有统计学意义
8	伍笑敏，2021	各种癌症	82	针刺联合利血生片、鲨肝醇片口服治疗	口服利血生片、鲨肝醇片	临床疗效，测定治疗前后WBC、症状评分及T细胞亚群水平变化	针刺治疗恶性肿瘤化疗后白细胞减少症可获得良好的临床疗效，促使患者WBC及T细胞亚群水平明显改善，消除症状

续表

序号	文献	肿瘤类型	样本量	干预措施	对照措施	结局指标	结论
9	Fang chao Zhao，2021	小细胞肺癌	139	常规护理联合经皮穴位电刺激	所有患者均接受足叶乙苷联合顺铂化疗。给予奥美拉唑注射液常规治疗。常规护理联合化疗前服用中药	血常规指标，如白细胞、中性粒细胞、血小板和血红白计数是主要观察指标。次要观察指标为舒适度	经皮穴位电刺激是改善小细胞肺癌患者初始化疗后骨髓抑制的有效且安全的治疗方式。较传统治疗和中医草药治疗更有效地改善了舒适度
10	龚　纯，2021	结直肠癌	60	温针灸联合重组人粒细胞集落刺激因子治疗	重组人粒细胞集落刺激因子治疗	白细胞计数、中性粒细胞计数、血红蛋白计数，不良反应总发生率	温针灸联合重组人粒细胞集落刺激因子提高白细胞计数、中性粒细胞计数，优于对照组
11	梁伟兵，2021	结直肠癌	60	常规化疗，采用口服自拟三红益气汤结合隔姜灸治疗	常规化疗	不良反应（骨髓抑制、毒性反应、胃肠道反应）的发生率、反应程度、持续时间	三红益气汤结合隔姜灸能减轻结直肠癌化疗引起的骨髓抑制、毒性反应、胃肠道反应等

续表

序号	文献	肿瘤类型	样本量	干预措施	对照措施	结局指标	结论
12	赵方超，2020	非小细胞肺癌	102	常规基础上加经皮穴位电刺激	常规吉西他滨化疗联合顺铂治疗，并给予常规护理	血常规指标、舒适度评分	经皮穴位电刺激可预防化疗引起的非小细胞肺癌患者骨髓抑制（白细胞、血小板），改善患者舒适度
13	陈静，2020	胃癌、肺癌、结直肠癌、乳腺癌	100	麦粒灸联合口服利可君片	口服利可君片	白细胞计数、中性粒细胞计数、淋巴细胞计数、生活质量评分（KPS）、不良反应发生情况	麦粒灸联合升白药治疗肿瘤放化疗后白细胞减少症效果显著，可提高患者白细胞计数
14	肖彩芝，2020	非小细胞肺癌	100	给予"强髓升白散"穴位贴敷联合艾灸治疗，TP化疗方案	TP化疗方案	白细胞计数、粒细胞计数、血红蛋白计数、血小板计数情况和分度情况，以及使用粒细胞-集落刺激因子、白介素-11和悬浮红细胞情况	白细胞计数、粒细胞计数、血红蛋白及血小板计数均高于对照组，可有效防治非小细胞肺癌患者化疗后骨髓抑制的发生

续表

序号	文献	肿瘤类型	样本量	干预措施	对照措施	结局指标	结论
15	陈红宇，2020	各种癌症	70	足三里穴位注射黄芪注射液，口服利血生、鲨肝醇	口服利血生、鲨肝醇	白细胞计数及Karnorsky评分，通过比较肝肾功能指标的情况评价其安全性	与单纯口服利血生、鲨肝醇相比，黄芪注射液穴位注射能更好地稳定化疗患者的白细胞水平
16	高行军，2020	子宫内膜癌	60	在常规西医化疗基础上联合归芪升白胶囊及针刺治疗	常规西医化疗方案	炎症因子水平及骨髓抑制发生率	归芪升白胶囊联合针刺治疗白细胞水平明显高于对照组，对减轻子宫内膜癌根治术后化疗患者骨髓抑制有确切疗效
17	高玲，2019	非小细胞肺癌	84	实施经皮穴位电刺激干预，应用GP方案以及常规护理干预开展治疗	均应用GP方案以及常规护理干预开展治疗	血小板计数、白细胞计数、红细胞计数以及血红蛋白计数及焦虑自评量表（SAS）、抑郁自评量表（SDS）	观察组血小板、白细胞计数均明显高于对照组，提示经皮电刺激治疗，可使患者机体的白细胞计数水平以及血小板数量得到有效提高
18	刘海娟，2019	乳腺癌	100	西医治疗的同时进行穴位艾灸	西医静脉推注格拉司琼常规治疗	白细胞计数及胃肠道反应的疗效	艾灸中脘、关元、足三里、气海、血海、脾俞、胃俞、膈俞穴位能有效防治乳腺癌化疗后白细胞计数减少

续表

序号	文献	肿瘤类型	样本量	干预措施	对照措施	结局指标	结论
19	邓维，2019	中晚期非小细胞肺癌	80	常规化疗基础上联合使用双侧足三里穴位注射胎盘多肽注射液	常规化疗方案治疗	免疫指标、骨髓抑制、近期疗效和生存质量	联合使用足三里穴位注射胎盘多肽注射液能保护机体的免疫功能，减轻化疗药物引起的骨髓抑制及改善化疗患者生存质量
20	张兰会，2019	各种癌症	62	艾灸联合当归补血汤治疗，DP化疗方案治疗	给予皮下注射重组人粒细胞集落刺激因子治疗，DP化疗方案治疗	白细胞计数、中性粒细胞计数、血红蛋白计数、血小板计数及骨髓抑制发生情况，并采用卡氏（KPS）评分表评估化疗的耐受性	艾灸联合当归补血汤预防肿瘤，DP方案化疗后骨髓抑制的效果与重组人粒细胞集落刺激因子在提高外周血白细胞计数、中性粒细胞计数、血红蛋白计数、血小板计数有明显差异
21	王强，2019	胃癌或结直肠癌	80	化疗+八珍汤+耳穴按压，XELOX方案化疗	常规XELOX方案化疗	白细胞减少症发生的严重程度及总发生率	化疗同时采用耳穴按压联合口服八珍汤虽然不能降低治疗组的白细胞减少症的发生率，但能明显减轻治疗组患者白细胞减少症的严重程度，差异有统计学意义

199

续表

序号	文献	肿瘤类型	样本量	干预措施	对照措施	结局指标	结论
22	薛金洲，2019	晚期胃癌	68	生血方穴位贴敷联合化疗治疗，常规化疗治疗	利可君片联合化疗治疗	白细胞计数、血小板计数及血红蛋白分级变化；Karnofsky（KPS）评分；骨髓抑制发生率及骨髓抑制发生时间	生血方穴位贴敷联合化疗可减少化疗患者骨髓抑制发生率，改善血细胞分级，提高患者功能状态
23	吴雪琳，2019	各种癌症	101	隔姜灸	针刺疗法	临床疗效以及白细胞计数	隔姜灸法总有效率及白细胞计数均高于针刺疗法
24	余敏，2019	非小细胞肺癌	54	观察组加用隔姜灸，给予利可君片	化疗后两组均给予利可君片	抗肿瘤药物毒副作用的分度标准进行评价以及白细胞计数	隔姜灸可减轻非小细胞肺癌白细胞计数，有显著差异
25	江双凤，2019	乳腺癌	64	服用健脾补肾方联合艾灸	口服健脾补肾方	中性粒细胞计数、中医症状积分以及两组粒细胞集落刺激因子使用情况	补肾健脾方联合艾灸防治乳腺癌化疗后白细胞减少具有良好的临床疗效、明显改善临床不适症状

续表

序号	文献	肿瘤类型	样本量	干预措施	对照措施	结局指标	结论
26	肖彩芝,2019	各种癌症	80	在常规化疗同时配合艾灸联合中药穴位贴敷治疗	给予常规化疗	白细胞、粒细胞、血红蛋白、血小板计数情况和分度情况,使用粒细胞-集落刺激因子、白介素-11和悬浮红细胞情况以及不良反应发生情况	艾灸联合中药穴位贴敷能有效防治恶性肿瘤化疗后骨髓抑制的发生,差异具有统计学意义
27	张宝昕,2018	非小细胞肺癌	80	双侧足三里穴位注射,吉西他滨、顺铂	吉西他滨、顺铂	胃肠道毒性反应发生例数,白细胞、血红蛋白、血小板计数情况	通过足三里穴位注射,可有效减轻非小细胞肺癌患者化疗后的胃肠道反应及骨髓抑制,患者白细胞降低,恶心、呕吐等症状明显减轻
28	宋庆江,2018	各种癌症	100	常规药物治疗的基础上给予麦粒灸治疗	常规药物治疗	白细胞计数以及不良反应的发生情况	麦粒灸观察组升高白细胞的作用效果更好,而且副作用更小,具有较高的安全性

续表

序号	文献	肿瘤类型	样本量	干预措施	对照措施	结局指标	结论
29	刘猛，2018	大肠癌（包括结肠癌和直肠癌）	63	针刺穴位治疗，常规大肠癌化疗方案治疗	常规大肠癌化疗方案治疗	骨髓抑制情况，采用Karnofsky功能状况（KPS）评分及肿瘤患者生存质量（QOL）评分评价患者的生存质量	化疗后，两组患者的白细胞、中性粒细胞、血小板计数水平较化疗前均明显降低，且治疗组患者的白细胞计数水平明显高于对照组
30	沙蕊，2018	非小细胞肺癌	115	常规放、化疗治疗基础上予经皮穴位电刺激	常规放、化疗治疗	骨髓抑情况（白细胞、血小板、红细胞及血红蛋白等指标）及患者舒适度、满意度	经皮电刺激穴可以有效减低白细胞和血小板计数，缓解放、化疗引起的骨髓抑制
31	龚艳青，2018	各种癌症	100	隔姜灸	采用口服维生素B_4片、联合鲨肝醇片给药治疗	KPS评分、中医症候评分、白细胞值，并评价治疗总有效率	治疗后治疗组KPS评分、中医症候评分、治疗总有效率和血白细胞数量均高于对照组，差异均有统计学意义
32	王凡，2017	各种癌症	60	针刺治疗，常规放、化疗治疗	常规放、化疗治疗，口服利可君片和鲨肝醇片	白细胞数量、治疗有效率	针刺治疗恶性肿瘤化疗后白细胞减少症的临床疗效良好，有助于恢复患者体内白细胞数量，且无显著并发症

续表

序号	文献	肿瘤类型	样本量	干预措施	对照措施	结局指标	结论
33	陈丽芳，2017	乳腺癌	60	艾灸大椎和足三里穴位，予口服鲨肝醇片、升血调元颗粒、二种升白细胞药治疗	予口服鲨肝醇片、升血调元颗粒、二种升白细胞药治疗	白细胞计数	艾灸大椎和足三里穴位能有效防治乳腺癌化疗后白细胞减少的发生
34	沈群，2017	各种癌症	120	针刺联合艾灸，常规放、化疗治疗	口服鲨肝醇片、利血生片药物治疗，常规放、化疗治疗	白细胞计数、常规指标（胸片、心电图、肝肾功能）、总有效率	针刺加艾灸治疗放、化疗引起的白细胞减少症，与对照组比，有显著的统计学意义
35	Ya-WenShih，2017	妇科恶性肿瘤	28	穴位按压、常规放、化疗治疗	不进行穴位按压干预，常规放、化疗治疗	血细胞计数，包括白细胞，血小板和血红蛋白，以及干细胞因子和粒细胞巨噬细胞集落刺激因子的血清水平	两组间无显著差异
36	LiliHou，2017	非小细胞肺癌	191	经皮穴位电刺激	癌症常规护理、口服预防药物	主要结局指标为血常规，次要结局指标为舒适度	经皮穴位电刺激可以有效提高白细胞计数，预防肺癌患者化疗引起的骨髓抑制

续表

序号	文献	肿瘤类型	样本量	干预措施	对照措施	结局指标	结论
37	聂成梅，2017	各种癌症	48	自制健脾升白膏穴位贴敷联合艾灸护理	皮下注射粒细胞刺激因子	白细胞计数	临床效果明显优于对照组，差异比较有统计学意义
38	谢枫枫，2017	乳腺癌	46	常规中西药治疗联合穴位埋线、FEC化疗	常规中西药治疗、FEC化疗	白细胞、中性粒细胞计数的变化情况，并按WHO关于骨髓抑制分度标准对患者的骨髓抑制进行分级	穴位埋线加基础治疗预防FEC化疗后骨髓抑制的临床疗效较单纯基础治疗的疗效好
39	陈晓霞，2017	非小细胞肺癌	80	化疗后予生脉饮口服联合穴位贴敷治疗，常规放、化疗治疗	常规放、化疗治疗	血常规计数、Karnofsky评分法、临床症状	在血小板计数以及症状改善方面优于对照组
40	林婉冰，2017	多发性骨髓瘤	44	隔姜灸	口服利可君片	白细胞计数、恶心呕吐发生率和临床疗效	隔姜灸能有效治疗多发性骨髓瘤化疗后的骨髓抑制，具有明显提高白细胞作用

序号	文献	肿瘤类型	样本量	干预措施	对照措施	结局指标	结论
41	张宝昕，2017	结直肠癌	60	实施XELOX化疗方案的同时服用自拟培元汤并配合足三里穴位注射	XELOX方案化疗	毒副反应比较差异和白细胞计数	自拟培元汤配合穴位注射可有效减轻结肠癌患者化疗后副作用，提高白细胞计数，减轻了骨髓抑制
42	朱冬兰，2016	乳腺癌	78	常规口服升白药、采用补益气血针刺法联合升白药	常规口服升白药	症状改善情况评价以及白细胞计数	两组患者治疗后白细胞计数升高，治疗组高于对照组
43	邵燕，2016	非小细胞肺癌	86	吉西他滨联合顺铂化疗并予以常规护理，加用经皮穴位电刺激	吉西他滨联合顺铂化疗并予以常规护理	骨髓抑制发生情况、血常规变化，评价患者舒适度	组间比较显示，观察组白细胞抑制发生率、粒细胞抑制发生率均低于对照组
44	张宝昕，2016	不明确	60	双侧足三里穴位注射地塞米松联合口服利血生	口服利血生	白细胞计数	足三里穴位注射地塞米松治疗放、化疗后白细胞减少，有效率高，不良反应少

续表

序号	文献	肿瘤类型	样本量	干预措施	对照措施	结局指标	结论
45	莫婷，2016	各种癌症	82	穴位艾灸治疗，常规放、化疗治疗	常规放、化疗治疗，口服鲨肝醇片、利可君片	中医症候评分、KPS评分、外周血白细胞计数、白细胞计数正常率和治疗总有效率	穴位艾灸有效改善患者气阴两虚的中医症候，提高患者的功能状态和体力状况，升高外周血的白细胞计数，治疗肿瘤化疗后白细胞减少疗效显著
46	马峰，2016	各种癌症	96	常规化疗治疗，予以参附注射液足三里穴位注射	常规化疗治疗	骨髓抑制（白细胞、中性粒细胞、血小板、血红蛋白计数）、免疫指标及生活质量	参附注射液足三里穴位注射能够有效防治肿瘤患者化疗后的骨髓抑制，改善患者的生活质量
47	陈露，2016	各种癌症	60	穴位艾灸、常规放疗治疗	口服鲨肝醇、利血生，常规放疗治疗	骨髓抑制情况（白细胞、中性粒细胞、血小板、血红蛋白计数）	对恶性肿瘤患者加施艾灸治疗，可有效预防化疗导致的骨髓抑制，并且效果显著优于传统药物治疗
48	谢利，2016	非小细胞肺癌	60	口服扶正减毒抗癌方联合艾灸治疗、常规放疗治疗	常规放疗治疗	肿瘤客观控制率、临床受益率、生存率、白细胞计数减少及恶心呕吐发生情况	中药联合艾灸较对照组可提高白细胞计数，减轻骨髓抑制

续表

序号	文献	肿瘤类型	样本量	干预措施	对照措施	结局指标	结论
49	杨文娟，2016	肺癌、大肠癌、卵巢癌、宫颈癌	112	穴位贴敷、常规放疗治疗	常规采用抗呕吐药物、常规放疗治疗	恶心呕吐总有效率、腹胀便秘及骨髓抑制反应	联合穴位贴敷在骨髓抑制反应上明显少于对照组，差异有统计学意义
50	廖秀娥，2016	胃癌	64	中药穴位贴敷加艾灸、口服常规西药治疗	口服常规西药治疗	白细胞计数	中药穴位贴敷加艾灸提高了外周白细胞计数、血小板计数和中性粒细胞计数
51	黄月勤，2016	各种癌症	115	隔姜灸，同时给予常规口服给予利可君片、地榆升白片	常规口服给予利可君片、地榆升白片	白细胞计数以及临床疗效	隔姜灸联合西医常规治疗治疗效率明显高于对照组
52	张宝昕，2015	各种癌症	146	口服穴位注射+利血生片	口服利血生片	白细胞计数以及有效率	足三里穴位注射联合利血生片可以有效促进白细胞计数上升
53	张宝昕，2015	各种癌症	148	双侧足三里注射地塞米松，常规化、放疗治疗	穴位常规化、放疗治疗，利血生片治疗	白细胞计数	在经过足三里穴位注射地塞米松治疗放、化疗后白细胞计数减少

续表

序号	文献	肿瘤类型	样本量	干预措施	对照措施	结局指标	结论
54	冯园园，2015	乳腺癌	120	耳穴埋豆、常规放、化疗	常规放、化疗	恶心呕吐程度、嗳气、反酸、食欲减退及便秘发生情况、白细胞合格率	耳穴埋豆可有效提高白细胞计数
55	岳双冰，2015	乳腺癌	60	浅刺合隔姜灸	口服西药	白细胞计数	浅刺合隔姜灸可以明显提升白细胞计数
56	杨容华，2015	卵巢癌	114	常规放、化疗加用足三里穴位注射黄芪注射液	常规放、化疗	骨髓抑制情况（血红蛋白、白细胞、中性粒细胞和血小板计数）和Karnorsky评分，并评价其安全性	治疗组在白细胞、中性粒细胞及血红蛋白计数方面优于对照组
57	张琼，2014	胃癌	67	在化疗的同时予足三里穴位注射黄芪注射液	常规放化疗	骨髓抑制情况（血红蛋白、白细胞、中性粒细胞和血小板计数）及肾功能	黄芪注射液穴位注射能减轻化疗患者的白细胞抑制毒性，并有可能起到防治化疗后肾功能损害的作用
58	吴倩，2014	各种癌症	60	穴位注射联合化疗	两组均按常规方法使用含顺铂化疗方案	恶心呕吐发生率及白细胞计数和血小板计数	足三里穴位注射黄芪注射液可以抑制顺铂化疗方案引起的恶心呕吐及骨髓抑制的副作用

序号	文献	肿瘤类型	样本量	干预措施	对照措施	结局指标	结论
59	王立新，2014	各种癌症	64	利可君口服加用温针灸	利可君口服	白细胞计数	温针灸合用口服升白细胞药物可以有效治疗恶性肿瘤化疗后白细胞轻中度减少
60	宁晓娟，2014	结直肠癌	84	经皮穴位电刺激干预、常规放、化疗	常规放、化疗	白细胞计数	经皮穴位电刺激足三里及内庭穴对防治XELOX方案化疗所致的白细胞下降有较好疗效
61	付亚红，2014	各种癌症	76	温针灸，常规放、化疗治疗	口服利血生片、鳖肝醇片，常规放、化疗治疗	白细胞计数	采用温针灸治疗恶性肿瘤化疗后白细胞减少症，可以减少化疗后引起的不良反应，如骨髓抑制，有助于提高患者的生活质量和生存率
62	张春英，2014	肺癌、乳腺癌、胃癌、结肠癌	100	瑞白皮下注射、隔姜灸	瑞白皮下注射	白细胞计数	隔姜灸联合瑞白皮下注射治疗肿瘤患者化疗后骨髓抑制疗效优于单纯瑞白皮下注射治疗
63	越慧萍，2013	各种癌症	60	加用热敏灸及热敏灸，常规放、化疗治疗	口服鲨肝醇、利血生，常规放、化疗治疗	骨髓抑制有效率及护理满意度	热敏灸能有效防治恶性肿瘤化疗所致的骨髓抑制，可使患者疾病良好控制的同时提高护理干预满意度

续表

序号	文献	肿瘤类型	样本量	干预措施	对照措施	结局指标	结论
64	芦殿荣，2013	各种癌症	60	中药艾迪注射液穴位注射联合西药中枢止吐剂盐酸格拉司琼，以及顺铂方案化疗	顺铂方案化疗，均静脉滴注盐酸格拉司琼	止呕药疗效、骨髓毒性反应、生活质量以及中医证候积分	中药艾迪注射液穴位注射在生活质量方面，两组间无统计学意义，但可改善含顺铂化疗方案患者中医证候积分
65	高飞，2013	大肠癌、肝癌、食管癌、胃癌、乳腺癌、卵巢癌、肺癌	120	麦粒灸	常规升白细胞药物治疗	白细胞计数	两组间无显著差异
66	赵军超，2013	各种癌症	60	生白汤配合穴位注射治疗	重组人粒细胞集落刺激因子治疗	白细胞计数、中性粒细胞计数	生白汤配合穴位注射治疗化疗后白细胞减少疗效显著
67	马树田，2012	各种癌症	34	穴位注射地塞米松，常规放、化疗治疗	口服药物，常规放、化疗治疗	白细胞计数	穴位注射可以明显减轻和治疗白细胞减少症

续表

序号	文献	肿瘤类型	样本量	干预措施	对照措施	结局指标	结论
68	马杰，2012	各种癌症	50	足三里穴位注射地塞米松、肌苷，常规放、化疗治疗	重组人粒细胞集落刺激因子皮下注射，常规放、化疗治疗	白细胞计数	两组间无显著差异
69	李培红，2012	各种癌症	90	隔姜灸，常规放、化疗治疗	皮下注射维生素注射液，常规放、化疗治疗	白细胞计数	两组治疗后白细胞均有较理想提升，但隔姜灸治疗白细胞提升平稳持久且无并发症，并能较快改善化疗药物不良反应
70	JaneM.Beith，2012	乳腺癌	32	电针	假电针	恶心、呕吐程度和血细胞计数	电针与假电针相比，在第6周的白细胞和中性粒细胞计数有显著差异
71	Meng Shan，2012	乳腺癌	54	穴位埋线疗法，采用CAF化疗方案	口服西药，CAF化疗方案	进食、恶心、呕吐情况及白细胞计数	穴位埋线疗法可有效提高白细胞计数
72	李扬帆，2012	各种癌症	382	穴位埋线配合雷火灸	注射重组人粒细胞集落刺激因子注射液	白细胞计数	穴位埋线配合雷火灸治疗对放、化疗肿瘤患者有明显升白细胞作用

序号	文献	肿瘤类型	样本量	干预措施	对照措施	结局指标	结论
73	姜民,2011	乳腺癌、胃癌、结肠癌、直肠癌	80	采用地塞米松足三里穴位注射联合口服八珍汤,常规放疗治疗	利血生、鲨肝醇口服,常规放疗治疗	白细胞计数	中药联合穴位注射在白细胞减少程度及疗效方面优于西药组
74	林智通,2010	各种癌症	59	参麦注射液足三里穴位注射,常规化疗治疗	参麦注射液静脉滴注,常规放、化疗治疗;利血生口服,常规放、化疗治疗	白细胞计数	参麦注射液足三里穴位注射治疗肿瘤患者化疗后白细胞减少症疗效确切
75	周锋,2010	各种癌症	51	针刺结合升白方治疗	单用升白方治疗;口服利血生治疗	白细胞计数、中医症状体征变化	针刺结合升白方对化疗后白细胞减少症疗效优于单用升白方和西药利血生治疗
76	Weidong Lu,2009	卵巢癌	21	针刺,常规化疗治疗	常规化疗治疗	白细胞计数、中性粒细胞绝对计数和血浆粒细胞集落刺激因子	针灸在1个周期化疗期间白细胞计数升高,表明针刺具有潜在的骨髓保护作用

续表

序号	文献	肿瘤类型	样本量	干预措施	对照措施	结局指标	结论
77	程俊，2009	晚期肺癌	81	化疗加用参附注射液穴位注射	常规化疗治疗	白细胞、血小板、血红蛋白计数	穴位注射参附注射液可以明显降低白细胞、血小板减少、血红蛋白降低的发生率，能有效减轻化疗药物对骨髓的抑制，提高患者生活质量
78	朱德志，2009	乳腺癌、鼻咽癌、肺癌、食管癌、直肠癌	96	放疗同时给予穴位贴敷治疗	放疗同时口服利血生	白细胞计数	穴位贴敷能有效提高外周白细胞水平，减轻骨髓抑制程度，预防白细胞下降
79	姜超，2009	各种癌症	68	八珍汤合六味地黄汤内服配合穴位注射，常规放、化疗治疗	常规放、化疗治疗	白细胞计数	中药联合穴位注射在提高白细胞计数的有效率方面优于西药组
80	赵艳莉，2008	各种癌症	30	穴位注射胃复安，常规化疗治疗	肌内注射胃复安，常规化疗治疗	消化道反应、血常规计数（骨髓抑制程度）	穴位注射对于减弱化疗患者骨髓抑制程度明显优于肌内注射
81	苏彩云，2008	各种癌症	48	足三里穴位注射地塞米松	特尔津皮下注射	白细胞计数、白细胞吞噬功能	两组间白细胞无显著差异

续表

序号	文献	肿瘤类型	样本量	干预措施	对照措施	结局指标	结论
82	赵喜新，2007	各种癌症	221	隔姜灸，常规化疗治疗	口服中成药，常规化疗治疗	白细胞计数	隔姜灸对化疗诱发的肾上腺细胞减少症的治疗效果可靠，优于口服中成药
83	于成山，2007	各种癌症	120	地塞米松双侧足三里穴位注射	肌内注射地塞米松；口服地榆升白片；双侧足三里针刺	白细胞计数	地塞米松足三里穴位注射组效果明显高于其他组，治疗化疗后白细胞减少疗效显著
84	姜鹤群，2006	各种癌症	60	穴位注射当归注射液治疗	口服常规西药	白细胞计数	穴位注射的显效率与总有效率优于口服西药组。对于放疗所致的白细胞减少症有确切疗效
85	张振美，2004	各种癌症	60	穴位注射	皮下注射	白细胞计数	穴位注射粒细胞集落刺激因子可以有效地对抗放、化疗所致的白细胞减少症，疗效优于皮下注射
86	黄剑锋，2004	消化道恶性肿瘤、非小细胞肺癌、乳腺癌	60	重组人粒细胞集落刺激因子穴位注射，常规放、化疗治疗	重组人粒细胞集落刺激因子皮下注射，常规放、化疗治疗方案	白细胞计数和中性粒细胞计数	两组间无显著差异

续表

序号	文献	肿瘤类型	样本量	干预措施	对照措施	结局指标	结论
87	陈闯，2004	鼻咽癌，非小细胞肺癌	56	电针加用常规放、化疗治疗方案	常规放、化疗治疗方案	白细胞计数、T细胞亚群计数、化疗后消化道毒性反应分级	在白细胞减少方面，电针相对于单纯化疗无显著差异
88	胡广银，2004	各种癌症	75	地塞米松穴位注射	口服鲨肝醇片、利血生片	白细胞计数	地塞米松穴位注射有效率高于对照组，有显著性差异
89	唐艳华，2003	乳腺癌、食管癌、胃癌、结肠癌	72	穴位注射地塞米松、利多卡因	口服利血生、鲨肝醇	白细胞计数	足三里穴位注射地塞米松和利多卡因治疗肿瘤患者化疗后，白细胞计数下降，疗效显著
90	刘萍，2003	各种恶性肿瘤（排除血液系统疾病）	86	黄芪注射液穴位注射配合艾条温和灸	西医口服常规升白药	临床症状改善情况、外周血白细胞计数、T细胞亚群计数	黄芪注射液穴位注射配合艾温和灸较西医口服升白药有明显提高外周白细胞计数日的作用
91	杨秀文，2003	各种癌症	92	内服中药配合耳穴贴磁珠	常规西药治疗	白细胞计数	中药并耳穴贴磁对化疗后白细胞减少症有效，差异有显著意义
92	杨学峰，2003	各种癌症	131	穴位注射联合中药治疗	重组人粒细胞集落刺激因子注射液治疗	白细胞计数	足三里穴位注射联合中药治疗相较于对照组可有效提高白细胞计数

续表

序号	文献	肿瘤类型	样本量	干预措施	对照措施	结局指标	结论
93	陈良良，2003	各种癌症	78	黄芪注射液足三里穴位注射	常规口服西药	白细胞恢复时间和程度，NK细胞活性和血清可溶性白介素-2受体值	黄芪注射液穴位注射能有效防治肿瘤患者化疗后的骨髓抑制，提高免疫功能
94	胡美玲，2002	各种癌症	200	穴位注射	常规口服西药	白细胞计数	穴位注射疗效显著，有效缓解白细胞减少症。两组均无毒副作用发生
95	张淑君，2001	各种癌症	76	隔姜灸	针刺	白细胞计数	隔姜灸在有效率方面高于针刺组
96	王擎玉，1998	各种癌症	108	穴位注射联合口服升白汤	常规口服西药	白细胞计数	穴位注射联合口服升白汤较对照组有明显的提升白细胞作用
97	李晔，1997	各种癌症	42	针刺联合、放化疗	常规放、化疗	白细胞、血小板计数，NK细胞活性和白介素-2值	针刺对于白细胞计数升高无显著变化，但对神经系统和免疫系统有显著提高
98	周浣贞，1996	各种癌症	82	穴位注射	温针灸；化脓灸	白细胞计数	穴位注射组的有效率明显高于另外两组
99	陈惠玲，1990	各种癌症	272	温针灸；隔姜灸	常规西药	白细胞计数	温针灸和隔姜灸较对照组有明显差异，但温针灸与隔姜灸两组间无明显差异

3 针灸处方

3.1 毫针刺法

取穴：足三里、三阴交、膈俞、大椎、太溪、合谷、悬钟、气海、脾俞、肾俞、内关、阴陵泉、血海、阳陵泉、太冲、曲池、百会。

操作方法：患者采取俯卧体位，充分暴露背腰部，对穴位进行常规消毒，选取30号2寸毫针，以直刺、斜刺方式进针，得气后留针30分钟。足三里、三阴交及血海穴选取直刺方式，进针长度为1.5寸，每隔10分钟进行1次加强捻针；膈俞穴选取斜刺方式，进针长度为1.5寸；大椎穴选取直刺方式，进针长度为1.0寸。

疗程：每天1次，7天为1个疗程。

注意事项：针灸前消毒针具，根据针刺治疗的目的，选择合适的穴位进行治疗，避免针刺到禁忌穴位或关节、血管等敏感部位。避免在过度饱食、饮酒或极度疲劳时进行针刺。针刺期间，随时注意观察治疗部位的状况，防止异常反应或不适感，以防晕针。

推荐建议：化疗后骨髓抑制可应用针刺技术。[推荐级别：C级]

来　　源：9篇RCTs文献

3.2 电针疗法

取穴：合谷、足三里。

操作方法：化疗前2小时进行针刺，双侧垂直刺入合谷、足三里穴。垂直进针后提插捻转，直到得气后，连接到负极和正极。频率2Hz，持续时间20分钟，脉冲宽度输出为0.5~4.0，持续20分钟。

疗程：每次20分钟，每天1次，共治疗3天。

注意事项：熟练掌握电针仪的使用方法，确保电针仪运行正常，使用前对治疗部位进行彻底的清洁和消毒，确保治疗部位干燥和清洁。选择合适的穴位进行电针刺激，注意避开人体敏感部位和禁忌区域，如头部、腕部、颈部、心脏等。对电针刺激参数，如电流强度、频率、波形等，需要进行逐步调整和控制，以避免对身体的不良刺激。

推荐建议：化疗后骨髓抑制可应用电针技术。[推荐级别：B级]

来　　源：3篇RCTs文献

3.3　穴位按压

取穴：合谷、曲池、血海、三阴交、太溪、足三里、太冲、百会。

操作方法：按压力度以患者出现"酸、胀、麻"等"得气感"为宜。每个穴位5分钟，每天3次，持续6周。

疗程：从化疗的第1个周期的第1天开始，一直持续到第3个周期完成。

注意事项：在按压穴位时，力度要适中，避免用力过猛或过轻。初始按压力度应轻柔，然后逐渐增加力度，但避免造成过度疼痛或不适。按压时间一般为数秒钟到数分钟，可以根据个人感受和需求进行调整。

推荐建议：化疗后骨髓抑制可应用穴位按压技术。[推荐级别：B级]

来　　源：1篇RCT文献

3.4　经皮穴位电刺激

取穴：大椎、膈俞、足三里、三阴交、合谷。

操作方法：患者取仰卧位，用95%乙醇擦拭穴位，去除部分油脂。随后，将直径为3cm的电极贴片贴附于穴位。调整电流强度以维持穴位位置可见的肌肉抽搐，根据患者的接受程度或肌肉抽搐的程度增加电流强度。

疗程：化疗当日开始，每次30分钟，2次/天，至化疗后3天结束。

注意事项：在确保仪器正常运行下，适当调整刺激的强度和频率。刺激的强度应根据患者的耐受能力和病情来调节，刺激过强可能引起疼痛或其他不适感。在进行电刺激过程中，应密切监测患者的反应和状况，及时观察皮肤刺激、瘙痒、疼痛、烧灼感、过敏反应等情况。一旦发现异常反应，应立即停止刺激并采取必要的处理措施。

推荐建议： 化疗后骨髓抑制可应用经皮电刺激技术。[推荐级别：B级]

来　　源：7篇RCTs文献

3.5　穴位注射

取穴： 足三里、三阴交、血海、曲池、大椎、肾俞。

操作方法： 患者根据穴位的不同采取合适的施术姿势，穴位皮肤常规消毒后，注射进针，得气后回抽无血，缓慢注入药液。每穴2ml。

疗程： 每日1次，治疗3周为1个疗程。

注意事项： 通过了解患者的禁忌证以及过敏史来决定是否进行穴位注射。严格遵守无菌消毒，选择适当的针头和剂量，熟练掌握正确的注射技术，穴位注射过程中密切监测患者的反应和状况，观察有无异常或不适感，例如疼痛、红肿、过敏反应等。

推荐建议： 化疗后骨髓抑制可应用穴位注射。[推荐级别：C级]

来　　源：34篇RCTs文献

3.6　耳穴疗法

取穴： 心、肝、脾、肾。

操作方法： 患者取坐位，用拇指先后按压心、肝、脾、肾4个穴位，每个穴位5分钟，频率60次/分，按压力度适中，以患者产生可以忍受的酸胀感或疼痛感为宜。

疗程： 早晚各1次，21天为1个疗程。

注意事项： 清洁、消毒按压穴位皮肤，以防感染。按压的强度和时间根据患者的耐受能力和病情来调节。按压后及时保持按压部位的清洁和干燥。

推荐建议：化疗后骨髓抑制可应用耳穴按压技术。[推荐级别：C级]

来　　源：3篇RCTs文献

3.7　穴位贴敷

取穴：气海、关元、神阙、中脘、大椎、膈俞、脾俞、肾俞、内关、足三里、血海、合谷。

操作方法：药物研成粉末，并将姜汁加入调和，使用敷贴贴于患者气海、关元、足三里、脾俞、肾俞等穴位，每次敷6小时，1天1次。

疗程：每个化疗疗程开始前1天使用，并持续治疗10天。

注意事项：在进行穴位贴敷前，必须确保贴敷区域的皮肤干净、清洁和干燥。清洗皮肤可用温水和无刺激性的洗涤剂进行清洁，避免使用刺激性或过敏性物质。在选择穴位贴剂时，应根据治疗目的和患者的需求选择适当的贴剂类型和成分。确保贴剂的成分对患者无过敏反应，避免使用过期或损坏的贴剂。将贴剂粘贴在穴位上时，要注意贴剂的平整、贴合和稳定性。避免皱皮、水疱或剥离。根据具体的治疗需求和患者的耐受能力，控制穴位贴敷的使用时间和频率。特别是对于敏感肌肤、儿童或老年人等特殊人群，应谨慎选择使用时间和频率。在穴位贴敷过程中，应密切观察患者的反应和状况。包括观察有无皮肤过敏、瘙痒、红肿、疼痛等不适。在穴位贴敷后，保持贴剂周围皮肤干燥和清洁，避免感染和其他并发症的发生。在更换贴剂时，注意轻柔、缓慢地揭下贴剂，避免对皮肤造成过度刺激。

推荐建议：化疗后骨髓抑制可应用穴位敷贴技术。[推荐级别：C级]

来　　源：10篇RCTs文献

3.8　艾灸疗法

取穴：大椎、足三里、三阴交、神阙、中脘、气海、血海、关元、膈俞、脾俞、肾俞。

操作方法：充分暴露已标识穴位部位，放姜片，置艾柱，点燃艾柱，当艾柱燃烧4/5后患者自觉腧穴部位有烧灼感时，迅速将艾柱移下，完成第1壮，再将第2壮放上燃烧，共施灸7壮，灸后皮肤红润，但不起疱为佳，每日1次。

疗程：于化疗第1天开始，14天为1个疗程。

注意事项：艾灸时产生的热量和烟熏对穴位和皮肤产生刺激，控制艾灸的数量和时间，以避免灼伤和过度刺激。在进行艾灸时，应确保通风良好的环境，以免烟熏导致烟雾过度浓厚引起呼吸道不适。在艾灸过程中，应密切观察患者的反应和状况。观察有无皮肤过敏、疼痛、烫伤等不适反应。发热、血液病、皮肤病等特定人群需要避免艾灸。艾灸后，应注意保护皮肤和穴位，保持皮肤干燥和清洁。避免沾水、受风、紧绷或受凉等不利因素对灸后皮肤的刺激。

推荐建议：化疗后骨髓抑制可应用艾灸技术。[推荐级别：C级]

来　　源：16篇RCTs文献

3.9　穴位埋线

取穴：气海、关元、足三里、天枢、脾俞、胃俞、膈俞、肾俞。

操作方法：正确取穴后，对穴位进行常规消毒，将长约0.5cm羊肠线置于8号注射器针头内，用此针头垂直快速刺入穴位，进针约1.0cm，得气后，使用针灸针将羊肠线植入穴位处，最后用棉球按压针孔片刻。

疗程：治疗频率为每周1次，4次为1个疗程，整个治疗共6个疗程。

注意事项：确保穴位埋线过程在无菌的环境下进行。孕妇、糖尿病、免疫系统疾病、严重的心脏病、感染性疾病、出血倾向或其他严重疾病患者，应该避免进行穴位埋线。穴位埋线后2~3天出现局部酸痛属于正常反应，无需特殊处理。治疗后，保持穴位区域的清洁，避免感染和其他并发症的发生。

推荐建议：化疗后骨髓抑制可应用穴位埋线技术。[推荐级别：C级]

来　　源：3篇RCTs文献

3.10 麦粒灸

取穴：足三里、三阴交、气海、关元、大椎。

操作方法：在穴位上皮肤涂一层薄的凡士林，将艾绒制作成纺锤形艾柱，直径3.0mm，高5.0mm，置于相应穴位上，香线点燃，待烧至剩余1/5，患者感受灼痛感、无法耐受时，以镊子撤去艾柱。

疗程：每个穴位灸5壮，每天1次。疗程为20天。

注意事项：在进行麦粒灸之前，应检查皮肤的健康状况。如果皮肤有伤口、烧烫伤、炎症或皮肤过敏等问题，应暂时避免进行麦粒灸。同时，对于婴幼儿、老年人和敏感肌肤的人群，要谨慎使用麦粒灸。

推荐建议：化疗后骨髓抑制可应用麦粒灸技术。[推荐级别：C级]

来　　源：3篇RCTs文献

3.11 温针灸

取穴：足三里、膈俞、合谷、气海、关元、三阴交、阴陵泉、内关、曲池。

操作方法：在常规消毒后，对于不同的穴位采用不同的针刺方法，刺入穴位得气后，将针留在适当的深度，在针柄上穿置一段长为1.0~2.0cm的艾柱施以温针灸，待艾柱燃尽后除去灰烬。每次每个穴位可施以艾柱1~3壮，施灸完毕再将针取出。

疗程：每天1次，7天为1个疗程。

注意事项：在进行温针灸之前，应确保皮肤干净和无伤口。如果有皮肤病、烫伤、感染等问题，应避免进行温针灸治疗。此外，还应保持良好的身体状态，避免在空腹或过度疲劳时进行治疗。注意避免烫伤患者的皮肤和衣物。

推荐建议：化疗后骨髓抑制可应用温针灸技术。[推荐级别：C级]

来　　源：4篇RCTs文献

3.12 隔姜灸

取穴：膈俞、肝俞、胆俞、脾俞、胃俞、肾俞、足三里、三阴交、大椎、气海、关元、神阙。

操作方法：选取适当体位。鲜姜切成直径约2~3cm、厚约0.2~0.3cm薄片，用细针穿刺数孔，置于穴位上，点燃艾柱，当艾柱燃烧4/5后患者自觉腧穴部位有烧灼感时，迅速将艾柱移下，完成第1壮，再将第2壮放上燃烧，注意观察，若感到烧灼或疼痛时可将生姜片连同艾柱提起，皮肤温度稍下降后再次置于穴位上接着施灸，避免过热烫伤。以被灸腧穴部位局部潮红为度。

疗程：每次灸5~6壮，每天1次，10次为1个疗程。

注意事项：注意生姜片的大小要适中，生姜片要选用新鲜的生姜为优，艾灸完成后要注意局部皮肤的保暖，不能立即用清水冲洗患处；患者在进行灸法治疗时要使患者注意力集中，询问患者的感受，避免烫伤皮肤，如有不慎烫伤皮肤或灸出水疱，水疱较大者用注射器将水疱内液体抽出，覆盖无菌纱布，保持干燥，切不可抓挠，以防感染。注意观察患者皮肤情况，以局部皮肤红润为度，但不起疱为佳，加强心理干预，灸后观察记录疗效。

推荐建议：化疗后骨髓抑制可应用隔姜灸技术。[推荐级别：C级]

来　　　源：12篇RCTs文献

------ 参考文献 ------

[1]中国中西医结合学会血液病专业委员会.肿瘤放化疗后白细胞减少症中西医结合治疗专家共识（2022年版）[J].中华肿瘤防治杂志,2022,29（23）：1641–1646,1652.

[2]中国临床肿瘤学会（CSCO）中西医结合专家委员会.抗肿瘤药物引起骨髓抑制中西医结合诊治专家共识[J].临床肿瘤学杂志,2021,26（11）：1020–1027.

[3]田劭丹,董青,祁烁,等.化疗后白细胞减少症中医药防治与评估专家共识[J].现代中医临床,2018,25（3）：1–6.

[4]Yi W, Yun Z .Transcutaneous electronic acupoint stimulation improves bone marrow suppression in lung cancer patients following chemotherapy: A systematic review and meta–analysis of randomized controlled trials [J].

Medicine, 2023, 102（16）: 10.

［5］Jiayun N, Xu S, Wenjie Z, et al.Efficacy and safety of acupuncture for chemotherapy-induced leukopenia: A systematic review and meta-analysis［J］. Medicine, 2022, 101（42）: e30995.

［6］Shih YW, Su JY, Kung YS, et al.Effectiveness of acupuncture in relieving chemotherapy-induced leukopenia in patients with breast cancer: A systematic review with a meta-analysis and trial sequential analysis［J］. Integrative Cancer Therapies, 2021, 20: 1-12.

［7］Huimin J, Yuqian F, Yuying X, et al.Efficacy and safety of acupuncture-moxibustion therapy on chemotherapy-induced leukopenia: A systematic review and meta-analysis［J］.Evidence-based Complementary and Alternative Medicine: 2020, 2020（9）: 1-11.

［8］Lee H J, Jang E, Jung H M, et al.Clinical effectiveness of acupuncture in the treatment of chemotherapy-induced leukopenia: A systematic review［J］. European Journal of Integrative Medicine, 2016, 8（5）: 802-808.

［9］Tae-Young C, Soo M L, Edzard E .Moxibustion for the treatment of chemotherapy-induced leukopenia: A systematic review of randomized clinical trials［J］.Supportive care in cancer: Official Journal of the Multinational Association of Supportive Care in Cancer, 2015, 23（6）: 1819-1826.

［10］Weidong L, David H, Elizabeth D, et al.Acupuncture for chemotherapy-induced leukopenia: Exploratory meta-analysis of randomized controlled trials ［J］.Journal of the Society for Integrative Oncology, 2007, 5（1）: 1-10.

［11］Alliz V S C S, Costa P R L, Almeida D L K S R, et al.Effect of acupuncture in myelosuppression and quality of life in women with breast cancer undergoing chemotherapy: A randomized clinical study［J］.Supportive care in cancer: official journal of the Multinational Association of Supportive Care in Cancer, 2023, 31（3）: 156.

［12］侯艳红, 毕改芳.中药脐灸配合足三里艾灸辅治肿瘤化疗后白细胞减少临床观察［J］.实用中医药杂志, 2023, 39（2）: 299-301.

［13］樊杜英, 张洁文.穴位贴敷联合艾灸对非小细胞肺癌患者化疗后骨髓抑制的防治效果观察［J］.大医生, 2023, 8（17）: 72-75.

［14］花小梅, 胡利.穴位注射地塞米松联合细胞刺激因子在化疗后Ⅲ°-Ⅳ°白

细胞减少中的应用 [J].江西医药,2022,57(10):1388–1390.

[15] 黄杰文,蔡波,高志清,等.艾灸联合中药防治乳腺癌化疗后白细胞减少的临床研究 [J].深圳中西医结合杂志,2022,32(22):37–40.

[16] 匡云凤,陈高峰,黄中登,等.三皇五穴针刺法联合参芪扶正注射液治疗肺癌气血亏虚型疲乏的临床观察 [J].广州中医药大学学报,2022,39(12):2847–2854.

[17] 林琪,夏传宝,陈阳天,等.穴位贴敷联合艾灸对肺癌化疗患者骨髓抑制的防治作用 [J].中外医疗,2022,41(33):171–175.

[18] 伍笑敏.针灸治疗恶性肿瘤化疗后白细胞减少症的临床疗效分析 [J].疾病监测与控制,2021,15(3):207–209.

[19] Fangchao Z, Zengying W, Yanlin G, et al.Randomized efficacy trial of conventional, TCM Herb, and TEAS on bone marrow suppression in patients with Small Cell Lung Cancer after initial chemotherapy [J].Evidence–Based Complementary and Alternative Medicine, 2021, 2021(1):2693472.

[20] 龚纯,李为,唐利文,等.温针灸联合重组人粒细胞集落刺激因子治疗结直肠癌术后化疗粒细胞减少症的疗效 [J].临床合理用药杂志,2021,14(36):7–10.

[21] 梁伟兵,周美芳,梁凤娴,等.三红益气汤联合隔姜艾灸防治结直肠癌化疗不良反应的临床研究 [J].中医临床研究,2021,13(20):68–71.

[22] 赵方超,叶程远,王伟健,等.经皮穴位电刺激预防非小细胞肺癌化疗相关性骨髓抑制临床观察 [J].中国针灸,2020,40(6):596–600.

[23] 陈静,邹艳.麦粒灸治疗肿瘤放化疗后白细胞减少症的疗效观察 [J].中国中医药科技,2020,27(3):463–464.

[24] 肖彩芝,夏冬琴,杨扬,等."强髓升白散"穴位贴敷联合艾灸防治NSCLC化疗后骨髓抑制的临床疗效观察 [J].中国医药导刊,2020,22(4):252–256.

[25] 陈红宇,陈文莉,畅立圣,等.黄芪注射液穴位注射治疗化疗后白细胞减少症的临床研究 [J].上海中医药杂志,2020,54(S1):22–24.

[26] 高行军,辛玲歌,周晓俊,等."归芪升白胶囊"联合针刺治疗子宫内膜癌根治术后化疗患者30例临床研究 [J].江苏中医药,2020,52(3):26–28.

[27] 高玲,罗纪.经皮穴位电刺激对肺癌化疗患者骨髓抑制及不良情绪影响 [J].中国中医药现代远程教育,2019,17(7):72–73.

［28］刘海娟.艾灸防治乳腺癌化疗后白细胞减少症及恶心呕吐的临床观察［J］.
智慧健康，2019，5（21）：72-73.

［29］邓维，杨柳柳，张伟.穴位注射胎盘多肽对中晚期非小细胞肺癌化疗患者的
临床观察［J］.中国中医药现代远程教育，2019，17（4）：69-72.

［30］张兰会，黄汝芹，张辉，等.艾灸联合当归补血汤预防肿瘤化疗后骨髓抑制
31例临床研究［J］.江苏中医药，2019，51（12）：67-69.

［31］王强，张熔熔，于志琴，等.八珍汤加味联合耳穴按压防治化疗药物所致白
细胞减少症的临床观察［J］.中医肿瘤学杂志，2019，1（3）：25-28.

［32］薛金洲.生血方穴位贴敷联合化疗对脾肾两虚型晚期胃癌患者骨髓抑制的
影响［J］.河北中医，2019，41（7）：1053-1056，1101.

［33］吴雪琳.隔姜灸对化疗后白细胞减少症气血两虚证的防治效果及护理体会
［J］.首都食品与医药，2019，26（7）：182.

［34］余敏，李钢，罗翱.中晚期非小细胞肺癌化疗后应用隔姜灸效果观察［J］.
实用中医药杂志，2019，35（8）：1026-1027.

［35］江双凤，谢丹，姜镭.补肾健脾方联合艾灸防治乳腺癌化疗白细胞减少的临
床研究［J］.广东药科大学学报，2019，35（3）：451-455.

［36］肖彩芝，王维，夏冬琴.艾灸联合中药穴位贴敷防治恶性肿瘤化疗后骨髓抑
制的临床观察［J］.中医肿瘤学杂志，2019，1（4）：30-33.

［37］张宝昕，刘博，孙金鹏，等.穴位注射减轻非小细胞肺癌化疗后副反应的临
床观察［J］.中国中医药现代远程教育，2018，16（22）：124-125.

［38］宋庆江，王韶华，张海洋，等.麦粒灸治疗放射治疗、化学药物治疗后白细
胞减少症的临床观察［J］.中国民间疗法，2018，26（4）：8-9.

［39］刘猛，沈卫东，程少丹.针刺治疗对大肠癌化疗患者骨髓抑制及生存质量的
影响［J］.上海中医药大学学报，2018，32（2）：23-26.

［40］沙蕊，白辰，郑莹，等.经皮电刺激穴位对非小细胞肺癌患者化疗后骨髓抑
制的效果观察［J］.中国临床医生杂志，2018，46（11）：1369-1371.

［41］龚艳青，张梅庆，张博成.隔姜灸对恶性肿瘤患者化疗后白细胞减少的防治
［J］.中国中医药现代远程教育，2018，16（21）：131-133.

［42］王凡.针灸治疗恶性肿瘤化疗后白细胞减少症的临床疗效观察［J］.世界
最新医学信息文摘，2017，17（47）：142，148.

［43］陈丽芳，关次宜，张伟兰，等.艾灸大椎、足三里穴位防治乳腺癌化疗后白
细胞减少症的临床研究［J］.内蒙古中医药，2017，36（5）：72-73.

［44］沈群，陆菁.针刺加艾灸治疗放化疗后白细胞减少临床观察［J］.上海针灸杂志，2017，36（4）：419–422.

［45］SHIH Y, YANG S, CHIEN M, et al.Significant effect of acupressure in elevating blood stem cell factor during chemotherapy in patients with gynecologic cancer［J］.The Journal of Nursing Research, 2018, 26（6）：411–419.

［46］Lili H, Fen G, Guanghui G, et al.Transcutaneous electrical acupoint stimulation（TEAS）ameliorates chemotherapy–induced bone marrow suppression in lung cancer patients［J］.Journal of thoracic disease, 2017, 9（3）：809–817.

［47］聂成梅.穴位敷灸治疗化疗后白细胞减少的护理观察［J］.当代护士，2017（4）：93–95.

［48］谢枫枫，陈凯霓，李宝，等.穴位埋线防治乳腺癌FEC化疗所致骨髓抑制的临床研究［J］.广州中医药大学学报，2017，34（4）：530–534.

［49］陈晓霞，黄菊，肖书星.中药口服联合穴位贴敷治疗肺癌化疗致骨髓抑制40例临床观察［J］.湖南中医杂志，2017，33（9）：60–62.

［50］林婉冰，周洁莹，蒋蓓，等.隔姜灸治疗多发性骨髓瘤化疗所致骨髓抑制疗效观察［J］.上海针灸杂志，2017，36（7）：816–820.

［51］张宝昕，段圣刚，刘博，等.培元汤配合穴位注射减轻结肠癌化疗副反应的临床观察［J］.中国中医药现代远程教育，2017，15（13）：87–88.

［52］朱冬兰，吕海燕，吕颖燕，等.补益气血针刺法治疗乳腺癌化疗后白细胞减少临床观察［J］.上海针灸杂志，2016，35（8）：964–966.

［53］邵燕.非小细胞肺癌患者化疗期间应用经皮穴位电刺激的临床效果评价［J］.中西医结合护理（中英文），2016，2（8）：7–10.

［54］张宝昕，李卫，段胜刚，等.足三里穴位注射治疗放化疗后Ⅱ度白细胞减少的临床观察［J］.中外医学研究，2016，14（7）：121–122.

［55］莫婷，田欢，岳双冰，等.穴位艾灸治疗肿瘤化疗所致白细胞减少临床观察［J］.世界中医药，2016，11（10）：2120–2122.

［56］马峰.参附注射液穴位注射防治恶性肿瘤化疗毒副反应的临床研究［J］.现代医学，2016，44（8）：1094–1097.

［57］陈露，姚丽鸽，孔天东，等.艾灸防治恶性肿瘤化疗所致骨髓抑制的临床观察［J］.中国继续医学教育，2016，8（10）：174–175.

［58］谢利，刁本恕，刁灿阳，等.扶正减毒抗癌方联合艾灸对非小细胞肺癌放射治疗增效减毒作用的临床研究［J］.辽宁中医杂志，2016，43（4）：762–

764.

[59] 杨文娟,李张艳,王良花.穴位敷贴防治恶性肿瘤化疗不良反应的临床研究 [J].中医临床研究,2016,8(27):137-138.

[60] 廖秀娥,刘凤彬,陈丽妹.穴位贴敷合艾灸治疗胃癌化疗后骨髓抑制32例 [J].福建中医药,2016,47(5):64-65.

[61] 黄月勤.隔姜灸"关元穴"、"足三里穴"治疗白细胞减少症的观察及护理 [J].大家健康(学术版),2016,10(13):236.

[62] 张宝昕,李卫,段胜刚,等.足三里穴位注射治疗放化疗后白细胞I~II减 少症临床观察[J].中国中西医结合外科杂志,2025,21(5):509- 512.

[63] 张宝昕,李卫,段胜刚,等.足三里穴位注射治疗放化疗后白细胞减少的临 床观察[J].中医药临床杂志,2015,27(9):1266-1268.

[64] 冯园园,林敏,张梅芳.耳穴埋豆在缓解乳腺癌患者化疗不良反应中的作用 [J].上海护理,2015,15(3):58-60.

[65] 岳双冰,范中农,林洪,等.浅刺合隔姜灸法治疗乳腺癌放化疗后白细胞减 少的疗效观察[J].深圳中西医结合杂志,2015,25(8):29-31.

[66] 杨容华,王芳.黄芪注射液穴位注射防治卵巢癌化疗后骨髓抑制的临床疗 效观察[J].针灸临床杂志,2015,31(3):50-53.

[67] 张琼,陈理.穴位注射对胃癌化疗后副反应的临床观察[J].上海针灸杂志, 2014,33(2):145-147.

[68] 吴倩,沈健美,王东升,等.穴位注射治疗顺铂化疗患者恶心呕吐及骨髓抑 制的临床分析[J].医学理论与实践,2014,27(19):2590-2591.

[69] 王立新,崔德利.温针灸联合利可君治疗恶性肿瘤化疗后白细胞减少32例 临床观察[J].江苏中医药,2014,46(4):69.

[70] 宁晓娟,刘兆喆,刘军灵,等.穴位电刺激防治XELOX方案化疗致白细胞下 降42例临床观察[J].江苏中医药,2014,46(3):58-59.

[71] 付亚红,迟春艳,张春艳.针灸治疗恶性肿瘤化疗后白细胞减少症的临床疗 效观察[J].中国医药指南,2014,12(12):269.

[72] 张春英,吴忠芳.隔姜艾灸联合瑞百对恶性肿瘤患者化疗后骨髓抑制的效 果观察及护理[J].中国医药指南,2014,12(4):213-214.

[73] 越慧萍,吴蕙婷,吴锦燕.热敏灸预防化疗致恶性肿瘤患者骨髓抑制的临床 效果观察[J].肿瘤药学,2013,3(4):300-302,315.

[74] 芦殿荣, 芦殿香, 魏萌, 等. 穴位注射对含顺铂化疗患者化疗相关恶心呕吐影响的临床试验研究 [J]. 针灸临床杂志, 2013, 29 (10): 33-38.

[75] 高飞. 麦粒灸治疗肿瘤放化疗后白细胞减少症的疗效观察 [J]. 中医药导报, 2013, 19 (12): 81-82.

[76] 赵军超, 周金凤, 朱培忠, 等. 生白汤配合穴位注射治疗化疗后白细胞减少的临床观察 [J]. 实用中西医结合临床, 2013, 13 (2): 46-47.

[77] 马树田, 陈丽丽, 汪玉中. 穴位注射治疗白细胞减少症临床观察 [J]. 中医药临床杂志, 2012, 24 (4): 316-317.

[78] 马杰, 张晓妮. 穴位注射对恶性肿瘤患者化疗后骨髓抑制的临床观察 [J]. 中国民间疗法, 2012, 20 (7): 17.

[79] 李培红. 隔姜灸治疗癌症化疗后白细胞减少症临床研究 [J]. 中医学报, 2012, 27 (10): 1244-1245.

[80] Beith J M, Oh B, Chatfield M D, et al. Electroacupuncture for nausea, vomiting, and myelosuppression in women receiving adjuvant chemotherapy for early breast cancer: A randomized controlled pilot trial [J]. Medical acupuncture, 2012, 24 (4): 241-248.

[81] MENG S, LÜ J. Twenty-seven cases of adverse reaction in postoperative chemotherapy of breast cancer treated with acupoint catgut-embedding therapy [J]. World Journal of Acupuncture - Moxibustion, 2012, 22 (2): 64-67.

[82] 李扬帆. 穴位埋线配合雷火灸治疗放化疗后白细胞减少症疗效观察 [J]. 上海针灸杂志, 2012, 31 (8): 579-580.

[83] 姜民, 王约青, 朱炯, 等. 足三里穴位注射联合中药八珍汤防治化疗所致白细胞减少症的临床研究 [J]. 辽宁中医杂志, 2011, 38 (8): 1597-1598.

[84] 林智通, 王琴, 余燕娜, 等. 参麦注射液足三里注射治疗化疗后白细胞减少症临床观察 [J]. 世界中西医结合杂志, 2010, 5 (10): 873-874, 876.

[85] 周锋, 黄君英, 薛俐. 针药合用对化疗后白细胞减少症疗效观察 [J]. 实用预防医学, 2010, 17 (6): 1168-1170.

[86] Weidong L, A U M, Anne D, et al. Acupuncture for chemotherapy-induced neutropenia in patients with gynecologic malignancies: A pilot randomized, sham-controlled clinical trial [J]. The Journal of Alternative and

Complementary Medicine（New York, N.Y.），2009, 15（7）：745–753.

［87］程俊.参附注射液穴位注射防治化疗骨髓抑制临床观察［J］.中国中医急症，2009, 18（11）：1812–1813.

［88］朱德志，巫云立，沈红梅，等.穴位贴敷治疗贴预防放疗所致骨髓抑制［J］.中国辐射卫生，2009, 18（4）：500.

［89］姜超，刘征.中药配合穴位注射治疗化疗后白细胞减少症36例临床观察［J］.国医论坛，2009, 24（3）：25.

［90］赵艳莉，王会仓，陈明霞，等.穴位注射对肿瘤化疗引起消化道反应的临床观察［J］.辽宁中医药大学学报，2008, 10（5）：115–116.

［91］苏彩云，庞红霞，陈婉花.足三里穴位注射地塞米松对骨髓抑制患者白细胞吞噬功能影响的临床观察［J］.中外医疗，2008, 27（23）：48.

［92］赵喜新，路玫，朱霞，等.隔姜灸治疗化疗所致白细胞减少症：多中心随机对照研究［J］.中国针灸，2007, 27（10）：715–720.

［93］于成山，陶鸿飞.穴位注射治疗化疗后白细胞减少的临床观察［J］.上海针灸杂志，2007, 26（10）：11–12.

［94］姜鹤群，王少龙，何依群，等.穴位注射治疗放疗致白细胞减少症30例临床观察［J］.湖南中医药大学学报，2006, 26（6）：53–54.

［95］张振美，王宝玲，韩玉萍，等.穴位注射治疗放、化疗所致白细胞减少症的临床研究［J］.山东中医药大学学报，2004, 28（3）：207–208.

［96］黄剑锋，湛永滋，王湘萍，等.rhG–CSF穴位注射治疗化疗后粒细胞减少的临床研究［J］.广西医学，2004, 26（12）：1763–1765.

［97］陈闯，张作军，黎汉忠，等.电针足三里穴对化疗减毒作用的临床观察［J］.新中医，2004, 36（3）：46–47.

［98］胡广银.穴位注射合中药治疗化疗后白细胞减少症临床观察［J］.针灸临床杂志，2004, 20（3）：51.

［99］唐艳华.足三里注射地塞米松和利多卡因治疗化疗后白细胞减少的临床观察［J］.医学理论与实践，2003, 16（2）：173–174.

［100］刘萍，刘艳.穴位注射配合艾灸治疗化疗后白细胞减少症的临床研究［J］.辽宁中医杂志，2003, 30（3）：213–214.

［101］杨秀文.中药并耳穴贴磁对化疗后白细胞减少症的疗效观察［J］.中医药学报，2003, 31（2）：5–6.

［102］杨学峰，冯辉利，杨峰.穴位注射合中药治疗化疗所致难治性白细胞减少

症的临床观察［J］.中国针灸，2003，23（3）：135-137.

［103］陈良良，谢长生，吴良村.黄芪注射液穴位注射防治化疗后不良反应临床观察［J］.山东中医杂志，2003，22（6）：350-351.

［104］胡美玲，刘振梅，蒋志葵，等.穴位注射治疗放、化疗所致白细胞减少的临床观察［J］.临床肿瘤学杂志，2002，7（5）：369-370.

［105］张淑君，冯福海.隔姜灸治疗化疗后白细胞减少症38例［J］.上海针灸杂志，2001，20（3）：28.

［106］王擎玉，侯恩存，陈友山，等.654-2穴位注射并口服升白汤的临床观察［J］.齐鲁肿瘤杂志，1998，5（1）：59-60.

［107］李晔，于耀才，戴铁成.针刺治疗恶性肿瘤放化疗副反应的临床研究［J］.中国针灸，1997，17（6）：327-328.

［108］周浣贞.不同针灸疗法对化疗所致白细胞减少症的临床观察［J］.上海针灸杂志，1996，15（4）：29.

［109］陈惠玲，邵梦杨，黄喜梅，等.针灸治疗化疗所致白细胞减少的临床观察［J］.中国针灸，1990，10（6）：1-3.

十三、癌症晚期呼吸困难

癌症是全球性高发疾病，呼吸困难是晚期癌症患者普遍高发的症状之一，同时被认为是最痛苦的症状之一。临床上患者多表现为主观上有空气不足或呼吸费力的感觉，客观上表现为呼吸频率、深度和节律的改变。国际共识把慢性呼吸综合征定义为呼吸困难，据统计70%的晚期癌症患者普遍存在呼吸困难症状，90%的肺癌患者临终期会出现呼吸困难。晚期疾病中的呼吸困难常伴有其他器官的功能障碍，此时药物治疗是有限的，并具有一定的副作用。

目前，非药物治疗是缓解呼吸困难的有效策略。虽然针灸治疗对早期慢性阻塞性肺疾病（COPD）的呼吸困难有效，但其对癌症相关性呼吸困难的影响知之甚少，疗效参差不齐，故需要更多、更大样本量的临床研究进行验证。

1 研究方法

1.1 纳入标准

①研究对象为肿瘤伴有呼吸困难的患者；②治疗措施为针刺、艾灸、穴位注射、穴位贴敷、耳针等，以及以上各种治疗方法的单用或联合使用；③对照组为空白对照、安慰对照或西医标准治疗对照；④文章类型为针灸疗法治疗呼吸困难的指南、专家共识、系统评价/Meta分析和随机对照试验（RCTs），语言为中文或英文，检索起始时间不限。

1.2 排除标准

①试验方案为针灸治疗方法与对照方案中应用的西药不一致；②两组治疗时间不一致的研究；③无法获取全文或数据不全。

1.3 检索策略

检索美国国立临床诊疗指南数据库（NGC, http：//www.guidelines.gov/）、英国国家卫生与服务优化研究（NICE, https：//www.nice.org.uk/）、澳大利亚临床实践指南数据库（https：//www.clinicalguidelines.gov.au/）、苏格兰校际指南网络（SIGN, https：//www.sign.ac.uk/）、新西兰指南工作组（NZGG, https：//www.health.govt.nz/），检索指南及专家共识。

采用计算机检索PubMed、Embase、The Cochrane Library、中国期刊全文数据库（CNKI）、中国生物医学文献数据库（SinoMed）、维普数据库（VIP）、万方数据库建库至2023年12月针刺治疗癌症呼吸困难的随机对照试验、系统评价。英文检索词包括"acupuncture""electroacupuncture""point application""TEAS""moxibustion""auricular needle""needle warming moxibustion""acupoint injection""cancer""neoplasm""dyspnea""breathlessness"等；中文检索词包括"针灸""艾灸""电针""经皮穴位电刺激""耳针""耳穴

贴压""揿针""穴位按压""穴位注射""非药物干预""癌症""恶性肿瘤""呼吸困难"等。

2 研究结果

2.1 指南

目前国际上共有2个指南，国内暂未发现，2个弱推荐。2020年ESMO认为针灸可以改善呼吸困难，具有更少的副作用，2021年ASCO认为穴位按压可以用于呼吸困难患者，证据级别较低。

序号	指南名称	年份	机构	推荐内容	推荐级别	推荐强度
1	Management of Breathlessness in Patients with Cancer: ESMO Clinical Practice Guidelines	2020	ESMO	Acupuncture can reduce breathlessness, the acupuncture group have fewer side-effects（针灸可以减轻呼吸困难，且具有更少的副作用）	C	弱
2	Management of Dyspnea in Advanced Cancer: ASCO Guideline	2021	ASCO	Acupressure or reflflexology, if avail able, may be offered（穴位按压或足底经络按摩如果有效，可以使用）	C	弱

2.2 系统评价

纳入系统评价1篇

文献	肿瘤类型	纳入研究数量	样本量	干预措施	对照措施	结局指标	结论
Xinyin Wu, 2015	任何类型或阶段的癌症	23篇系统评价	248项研究，17392个患者	针灸、艾灸、耳针、经皮穴位电刺激、穴位按压等	假针灸、常规护理等	呼吸困难：呼吸困难评分	目前证据不足以支持针灸治疗可以改善呼吸困难

2.3 RCTs

纳入RCT 1篇

文献	肿瘤类型	样本量	干预措施	对照措施	结局指标	结论
A.minchom, 2016	非小细胞肺癌、间皮瘤	173	针灸	吗啡	视觉模拟量表（VAS）、Lar焦虑评分	针刺可缓解焦虑，减少吗啡用量，可替代吗啡

3 针灸处方

3.1 毫针

取穴：合谷、华盖、璇玑、肩井，胸1~5夹脊穴（任选2~3个）。

操作方法：在下午12~14时进行针刺。针刺穴位消毒后，1寸毫针进针，留针10分钟，华盖、璇玑穴进针后轻轻提插2次。

疗程：每日1次，共2周。

注意事项：针灸前应检查针具、预防晕针；胸部进针时应注意进针方向和深度，以防刺破肺部，导致气胸，出针时，立即用消毒干棉球按压防止出血。

推荐建议：肿瘤患者呼吸困难可应用针刺技术。[推荐级别：C级]

来　　源：1篇RCT文献

——— 参考文献 ———

[1] Hui D, Maddocks M, Johnson M J, et al. Management of breathlessness in patients with cancer: ESMO Clinical Practice Guidelines [J]. ESMO Open, 2020, 5（6）: e001038.

[2] Hui D, Bohlke K, Bao T, et al. Management of dyspnea in advanced cancer: ASCO guideline [J]. Journal of Clinical Oncology, 2021, 39（12）: 1389–1411.

[3] Wu X, Chung V C, Hui E P, et al. Effectiveness of acupuncture and related therapies for palliative care of cancer: Overview of systematic reviews [J].

Scientific Reports, 2015, 5（1）: 16776.

［4］von Trott P, Oei S L, Ramsenthaler C. Acupuncture for breathlessness in advanced diseases: A systematic review and meta-analysis［J］. Journal of Pain and Symptom Management, 2020, 59（2）: 327–338.

［5］Minchom A, Punwani R, Filshie J, et al. A randomised study comparing the effectiveness of acupuncture or morphine versus the combination for the relief of dyspnoea in patients with advanced non-small cell lung cancer and mesothelioma［J］. European Journal of Cancer, 2016, 61: 102–110.

十四、其他治疗相关的不良反应

癌症其他治疗相关的副作用，还包括癌症相关认知障碍、呃逆等症状。

（一）认知障碍

在接受化疗时，患者常抱怨记忆力减退，这种症状被称为化疗相关认知障碍（chemotherapy-related cognitive impairment，CRCI）或"化疗脑"。化疗相关认知障碍是指癌症患者在化疗期间和化疗结束后记忆、学习、注意力、推理、视觉空间功能和信息处理方面的认知能力下降。由于过去二十年来癌症幸存者人数的增加，CRCI引起了越来越多的关注，它被广泛认为是用于治疗恶性肿瘤的化疗的不良反应之一。据报道，超过75%的癌症患者在化疗期间会出现急性认知症状，其中17%~34%患有治疗后的长期认知缺陷，可持续长达10年。化疗相关认知障碍已经成为影响癌症幸存者生活质量的一个显著问题，尽管已经测试了一些药理学和认知方法，但仍无有效的干预措施可用于预防和治疗化疗相关认知障碍。针灸疗法作为一种古老的治疗技术被越来越多地引入癌症治疗相关症状的管理中。大量证据证实，针灸可有效减少化疗的副作用，包括疼痛、恶心、潮热、疲劳、口干症、焦虑、抑郁和睡眠障碍。针灸也有利于改善轻度认知功能障碍（mild cognitive impairment，MCI）和痴呆患者症状。所以对于癌症后认知障碍的治疗，针灸被越来越多地应用于临床。

1 研究方法

1.1 检索策略

检索美国国立临床诊疗指南数据库（NGC，http：//www.guidelines.gov/）、英国国家卫生与服务优化研究（NICE，https：//www.nice.org.uk/）、澳大利亚临床实践指南数据库（https：//www.clinicalguidelines.gov.au/）、苏格兰校际指南网络（SIGN，https：//www.sign.ac.uk/）、新西兰指南工作组（NZGG，https：//www.health.govt.nz/），检索指南及专家共识。

采用计算机检索PubMed、Embase、The Cochrane Library、中国期刊全文数据库（CNKI）、中国生物医学文献数据库（SinoMed）、维普数据库（VIP）、万方数据库建库至2023年7月1日的随机对照试验、系统评价。英文检索词包括"acupuncture""electroacupuncture""nausea""vomiting""drug therapy""cognitive impairment""CRCI""tumor""cancer"等；中文检索词包括"针刺""电针""毫针""体针""穴位""认知障碍""化疗脑""药物治疗""化学治疗""化疗""肿瘤""癌症""恶性肿瘤"等。

2 结果

2.1 RCTs

序号	文献	肿瘤类型	样本量	干预措施	对照措施	结局指标	结论
1	Tong T，2018	乳腺癌	80	百会、四神聪、神庭、太溪、大钟、绝骨、足三里毫针刺	不治疗	神经心理评估、BDNF	针刺治疗乳腺癌患者认知功能障碍有效

续表

序号	文献	肿瘤类型	样本量	干预措施	对照措施	结局指标	结论
2	Zhang ZJ，2020	乳腺癌	93	电针三叉神经刺激加身体针灸（EA/TNS+BA）：身体针灸神门、合谷、外关、足三里、丰隆、三阴交、中脘、关元、水沟；电针百会、印堂、四神聪、头临泣、率谷、太阳、头维	最小针灸刺激（MAS）：身体针灸手三里、跗阳；电针通天	蒙特利尔认知评估（MoCA）	EA/TNS+BA可以作为化疗期间和化疗后乳腺癌患者的有效干预措施
3	Liou KT，2020	乳腺癌	160	毫针刺：半固定的手动针灸方案，包括解决失眠的标准化点和治疗并发症（如焦虑、疼痛）的补充点（如有指征）	CBT-I（一种手动的多成分干预，包括睡眠限制、刺激控制、认知重组、放松训练和睡眠卫生教育）	BSRT、BADDS、BDNF、ISI	针灸可改善癌症患者的认知障碍和睡眠质量

（二）呃逆

　　癌症、放疗、化疗和其他癌症相关问题经常引起呃逆。呃逆是横膈肌和吸气肌的重复、不自主、痉挛性收缩，随后声门突然闭合。大多数呃逆发作是短暂的，不是病理性的。癌症相关呃逆的主要原因是膈神经和迷走神经的兴奋性增加。首先，有器质性病变，其特征是中心性病变或外周病变。由中枢性病变引起的呃逆涉及颅内和宫颈肿瘤压迫呃逆反射中枢。由外周病变引起的呃逆涉及被恶性肿瘤直接侵犯或转移至膈肌、横膈膜或周围组织（如纵隔、膈下区域），刺激

膈神经或迷走神经，从而引发的呃逆。其次，与癌症相关的治疗，如
化疗和放疗，会导致呃逆。第三，电解质紊乱和酸碱失衡会导致肿瘤
患者出现呃逆。目前，癌症相关呃逆的治疗选择包括药物治疗、手术
治疗、补充和替代医学、刺激迷走神经和干扰膈神经传导。经常使
用的药物包括多巴胺受体拮抗剂，如甲氧氯普胺、GABA–B受体激动
剂、抗精神病药（如氯丙嗪和氟哌啶醇）、抗癫痫药物（如苯妥英钠
和卡马西平）、钙离子通道阻滞剂（如硝苯地平和尼莫地平）、质子泵
抑制剂（如奥美拉唑）、中枢兴奋性药物（如哌醋甲酯），以及麻醉
药品（如利多卡因和丙泊酚）。经常使用的手术治疗，包括单侧和双
侧膈神经阻滞。使用补充和替代医学（complementary and alternative
medicine，CAM），例如针灸和艾灸疗法，其中包括毫针、头皮针灸
和身体针灸的组合、电针、艾灸和耳针。最后，刺激迷走神经和干扰
膈神经传导也用于治疗呃逆。针灸是传统中医使用的主要治疗方法之
一，广泛用于癌症患者的支持和姑息治疗。近年来针灸作为呃逆的治
疗方法因其简单、方便、有效、价格低廉、副作用少，故而越来越受
到关注。

1 研究方法

1.1 检索策略

检索美国国立临床诊疗指南数据库（NGC，http：//www.
guidelines.gov/）、英国国家卫生与服务优化研究（NICE，https：//
www.nice.org.uk/）、澳大利亚临床实践指南数据库（https：//www.
clinicalguidelines.gov.au/）、苏格兰校际指南网络（SIGN，https：//
www.sign.ac.uk/）、新西兰指南工作组（NZGG，https：//www.health.
govt.nz/），检索指南及专家共识。

采用计算机检索PubMed、Embase、The Cochrane Library、中国
期刊全文数据库（CNKI）、中国生物医学文献数据库（SinoMed）、
维普数据库（VIP）、万方数据库建库至2023年7月1日的随机对照

试验、系统评价。英文检索词包括 "acupuncture" "electroacupuncture" "nausea" "vomiting" "drug therapy" "hiccup" "tumor" "cancer" 等；中文检索词包括 "针刺" "电针" "毫针" "体针" "穴位" "呃逆" "打嗝" "药物治疗" "化学治疗" "化疗" "肿瘤" "癌症" "恶性肿瘤" 等。

2　结果

回顾性病例系列

文献	肿瘤类型	样本量	干预措施	评估指标	结论
Ge AX,2010	不明	16	针刺膈俞、大柱、中脘、内关、足三里、脾俞、胃俞、期门	呃逆评估仪器（HAI）	针灸可能是治疗癌症患者持续打嗝的临床有效、安全和低成本的疗法

—————— 参考文献 ——————

［1］Tong T, Pei C, Chen J, et al. Efficacy of acupuncture therapy for chemotherapy-related cognitive impairment in breast cancer patients［J］. Medical Science Monitor, 2018, 24: 2919–2927.

［2］Zhang Z J, Man S C, Yam L L, et al. Electroacupuncture trigeminal nerve stimulation plus body acupuncture for chemotherapy-induced cognitive impairment in breast cancer patients: An assessor-participant blinded, randomized controlled trial［J］. Brain, Behavior, and Immunity, 2020, 88: 88–96.

［3］Liou K T, Root J C, Garland S N, et al. Effects of acupuncture versus cognitive behavioral therapy on cognitive function in cancer survivors with insomnia: A secondary Analysis of a randomized clinical trial［J］. Cancer, 2020, 126（13）: 3042–3052.

［4］Ge A X, Ryan M E, Giaccone G, et al. Acupuncture treatment for persistent hiccups in patients with cancer［J］. Journal of Alternative and Complementary Medicine, 2010, 16（7）: 811–816.

第三章

针灸治疗肿瘤相关临床症状的基础研究进展

第一节　针灸调节肿瘤免疫功能的作用机制

肿瘤的发生发展与免疫功能密切相关，免疫治疗已经成为癌症综合治疗中重要组成部分，2016年2月发布的美国临床肿瘤学会（ASCO）恶性肿瘤研究进展年报中将免疫治疗评为2015年恶性肿瘤研究的最大进展。目前肿瘤免疫治疗主要集中在免疫检查点抑制剂（ICIs），但ICIs也存在一定的副作用，除了出现延迟应答、假性进展、超进展等现象，还可能出现免疫相关不良事件，如免疫性皮炎、胃肠道反应、脏器损伤等，严重可能危及患者生命，对临床治疗决策和疗效评价带来了困难和挑战。国内外医者开始寻求安全、有效、不良反应小的治疗方法。现代临床和实验研究表明，针灸可调节人体免疫功能，对机体免疫调节具有双向作用，具有抗炎、抗感染的作用。针灸作为中医的特色治疗方法，对调节肿瘤患者免疫功能、增强免疫力具有潜在的益处。多项临床研究发现，针灸能够通过多靶点调节肿瘤患者免疫功能，比如增加肿瘤患者T淋巴细胞及其亚群数量，调节T淋巴细胞亚群平衡，刺激自然杀伤细胞的活化，调节细胞因子水平等。针灸调节肿瘤患者免疫功能可能与调节肠道菌群、激活下丘脑－垂体－肾上腺素轴、平衡交感－迷走神经有关。现对目前有针灸防治肿瘤免疫功能的证据进行了系统的整理，以期探讨针灸调节肿瘤免疫状态的治疗潜力及效应机制。

一、针灸对肿瘤先天性免疫细胞及其相关细胞因子的调节作用

1. 针灸对化疗引起的中性粒细胞减少症的改善作用

中性粒细胞是血液中最丰富的白细胞群体，在保护宿主免受微生物感染以及抗炎过程中起着关键作用。化疗后中性粒细胞减少症是化疗常见的不良反应，可能导致严重的呼吸感染和脓毒症。临床中常用粒细胞集落刺激因子预防性治疗，但是存在一定的副作用，比如加剧骨髓抑制等。

针灸作为补充替代医学，是常用的化疗期间白细胞减少症患者的补充治疗方法。一项针对结直肠癌的临床研究发现，与单纯化疗相比，联合针刺足三里、太冲、悬钟、太白、合谷、间使、外关、列缺和艾灸养老、外关、伏兔、神阙穴有增加外周血中性粒细胞的趋势。韩予飞等人发现，与单纯应用粒细胞集落刺激因子治疗子宫内膜癌术后化疗患者相比，联合针刺治疗不但能够提高疗效，还可以提高外周血中成熟中性粒细胞比例。一项荟萃分析显示无论何种类型的针灸都可以改善化疗引起的白细胞减少症。总之，针对化疗引起的中性粒细胞减少症，针灸可以起到改善作用。

2. 针灸对自然杀伤细胞的影响

自然杀伤细胞（NK细胞）是先天免疫系统的重要组成部分，当肿瘤发生后，NK细胞可以通过穿孔素依赖性递送促凋亡颗粒酶的细胞溶解活性杀死局部或播散的肿瘤细胞，活化的NK细胞还会分泌许多细胞因子包括干扰素（IFN-γ）、粒细胞-巨噬细胞集落刺激因子（GM-CSF）、肿瘤坏死因子（TNF）、白介素5（IL-5）、白介素10（IL-10）等募集和激活其他细胞发挥免疫调节作用，但NK细胞的杀

伤能力及分泌能力会随着肿瘤的发展而降低，提高NK细胞杀伤力及活化水平是改善肿瘤免疫微环境的潜在治疗靶点之一。

Pais I等人发现，在化疗期间辅以针刺和艾灸可以提高患者外周血NK细胞含量。Shu J等人用体感相互作用经皮穴位电刺激治疗肿瘤患者，发现患者外周血NK细胞有上升趋势。一项针对围手术期肿瘤患者的研究发现，麻醉诱导前至术后辅以经皮穴位电刺激可以提高患者外周血NK细胞含量，改善患者免疫功能。李文涛等人发现灸法联合常规中西医药结合治疗中晚期非小细胞肺癌，并不能提高患者NK细胞含量。以上研究提示，针灸可能提高肿瘤患者或围手术期肿瘤患者外周血NK细胞含量，但目前证据结果不一，仍需大样本、多中心研究肯定针灸对肿瘤患者NK细胞的调节作用。

二、针灸对肿瘤适应性免疫细胞及其相关细胞因子的调节作用

1. 针灸对T细胞及其亚群的调节作用

T细胞是介导细胞免疫最主要的细胞，T细胞长时间的抗原暴露会导致T细胞耗竭，主要表现为T细胞功能障碍和抑制性受体如PD-1、TIM3等表达上调。辅助性T细胞（Th细胞）是T细胞发挥功能的主要亚群之一，包括Th1、Th2、Th17、Treg等不同亚型，不同Th亚型对肿瘤作用不同，比如Th1可以分泌IL-2和IFN-γ等细胞因子介导抗肿瘤作用，相反，Th2分泌IL-4和IL-10等细胞因子介导促肿瘤作用。激活功能障碍的T细胞、平衡T细胞亚群可能是改善肿瘤导致T细胞耗竭的治疗策略。

针灸可以改善肿瘤引起的T细胞耗竭。多项荟萃分析发现，针灸或经皮穴位电刺激能升高肿瘤患者外周血淋巴细胞，增强患者免疫功能，改善其生活质量，在抗肿瘤治疗中具有重要作用。针灸可以增加T细胞及其亚群数量，并提高T细胞活化水平。多项临床研究发现，在常规治疗基础上，联合使用经皮穴位电刺激、温针灸等不同类

型针灸方式，可以明显提高患者外周血的CD3$^+$T细胞、CD4$^+$T细胞的含量以及CD4$^+$/CD8$^+$水平。但周婷等人发现艾灸足三里不能提高肿瘤患者T细胞含量，猜测可能由于治疗周期短、病例数较少、艾灸用量较少、穴位单一等因素引起。张去飞等人发现，与单纯化疗相比，联合直接灸四花穴治疗可以提高非小细胞肺癌患者外周血中T细胞分泌细胞因子IL-2水平，降低TNF水平，表明艾灸可以提高T细胞活化水平。Zhang YJ等人发现，与假针刺相比，针刺联合艾灸可以提高肿瘤患者无进展生存期和总生存期，生化结果显示针刺联合艾灸可以提高患者外周血IFN-γ水平，降低IL-4水平，并降低了炎症因子水平，提示针灸可以通过平衡Th1/Th2减轻炎症反应，延长患者生存期。Th17可以分泌IL-17杀伤肿瘤细胞，而Treg可以分泌TGF-β抑制Th17功能。连建伦等人发现，在药物治疗基础上应用针刺可以更好地降低患者血清TGF-β水平，提示针刺可以平衡Th17/Treg水平和功能。

除了改善肿瘤导致的免疫紊乱，针灸还可以促进肿瘤切除术围手术期恢复，提高免疫功能。多项研究发现肿瘤围手术期患者联合使用经皮穴位电刺激、电针、穴位注射、温针灸等不同类型针灸都可以提高患者外周血CD3$^+$T细胞、CD4$^+$T细胞亚群含量以及CD4$^+$/CD8$^+$T细胞比值。裴向东等发现，电针联合常规麻醉可以提高IFN-γ/IL-4比值，Ao L等人也发现，与假TEAS相比，TEAS治疗乳腺癌乳房切除术患者可以提高其IFN-γ和IL-2水平，降低IL-4水平，提示电针和TEAS可以平衡肿瘤围手术期患者Th1/Th2。Xu J等人发现，老年胃肠癌肿瘤切除术麻醉诱导前给予电针不仅可以提高外周血T细胞及其亚群含量，还可以降低术后血清TNF-α、IL-6、IL-1β等炎症因子，表明电针缓解肿瘤术后应激反应和炎症反应。

综上所述，针灸可以提高T细胞及其亚群含量、T细胞活化水平，平衡T细胞亚群比例，减轻炎症反应，可以辅助提高肿瘤患者或肿瘤围手术期患者免疫功能。

2. 针灸对 B 细胞功能的调节作用

B 细胞是体液免疫的主要效应细胞，在肿瘤微环境中，B 细胞通过分泌免疫球蛋白、促进 T 细胞反应、直接杀死癌细胞抑制肿瘤发展，临床常用免疫球蛋白水平表示 B 细胞功能。相反，调节性 B 细胞（Breg）通过调节免疫细胞促进肿瘤发展。提高 B 细胞功能可能是提高肿瘤患者免疫途径之一。

针灸对 B 细胞功能具有调节作用。有研究发现，针刺和艾灸联合化疗与单纯化疗治疗相比，可以明显提高外周血 B 细胞水平。Tai JB 等人发现，经皮穴位电刺激联合药物治疗恶性肿瘤骨转移患者可以提高患者外周血 B 细胞含量。针灸也可以改善肿瘤围手术期患者 B 细胞水平。李国艳等人发现，对幕上肿瘤围手术期患者辅以电针麻醉，可以提高患者血清 IgA 水平，但 TEAS 没有这种效果，提示电针可以改变免疫球蛋白水平影响患者免疫功能。综上，针灸可以通过提高肿瘤患者或围手术期肿瘤患者外周血 B 细胞含量改善免疫功能。

针灸辅助调节肿瘤免疫功能临床研究

文献	肿瘤类型	干预措施	治疗穴位	疗程	对照措施	主要免疫结局指标
韩予飞，2010	子宫内膜癌行选择性姑息手术后的首次化疗患者	针刺+集落刺激因子+化疗（n=43）	支沟、曲池、合谷、血海、阴陵泉、足三里、太溪、太冲、三阴交	化疗疗程第 1~7 天针刺，每日 1 次，共 2 个疗程 14 天	粒细胞集落刺激因子+化疗（n=43）	白细胞计数↑
Pais I，2014	任何阶段和化疗期间的癌症患者	针刺+艾灸+化疗（n=9）	针刺：合谷、间使、外关、列缺、太冲、足三里、太白、悬钟 艾灸：养老、外关、伏兔、气海	每周 2 次，共 3 周	化疗（n=9）	NK 细胞↑，外周血 T 细胞↑、B 细胞↑

续表

文献	肿瘤类型	干预措施	治疗穴位	疗程	对照措施	主要免疫结局指标
Shu J, 2022	任何阶段和化疗期间的癌症患者	体感相互作用经皮穴位电刺激（n=94）	百会、太阳、大钟、中脘、关元、气海、内关、神门、足三里、三阴交、太溪	每日1次，每周5天，4周为1个疗程，共治疗2个疗程	穴位按摩（n=92）；假体感相互作用经皮穴位电刺激（n=93）	NK细胞↑，外周血T细胞及其亚群（CD3⁺↑、CD4⁺↑、CD8⁺↑、CD4⁺/CD8⁺↑）
吴华星, 2014	单侧肺叶切除的围术期肺癌患者	经皮穴位电刺激+常规全麻（n=20）	合谷、内关、后溪、支沟	麻醉诱导前30分钟至术毕，术后每日1次，共3天	常规全麻（n=20）	NK细胞↑，外周血T细胞及其亚群（CD3⁺↑、CD4⁺↑、CD8⁺↓、CD4⁺/CD8⁺↑），血清IL-2↓、IFN-γ↑、IL-10↓
李文涛, 2020	非小细胞肺癌	艾灸+常规治疗（n=75）	膻中、中脘、气海、足三里、血海、外关、太冲等	每日1次，共治疗2周	常规治疗（n=74）	外周血T细胞及其亚群（CD3⁺↑、CD4⁺↑、CD8⁺细胞↑），NK细胞，B细胞↑
周婷, 2019	肺癌，消化系统肿瘤，妇科肿瘤，其他肿瘤	艾灸+常规治疗（n=30）	足三里	每日1次，治疗12天	常规治疗（n=30）	外周血T细胞及其亚群（CD3⁺、CD4⁺、CD8⁺、CD4⁺/CD8⁺）
张去飞, 2013	肺癌化疗患者	直接灸+化疗（n=40）	膈俞、胆俞	每日1次，10天为1个疗程，共灸1个疗程	化疗（n=40）	血清CSF↑、TNF↓、IL-2↑
Zhang YJ, 2020	晚期、转移性或复发性胃腺癌患者	针刺+艾灸（n=81）	针刺：足三里、鱼际、天溪、痞根、地五会、膺窗 艾灸：中脘、足三里、胃俞、肾俞、膏肓	干预到疾病进展为止	假针刺（n=54）	血浆IL-4↓、IL-6↓、CRP↓和IFN-γ↑

续表

文献	肿瘤类型	干预措施	治疗穴位	疗程	对照措施	主要免疫结局指标
连建伦，2021	肿瘤相关性抑郁患者	针刺+盐酸舍曲林片（$n=60$）	百会、神庭、心俞、肝俞、脾俞、神门、太冲、太溪、中脘	每日1次，每周5次，3周为1个疗程，共治疗2个疗程	盐酸舍曲林片（$n=60$）	血清IL-2↑、IL-4↓、IL-10↓、IFN-γ↑、TGF-β↓
周民涛，2020	胃癌根治术患者	电针预处理+复合麻醉（$n=35$）	足三里、内麻点	麻醉诱导前30分钟	复合麻醉（$n=35$）	血清T细胞亚群（CD3+↑、CD4+↑、CD8+、CD4+/CD8+↑）
孟繁杰，2013	胃肠道肿瘤术后患者	维生素B$_1$足三里注射+常规治疗（$n=40$）	足三里	每日1次	维生素B$_1$肌内注射+常规治疗（$n=40$）	血清T细胞及其亚群（CD3+↑、CD4+↑、CD8+、CD4+/CD8+↑），CRP↓、
孙晖，2021	结直肠癌根治术患者	温针灸+常规治疗（$n=42$）	足三里、三阴交、阴陵泉、上巨虚、照海	术后第1天开始，每日1次，持续治疗15天	常规治疗（$n=42$）	外周血T细胞及其亚群（CD3+↑、CD4+↑、CD8+↓、CD4+/CD8+↑），血清TNF-α↓、IL-6↓、CRP↓
裴向东，2016	直肠癌根治术患者	电针+复合麻醉（$n=25$）	足三里、三阴交	麻醉诱导前15分钟持续至术毕	假电针+复合麻醉（$n=25$）	血清IFN-γ、IL-4↓、IL-6↑、PCT↓、IFN-γ/IL-4↑、白细胞计数
Ao L，2021	乳腺癌乳房切除术患者	经皮穴位电刺激（$n=32$）	合谷、内关、足三里	麻醉诱导前30分钟，术后4小时、12小时各干预30分钟	假经皮穴位电刺激（$n=33$）	血清IL-2↑、IL-4↓、IFN-γ↑、IL-2/IL-4↑

续表

文献	肿瘤类型	干预措施	治疗穴位	疗程	对照措施	主要免疫结局指标
Xu J, 2022	老年胃肠道肿瘤切除患者	电针预处理+复合麻醉（n=59）	百会、合谷、内关、神门、足三里	麻醉诱导前20分钟	复合麻醉（n=59）	外周血T细胞及其亚群（CD3⁺↑、CD4⁺↑、CD4/CD8⁺↑），血清TNF-α↓、IL-6↓、IL-1β↓
Tai JB, 2020	恶性肿瘤骨转移疼痛患者	经皮穴位电刺激+药物（n=62）	合谷、内关、外关（上肢疼痛患者选用外关）、足三里、三阴交、夹脊	每日2次，共5天	假经皮穴位电刺激+药物（n=65）	外周血T细胞及其亚群（CD3⁺、CD4⁺、CD8⁺↓、CD4⁺/CD8⁺），B细胞↑，NK细胞
李国艳, 2015	幕上肿瘤切除术患者	电针（n=40）	术侧合谷、外关透会宗、金门、太冲、足三里、丘墟、风池透天柱、攒竹透鱼腰	麻醉诱导开始至术毕	经皮穴位电刺激（n=40）；单纯全麻组（n=40）	血清IgM、IgA↑及IgG，TNF-α、IL-8↑、IL-10↑

注：↑：与对照组相比上升且有统计学差异；↓：与对照组相比下降且有统计学差异。

NK细胞：自然杀伤细胞；IL-2：白介素-2；IFN-γ：干扰素；IL-10：白介素10；CSF：集落刺激因子；TNF：肿瘤坏死因子；IL-4：白介素4；IL-6：白介素6；CRP：C反应蛋白；PCT：降钙素原；IgM：免疫球蛋白M；IgA：免疫球蛋白A；IgG：免疫球蛋白G；IL-8：白介素8。

三、针灸改善肿瘤免疫功能的可能作用机制

1. 针灸调节肠道菌群改善免疫功能

肠道菌群在调节人体免疫稳态，维持心理健康以及调节脑功能、

行为和代谢方面发挥着重要作用。肠道菌群失调与肿瘤的发生、发展有着密切关系，研究发现肿瘤化疗诱导的不良反应与肠道菌群失调之间存在双向调节。化疗引起的肠道菌群失衡会导致促炎因子（如IL-1β、IL-6和TNF-α）增加，导致炎症发生。

针灸改善免疫功能可能与调节肠道菌群有关。研究发现温针灸联合常规治疗在提高T细胞含量的同时，可以提高结直肠癌患者肠道铜绿假单胞菌、双歧杆菌、乳杆菌水平，这可能是针灸调节免疫功能的作用机制之一。另一项动物研究发现，针灸可以调节乳腺癌化疗小鼠肠道菌群，改善肠道屏障功能，抑制肠道炎症，改善HPA轴功能障碍，缓解肿瘤相关症状。综上，针灸改善肿瘤免疫功能可能与调节肠道菌群有关。

2. 针灸通过调节HPA轴改善机体免疫功能

肿瘤诱导的促炎细胞因子激活会导致下丘脑-垂体-肾上腺素轴（HPA轴）失调，进而引起皮质醇（CORT）、促肾上腺皮质激素释放激素（CRH）等HPA轴相关因子的表达，如糖皮质激素释放增多，引起糖皮质激素抵抗，促炎因子释放继续增加，加剧免疫紊乱。

针灸改善免疫功能可能与调节HPA轴功能有关。研究表明，针灸可以调节机体HPA轴相关因子表达。一项动物研究发现，在乳腺癌化疗小鼠模型中，与模型组相比，针刺明显提高了皮质醇（CORT）、促肾上腺皮质激素释放激素（CRH）的水平，降低促肾上腺皮质激素（ACTH）水平，这可能是针灸调节免疫功能的机制之一。

3. 针灸通过平衡自主神经调节免疫

神经系统对肿瘤的免疫微环境以及发生、发展至关重要，比如肾上腺素能神经纤维影响免疫功能并促进肿瘤的发展，而胆碱能神经纤维可以诱导和减少肿瘤的发展。抑制肾上腺素能信号、激活胆碱能神经将有助于改善肿瘤免疫功能。一项动物研究发现，艾灸足三里穴可以增强肺癌小鼠脾脏和肿瘤组织中NK细胞比例，而耗竭NK细胞逆转了艾灸的抑瘤作用，给予β肾上腺素能受体拮抗剂普萘洛尔后能明显抑制小鼠肺癌细胞的生长，促进NK细胞的生成，表明艾灸对肿瘤免疫功能的调节作用可能与抑制肾上腺素能信号有关。另一项动物研究发现，电针可以通过抑制MDSCs、促进CD8$^+$T细胞和NK细胞产生抗肿瘤免疫作用，抑制乳腺癌小鼠肿瘤生长，切除膈下迷走神经后电针抗肿瘤免疫作用明显减弱，表明迷走神经介导了电针抗肿瘤免疫以及抑瘤作用。综上，针灸可能通过平衡交感-迷走神经改善肿瘤免疫功能紊乱。

针灸可以改善肿瘤患者免疫功能，可以提高NK细胞含量，增强NK细胞活化水平，还可以增加T细胞及其亚群数量，平衡T细胞亚群比例，提高T细胞分泌能力，并降低抑制性受体表达水平，并且对化疗引起的中性粒细胞减少症以及肿瘤围手术期患者免疫功能也有改善作用。针灸改善肿瘤免疫功能可能与调节肠道菌群、调节HPA轴功能和平衡交感-迷走神经有关。针灸可能是改善肿瘤及其治疗引起的免疫功能紊乱的有效补充替代疗法。

―――― 参考文献 ――――

［1］Dizon D S, Krilov L, Cohen E, et al. Clinical Cancer Advances 2016: Annual report on progress against cancer from the american society of clinical oncology ［J］. Journal of Clinical Oncology, 2016, 34（9）: 987–1011.

［2］中华医学会核医学分会PET学组. 免疫检查点抑制剂治疗恶性肿瘤的PET/CT评价专家共识（2020版）［J］. 中华肿瘤杂志, 2020, 42（9）: 697–705.

［3］Liu S, Wang Z, Su Y, et al. A neuroanatomical basis for electroacupuncture to drive the vagal–adrenal axis ［J］. Nature, 2021, 598（7882）: 641–645.

［4］黄锦, 李姗姗, 王斌, 等. 针灸调节肿瘤免疫抑制的作用机制研究进展［J］. 针刺研究, 2020, 45（9）: 767–770.

［5］Granot Z. Neutrophils as a therapeutic target in cancer ［J］. Frontiers in Immunology, 2019, 10: 1710.

［6］Patel K, West H J. Febrile Neutropenia［J］. JAMA Oncology, 2017, 3（12）: 1751.

［7］Aapro M S, Bohlius J, Cameron D A, et al. 2010 update of EORTC guidelines for the use of granulocyte-colony stimulating factor to reduce the incidence of chemotherapy-induced febrile neutropenia in adult patients with lymphoproliferative disorders and solid tumours［J］. European Journal of Cancer, 2011, 47（1）: 8-32.

［8］韩予飞, 龚正, 黄利青, 等. 针刺治疗化疗后白细胞减少辅助作用观察［J］. 中国针灸, 2010, 30（10）: 802-805.

［9］Shih Y W, Su J Y, Kung Y S, et al. Effectiveness of acupuncture in relieving chemotherapy-induced leukopenia in patients with breast cancer: A systematic review with a meta-analysis and trial sequential analysis［J］. Integrative Cancer Therapies, 2021, 20: 1-12.

［10］Lopez J A, Susanto O, Jenkins M R, et al. Perforin forms transient pores on the target cell plasma membrane to facilitate rapid access of granzymes during killer cell attack［J］. Blood, 2013, 121（14）: 2659-2668.

［11］Di Vito C, Mikulak J, Mavilio D. On the way to become a natural killer cell［J］. Frontiers in Immunology, 2019, 10: 1812.

［12］Bald T, Krummel M F, Smyth M J, et al. The NK cell-cancer cycle: Advances and new challenges in NK cell-based immunotherapies［J］. Nature Immunology, 2020, 21（8）: 835-847.

［13］Pais I, Correia N, Pimentel I, et al. Effects of acupuncture on leucopenia, neutropenia, NK, and B cells in cancer patients: A randomized pilot study［J］. Evidence-Based Complementary and Alternative Medicine, 2014, 2014（6）: 217397.

［14］Shu J, Ren W, Chen S, et al. Effect of somatosensory interaction transcutaneous electrical acupoint stimulation on cancer-related fatigue and immunity: A randomized controlled trial［J］. American Journal of Clinical Oncology, 2022, 45（7）: 316-324.

［15］吴华星, 孟德新, 王坤, 等. 经皮穴位电刺激对围术期肺癌患者免疫功能的调节［J］. 中国康复医学杂志, 2014, 29（8）: 731-735.

［16］李文涛, 刘云鹤, 潘攀, 等. 调益三焦针灸法对中晚期非小细胞肺癌癌因

性疲乏的疗效及免疫功能的影响［J］.针刺研究, 2020, 45（12）: 1000–1005.

［17］Thommen D S, Schumacher T N. T cell dysfunction in cancer［J］. Cancer Cell, 2018, 33（4）: 547–562.

［18］Shang Q, Yu X, Sun Q, et al. Polysaccharides regulate Th1/Th2 balance: A new strategy for tumor immunotherapy［J］. Biomedicine & Pharmacotherapy, 2023, 170: 115976.

［19］Li Q, Wang L, Wang Y, et al. Transcutaneous electrical acupoint stimulation for immunologic function after surgery in patients with gastrointestinal tumor: A meta–analysis.［J］. Biotechnology & genetic engineering reviews, 2023, 40（2）: 1001–1023.

［20］邱晓伟, 来保勇, 牛文全, 等.艾灸对放、化疗患者淋巴细胞及其亚群影响的Meta分析［J］.辽宁中医杂志, 2021, 48（10）: 162–167.

［21］周婷, 李文涛, 于建春, 等.艾灸足三里对晚期恶性肿瘤患者生存质量的影响［J］.中国针灸, 2019, 39（2）: 133–136, 146.

［22］张去飞, 李丽霞, 林国华, 等.直接灸四花穴对肺癌化疗患者细胞因子的影响［J］.中国针灸, 2013, 33（3）: 207–210.

［23］Zhang Y J, Min Q, Huang Y, et al. Efficacy of acupuncture and moxibustion as a subsequent treatment after second–line chemotherapy in advanced gastric cancer［J］. Evidence–Based Complementary and Alternative Medicine, 2020, 2020（1）: 8274021.

［24］Lee R G . The Balance of Th17 versus Treg cells in autoimmunity［J］. International Journal of Molecular Sciences, 2018, 19（3）: 730.

［25］连建伦, 孙雪, 王艳君, 等.调督解郁法针刺治疗癌症相关性抑郁临床观察［J］.河北中医, 2020, 42（9）: 1385–1389.

［26］周民涛, 张彩举, 付金厚, 何金乾.电针预处理对胃癌根治术后老年病人免疫功能的影响［J］.中华麻醉学杂志, 2020, 40（8）: 915–918.

［27］孟繁杰, 马顺茂, 刘红磊, 等.维生素B_1足三里针刺对胃肠道肿瘤患者术后炎性反应和免疫功能的影响［J］.中国全科医学, 2013, 16（13）: 1181–1183.

［28］孙晖, 张波, 钱海华, 等.结直肠癌根治术后温针灸干预对患者免疫功能和肠道菌群的影响［J］.针刺研究, 2021, 46（7）: 592–597.

［29］裴向东，周志东，徐国海.电针对腹腔镜直肠癌根治术患者免疫功能的影响［J］.中国针灸，2016，36（6）：613-616.

［30］Ao L, Shi J, Bai Y, et al. Effects of transcutaneous electrical acupoint stimulation on perioperative immune function and postoperative analgesia in patients undergoing radical mastectomy: A randomized controlled trial［J］. Experimental and Therapeutic Medicine, 2021, 21（3）: 184.

［31］Xu J, Li P, Zheng L, et al. Effect observation of electro-acupuncture anesthesia combined with general anesthesia in elderly patients undergoing gastrointestinal tumor resection［J］. Frontiers in Surgery, 2022, 9: 901638.

［32］Tokunaga R, Naseem M, Lo JH, et al. B cell and B cell-related pathways for novel cancer treatments［J］. Cancer Treatment Reviews, 2019, 73: 10-19.

［33］Tai J B, Hong L, Ma M E, et al. Evaluation of therapeutic effect of transcutaneous electrical acupoint stimulation on bone metastasis pain and its influence on immune function of patients［J］. Annals of Palliative Medicine, 2020, 9（5）: 2538-2544.

［34］曹远均，董击夫.不同麻醉深度对老年幕上肿瘤切除术患者术中乳酸和葡萄糖及术后早期认知功能的影响［J］.中华老年多器官疾病杂志，2020，19（12）：910-913.

［35］Heiss C N, Olofsson L E. The role of the gut microbiota in development, function and disorders of the central nervous system and the enteric nervous system［J］. Journal of Neuroendocrinology, 2019, 31（5）: e12684.

［36］Gately S. Human Microbiota and Personalized Cancer Treatments: Role of Commensal Microbes in Treatment Outcomes for Cancer Patients［J］. Cancer Treatment and Research, 2019, 178: 253-264.

［37］Tell D, Mathews H L, Janusek L W. Day-to-day dynamics of associations between sleep, napping, fatigue, and the cortisol diurnal rhythm in women diagnosed as having breast cancer［J］. Psychosomatic Medicine, 2014, 76（7）: 519-528.

［38］Lv Z, Liu R, Su K, et al. Acupuncture ameliorates breast cancer-related fatigue by regulating the gut microbiota-gut-brain axis［J］. Frontiers in Endocrinology, 2022, 13: 921119.

［39］Kim Y K, Na K S, Myint A M, et al. The role of pro-inflammatory cytokines in neuroinflammation, neurogenesis and the neuroendocrine system in major depression［J］. Progress in Neuro-Psychopharmacology and Biological Psychiatry, 2016, 64: 277-284.

［40］Figenschau S L, Knutsen E, Urbarova I, et al. ICAM1 expression is induced by proinflammatory cytokines and associated with TLS formation in aggressive breast cancer subtypes［J］. Scientific Reports, 2018, 8（1）: 11720.

［41］Zunszain P A, Anacker C, Cattaneo A, et al. Glucocorticoids, cytokines and brain abnormalities in depression［J］. Progress in Neuro-Psychopharmacology and Biological Psychiatry, 2011, 35（3）: 722-729.

［42］Globig A M, Zhao S, Roginsky J, et al. The β_1-adrenergic receptor links sympathetic nerves to T cell exhaustion［J］. Nature, 2023, 622（7982）: 383-392.

［43］Tibensky M, Mravec B. Role of the parasympathetic nervous system in cancer initiation and progression［J］. Clinical and Translational Oncology, 2021, 23（4）: 669-681.

［44］Hu D, Shen W, Gong C, et al. Grain-sized moxibustion promotes NK cell antitumour immunity by inhibiting adrenergic signalling in non-small cell lung cancer［J］. Journal of Cellular and Molecular Medicine, 2021, 25（6）: 2900-2908.

［45］Zhang Z, Yu Q, Zhang X, et al.Electroacupuncture regulates inflammatory cytokines by activating the vagus nerve to enhance antitumor immunity in mice with breast tumors［J］.Life Sciences, 2021, 272: 119259.

第二节　针灸对化疗骨髓抑制的基础实验研究进展

恶性肿瘤如今已成为危害人类健康的重大疾病之一，是我国主要的致死原因。化疗、放疗作为临床上治疗恶性肿瘤的主要治疗手段，虽然可以有效地抑制肿瘤生长，但同样也可对人体中正常的细胞造成损伤，其中骨髓抑制是多数化疗药的常见毒性反应，大多数化疗药均可引起不同程度的骨髓抑制。骨髓抑制是指骨髓中血细胞前体的活性下降，从而使周围血细胞数量减少，造血功能失常。不仅会影响病情程度，而且会降低免疫力，出现贫血、出血、感染等并发症。目前，针对化疗后的骨髓抑制，临床上多采用重组人粒细胞集落刺激因子等药物治疗或成分输血等对症治疗，但存在长期疗效不佳，甚至加重肿瘤免疫抑制的风险，以及不良反应多等缺点，例如重组人粒细胞集落刺激因子会引起肺炎或休克。针灸作为一项安全可靠的传统中医特色疗法，多项研究表明，在放疗、化疗开始前或与化疗同时配合进行针灸疗法，可在一定程度上预防和改善患者骨髓抑制，且未表现出不良反应。为进一步对其作用机制的研究进展总结，现对针灸治疗骨髓抑制的文献进行归纳与研究，为进一步研究提供新的参考。

一、针灸对骨髓细胞的影响

1. 针灸改善骨髓细胞增殖

提高骨髓细胞的数量可以直接改善骨髓细胞的造血功能，对于骨髓抑制有着重要的作用。环磷酰胺（cyclo phosphamide，CTX）是临床上常用的化疗药物，具有免疫抑制等副作用。路玫等通过观察针灸对 CTX 化疗小鼠骨髓细胞 DNA 含量的动态变化发现，针刺与艾灸可以上调CTX小鼠骨髓细胞周期调节蛋白Cyclin D1的表达，加速细胞从G1期向S期的转化，增强细胞DNA的合成，促进骨髓细胞增殖，改善骨髓抑制状态。刘佩东等发现直接灸足三里穴可以有效缓解环磷酰胺诱导的造血系统损伤，提高骨髓细胞有核细胞数量，调控骨髓细胞周期，促进细胞的增殖和分化。侯玉铎通过针刺小鼠足三里、三阴交、大椎穴配伍治疗，观察对环磷酰胺所致骨髓抑制的疗效，结果表明针刺组白细胞、中性粒细胞、红细胞、骨髓有核细胞、Cyclin D1 蛋白积分光密度在第 1 天、3 天、7 天均呈增长趋势，与未给予针灸的干预组比较差异有统计学意义。对肿瘤化疗过程中的小鼠具有升高白细胞、淋巴细胞和保护骨髓造血功能的作用。崔瑾实验发现针刺、艾灸膈俞穴及常规西药治疗均可显著提升白细胞、增加骨髓有核细胞计数，且艾灸膈俞穴组疗效优于针刺膈俞穴组及常规西药对照组（$P < 0.05$）。结论指出艾灸膈俞穴可明显提升低白模型大鼠外周血白细胞计数和骨髓有核细胞计数。

2. 针灸对骨髓细胞DNA修复的调节机制

细胞修复损伤DNA的功能是机体重要的调节机制，所以当发生骨髓抑制时，修复受损的骨髓细胞DNA是改善骨髓抑制的重要机制。于冬冬等发现经针刺和艾灸干预后，荷瘤小鼠的骨髓细胞 DNA修复蛋白pol β 的表达含量明显上调，提高了骨髓细胞损伤DNA的碱基切除修复能力，从而减轻因CTX化疗所致的骨髓抑制。关伟强等观察得出针灸调节了小鼠骨髓细胞中DNA错配修复基因hMLH1和hMSH2的含量、提高外周血白细胞计数，进一步减轻CTX化疗所致骨髓造血细胞损伤，改善了小鼠的骨髓抑制。路玫等研究发现针灸可以通过上调CTX模型小鼠骨髓细胞中XPD的蛋白表达，促进骨髓细胞受损DNA的核苷酸切除修复，减轻因CTX化疗引起的骨髓抑制，保护造血功能、增加外周血白细胞。

二、针灸对造血微环境的调节机制

造血微环境主要由基质细胞、细胞外基质、造血生长因子组成。骨髓造血微环境对造血实质细胞的定居、增殖、分化、发育、成熟起着重要的调节作用。金玉晶等证实，针灸提高CTX化疗小鼠骨髓组织中黏附分子ICAM-1、VCAM-1蛋白表达，利于造血细胞与组织细胞之间的黏附和信息交换，增强造血细胞对细胞因子反应的敏感性，促进造血细胞的分裂、增殖、释放，这应是针灸参与机体造血调控，修复骨髓造血微环境的损伤，改善化疗后骨髓抑制重要机制之一。李昆珊认为，针刺和艾灸可上调 CTX 化疗小鼠骨髓中趋化因子SDF-1的表达，下调骨髓中黏附分子LFA-1的表达，促进造血祖细胞增殖和分化，保护和修复造血微环境，且艾灸效果明显优于针刺。刘海伟等使用环磷酰胺对选用SPF级雄性昆明种（KM）小鼠进行骨髓抑制造模，结果发现针灸能够上调骨髓造血微环境中黏附分子VCAM-1和造血正调控因子SCF基因和蛋白表达量，能够下调骨髓造血微环境中黏附分子ICAM-1和造血负调控因子TGF-β1的基因和蛋白表达量，发挥针灸保护骨髓造血微环境的作用。

三、针灸对Notch信号通路的调节作用

Notch信号影响细胞正常形态发生的多个过程，包括多能祖细胞的分化、细胞凋亡、细胞增殖及细胞边界的形成。故Notch信号传导通路对于细胞的结局有着重要的影响。叶强发现艾灸足三里穴可使骨髓抑制模型小鼠骨髓组织中受到抑制的CSL、Jagged1、Jagged2、Notch1、Notch2、Notch3蛋白表达水平恢复至正常水平。激活骨髓中被抑制的Notch信号通路，以此来减轻骨髓抑制。同样，于冬冬等发现，荷瘤小鼠经针刺和艾灸干预后，与荷瘤模型组比，治疗组各小鼠骨髓细胞Notch信号通路上numb蛋白的表达含量均有所提升，从而改善骨髓造血功能。另有路玫等研究显示针灸可以通过上调CTX模型小鼠骨髓细胞中XPD的蛋白表达，促进骨髓细胞受损DNA的核苷酸切除修复，减轻因CTX化疗引起的骨髓抑制。

综上所述，针灸主要通过骨髓细胞、造血微环境、信号通路来提升造血功能的恢复，改善机体的骨髓抑制状态。骨髓抑制是指骨髓中血细胞前体细胞活性下降，其本质是骨髓细胞中造血干细胞功能受损，故造血干细胞衰老是骨髓抑制中重要机制。目前研究报道造血干细胞衰老的机制仍不明确。现有研究表明其机制包括DNA损伤、端粒缩短、活性氧水平升高、表观遗传修饰、细胞极性改变、代谢及造血微环境等几方面，涉及多条信号通路。其中主要研究表明造血干细胞衰老与p16INK4a-Rb、p53-p21Cip1/Waf1途径密切相关，同时活性氧及氧化DNA双链断裂会诱发造血干细胞衰老。但目前针灸对化疗

后造血干细胞衰老相关通道的调节机制研究尚少，相关信号通路和神经调控机制也尚处于初级研究阶段，仍有待进一步的深入研究，为骨髓抑制的研究提供新的思路和方法。

————— 参考文献 —————

[1] Yamashina T, Baghdadi M, Yoneda A, et al. Cancer stem-like cells derived from chemoresistant tumors have a unique capacity to prime tumorigenic myeloid cells [J]. Cancer Research, 2014, 74（10）: 2698–2709.

[2] Barreto J N, McCullough K B, Ice L L, et al. Antineoplastic agents and the associated myelosuppressive effects: A review [J]. Journal of Pharmacy Practice, 2014, 27（5）: 440–446.

[3] Heuer L, Blumenberg D. Management of bleeding in a multi-transfused patient with positive HLA class I alloantibodies and thrombocytopenia associated with platelet dysfunction refractory to transfusion of cross-matched platelets [J]. Blood Coagulation & Fibrinolysis, 2005, 16（4）: 287–290.

[4] Geng G, Yin Z, Sun M, et al. Acupuncture for the treatment of marrow suppression after chemotherapy: A protocol for systematic review and meta-analysis [J]. Medicine（Baltimore）, 2020, 99（34）: e21876.

[5] Hou L L, Gu F, Gao G H, et al. Transcutaneous electrical acupoint stimulation （TEAS）ameliorates chemotherapy-induced bone marrow suppression in lung cancer patients [J]. Journal of Thoracic Disease, 2017, 9（3）: 809–817.

[6] 路玫, 曹大明, 赵喜新, 等. 针灸对环磷酰胺所致骨髓抑制小鼠骨髓细胞周期调节蛋白Cyclin D1表达及细胞周期的动态影响 [J]. 中国中西医结合杂志, 2011（2）: 238–243.

[7] 刘佩东. 直接灸足三里穴对骨髓抑制小鼠作用及机制研究 [D]. 广州: 广州中医药大学, 2021.

[8] 侯玉铎. 足三里、三阴交、大椎配伍治疗对肿瘤化疗后升白效果及造血保护机制研究 [J]. 中国中医基础医学杂志, 2015, 21（5）: 578–580.

[9] 崔瑾, 申定珠, 熊芳丽. 针刺、艾灸膈俞穴对低白细胞模型大鼠白细胞及骨髓造血功能的调节作用 [J]. 上海针灸杂志, 2005, 24（6）: 41–43.

[10] 于冬冬, 路玫, 王延超, 等. 针灸对CTX荷瘤小鼠骨髓细胞DNA切除修复

蛋白POLβ的影响［J］.时珍国医国药,2016,27（8）: 2021-2024.

［11］关伟强,于冬冬,王文哲,等.针灸对CTX骨髓抑制模型小鼠外周血白细胞计数、骨髓细胞中hMLH1和hMSH2基因的影响［J］.中医研究,2023,36（4）: 75-77.

［12］路玫,宋晓琳,曹大明,等.针灸对骨髓抑制小鼠DNA修复基因XPD蛋白表达的影响［J］.时珍国医国药,2016,27（4）: 986-989.

［13］金玉晶,曹大明,赵喜新,等.针灸对CTX化疗小鼠骨髓组织黏附分子ICAM-1、VCAM-1蛋白表达的影响［J］.中医学报,2013,28（12）: 1840-1842.

［14］李昆珊.针灸对环磷酰胺化疗小鼠骨髓造血微环境中SDF-1及LFA-1影响的研究［D］.郑州:河南中医药大学,2016.

［15］刘海伟.针灸对CTX化疗小鼠骨髓造血微环境中黏附分子及造血因子的影响［D］.武汉:湖北中医药大学,2016.

［16］叶强.艾灸"足三里"对化疗后骨髓抑制小鼠骨髓细胞中Notch信号通路影响的实验研究［D］.兰州:甘肃中医药大学,2019.

［17］于冬冬,路玫,滕迎春,等.针灸对CTX荷瘤小鼠骨髓细胞中Notch信号通路的影响［J］.时珍国医国药,2020,31（10）: 2556-2558.

［18］路玫,牛云云,曹大明,等.针灸对CTX荷瘤小鼠骨髓细胞中Notch信号通路差异基因jag1、notch2的影响［J］.中华中医药学刊,2020,38（1）: 1-5.

［19］孙琦,李文倩,解友邦,等.化疗后骨髓抑制机制的研究进展［J］.国际肿瘤学杂志,2023,50（1）: 33-36.

［20］安瑞,易微微,鞠振宇.造血干细胞衰老的研究进展［J］.生物化学与生物物理进展,2014,41（3）: 238-246.

［21］曾妙,黄洋,甘家丽,等.基于造血干细胞衰老及造血微环境损伤探讨骨髓抑制机制的研究进展［J］.现代肿瘤医学,2020,28（22）: 3990-3994.